Bemerkungen zur Krankenpflege

Florence Nightingale (1820–1910) war eine außergewöhnlich gebildete Frau aus den höheren gesellschaftlichen Kreisen Englands. Im Krimkrieg wurde sie weltbekannt, als sie 1854–1856 mit einer Gruppe von Krankenschwestern in den Lazaretten von Skutari (ein Vorort von Istanbul) nicht nur für eine bessere Pflege, sondern auch für eine bessere Organisation, mehr Hygiene und eine bessere Ernährung der Verletzten sorgte. Zu ihren Verdiensten zählt unter anderem die Gründung einer Krankenpflegeschule am St. Thomas Hospital in London 1860. Sie gilt als Wegbereiterin moderner Krankenpflege.

Florence Nightingale

Bemerkungen zur Krankenpflege

Die „Notes on Nursing“ neu übersetzt von Christoph Schweikardt und Susanne Schulze-Jaschok

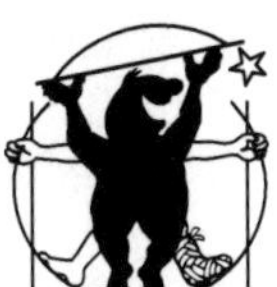

Mabuse-Verlag
Frankfurt am Main

Bibliografische Information der Deutschen Nationalbibliothek
Die Deutsche Nationalbibliothek verzeichnet diese Publikation in der Deutschen Nationalbibliografie; detaillierte bibliografische Angaben sind im Internet unter http://dnb.d-nb.de abrufbar.

Informationen zu unserem gesamten Programm, unseren AutorInnen und zum Verlag finden Sie unter: www.mabuse-verlag.de.

Wenn Sie unseren Newsletter zu aktuellen Neuerscheinungen und anderen Neuigkeiten abonnieren möchten, schicken Sie einfach eine E-Mail mit dem Vermerk „Newsletter“ an: online@mabuse-verlag.de.

6. Auflage 2024

Kasseler Str. 1 a
60486 Frankfurt am Main
Tel.: 069 – 70 79 96-22
Fax: 069 – 70 41 52
verlag@mabuse-verlag.de
www.mabuse-verlag.de
www.facebook.com/mabuseverlag

Umschlaggestaltung: Karin Dienst, Frankfurt am Main
Titelbild: G. Scharf, Florence Nightingale at Embley, 1857, National Portrait Gallery, London
Druck: SOL Service GmbH, Schrobenhausen
ISBN: 978-3-86321-601-6
Printed in Germany

Inhaltsverzeichnis

Vorwort zur Neuauflage 2021

Das Jubiläum zu Florence Nightingales 200. Geburtstag am 12. Mai 2020 wurde überschattet durch die weltweite Covid-19-Pandemie. Florence Nightingale könnte sich heute bestätigt fühlen: Auch wenn die Handlungsmöglichkeiten begrenzt sind, zunächst ohne Impfung und ohne eine wirksame gegen den Erreger gerichtete Therapie, gilt es im Rahmen dessen, was verfügbar ist, bestmöglich zu handeln. In den 1850er Jahren war die Ursache vieler Infektionskrankheiten unbekannt, und die Bakteriologie feierte erst in späteren Jahrzehnten einen Erfolg nach dem anderen. Die Bedeutung grundlegender Hygienemaßnahmen, die Florence Nightingale in ihren "Bemerkungen zur Krankenpflege" immer wieder betont, hat nichts an Aktualität verloren. Dasselbe gilt für ihre Aufforderung, die persönliche Verantwortung ernst zu nehmen.

Ziel dieser Ausgabe ist es, die Übersetzung der "Notes on Nursing" mit aktualisiertem Forschungsstand der Leserschaft zugänglich zu machen. Die Einleitung wurde zudem um eine Skizze des literarischen Kontexts erweitert. Anregungen und Hinweise von Seiten der Leserschaft sind auch weiterhin über die am Ende des Buches angegebene Kontaktadresse willkommen.

Nachrodt-Wiblingwerde/Mainz-Kastel, im Januar 2021

Susanne Schulze-Jaschok
Christoph Schweikardt

Vorwort zur ersten Auflage

Im Jahr 1860 veröffentlichte Florence Nightingale ihre "Bemerkungen zur Krankenpflege". Zwischen 1854 und 1856 hatte sie im Krimkrieg das Leiden und Sterben der von ihr betreuten Soldaten miterlebt. Diese Erfahrungen waren eine entscheidende Triebfeder dafür, sich vier Jahre nach ihrer Rückkehr mit ihrem Büchlein an die Öffentlichkeit zu wenden. Bis heute ist ihr Anliegen, der Bevölkerung die Bedeutung und Grundsätze guter Pflege vor Augen zu führen, aktuell geblieben.

Ziel dieser Ausgabe ist es, die "Notes on Nursing" in einer neuen deutschen Übersetzung einer breiten Leserschaft zugänglich zu machen. Das einführende Kapitel gibt einen Überblick über Florence Nightingales Lebensweg und erläutert Ziele und Grundgedanken der "Notes on Nursing". Auf den Hauptteil, die Übersetzung, folgt ein Nachwort zum Forschungsstand, dem Vorgehen bei der Übersetzung sowie dem Umgang mit Florence Nightingales Ausdrucksweise und Stil. Ein tabellarischer Lebenslauf von Florence Nightingale, Krankheitsbegriffe sowie Längen- und Gewichtsmaße finden sich dann im Schlußteil.

Unser Dank gilt allen, die uns bei unserem Projekt unterstützt haben. Unseren besonderen Dank möchten wir Dr. Otto Plassmann, Privatdozent Dr. Christian Schulze und Dr. Bärbel Schweikardt aussprechen, die das Manuskript kritisch gelesen und wertvolle Hinweise beigesteuert haben. Anregungen und Hinweise von Seiten der Leserschaft über die am Ende des Buches angegebene Kontaktadresse sind willkommen.

Bochum, im August 2005

Susanne Schulze-Jaschok
Christoph Schweikardt

1. Einführung zu Florence Nightingale und den "Notes on Nursing"

1.1. Leben und Werk von Florence Nightingale

Florence Nightingale wurde am 12. Mai 1820 auf einer Europareise ihrer Familie in Florenz (daher der Name Florence) geboren. Ihre sehr wohlhabende Familie hatte Zugang zu den höchsten gesellschaftlichen Kreisen Englands. So verbrachte sie ihre Jugend auf englischen Landgütern, nahm am gesellschaftlichen Leben, an Empfängen und Bällen teil und hatte Umgang mit einflussreichen Persönlichkeiten des öffentlichen Lebens. Dem väterlichen Unterricht gegenüber aufgeschlossen, erhielt sie eine hervorragende Bildung. Ihr Vater unterrichtete sie und ihre ältere Schwester in Griechisch, Latein, Deutsch, Französisch, Italienisch, Geschichte, Grammatik und Philosophie. Außerdem unternahm die Familie eine Vielzahl von Reisen durch Europa, wo sie ebenfalls mit führenden Persönlichkeiten des öffentlichen Lebens zusammenkam, darunter dem späteren Kriegsminister Sidney Herbert (1810-1861).

Florence Nightingale war tief religiös. Aus ihren Aufzeichnungen geht hervor, dass Gott sie 1837 in seinen Dienst gerufen habe und im Jahr 1844 die Entscheidung fiel, sich der Krankenpflege zu widmen. Ihre göttliche Berufung schloss eine Ehe aus. Deshalb lehnte sie auch 1849 endgültig den Heiratsantrag ihres Verehrers Richard Monckton Milnes ab, der neun Jahre lang auf ein "Ja" gehofft hatte.[1]

Der Entschluss, sich der Krankenpflege zu widmen, stieß zunächst auf die Ablehnung ihrer Eltern, denn die Tätigkeit einer Krankenschwester hatte einen sehr schlechten Ruf. Hospitäler in der damaligen Zeit waren häufig schmutzig und stanken. Selbst die Armen versuchten, Aufenthalte in Krankenhäusern zu vermeiden, deren Sterberaten erschreckend hoch waren. Die Ober- und Mittelklassen wurden durch Verwandte und Dienstpersonal zu

[1] VICINUS/NERGAARD (1990), Ever Yours, Florence Nightingale, S. 40.

Hause gepflegt. Das Pflegepersonal stand häufig in dem Ruf, mangelhaft oder überhaupt nicht ausgebildet, betrunken und undiszipliniert zu sein. Die oberen Klassen waren davon überzeugt, dass nur religiöse oder verzweifelte Menschen die Hospitalkrankenpflege als Tätigkeit wählten.

Florence Nightingale studierte nicht nur alles erreichbare Material über das Krankenhauswesen, sondern besuchte auch evangelische und katholische Anstalten im Ausland. Von der Arbeit der Diakonissen unter Theodor Fliedner in Kaiserswerth war sie bei einem Besuch im Jahr 1850 nachhaltig beeindruckt. Deshalb machte sie sich dort 1851 für drei Monate mit der Pflege vertraut, sammelte praktische Erfahrungen und lernte die Organisation dieser Anstalten schätzen. 1853 reiste Florence Nightingale nach Paris, besuchte Hospitäler und sammelte Daten, Berichte und Statistiken über die Organisation von Krankenhäusern und Krankenpflege. Nachdem sie jedoch 14 Tage bei den Barmherzigen Schwestern der *Maison de la Providence* in Paris mitgearbeitet hatte, bekam sie die Masern und musste nach Hause zurückkehren. Im selben Jahr übernahm sie die Leitung eines Hospitals für ehrbare Frauen in London, wo sie ihr Organisationstalent und ihre Durchsetzungsfähigkeit unter Beweis stellte.

Der Krimkrieg von 1854 und 1856 zwischen Russland und einer Allianz Englands, Frankreichs, der Türkei und Sardinien-Piemonts bildete den Lebensabschnitt, der ihren Ruhm bis heute begründet: Sie übernahm die Leitung einer Gruppe von 38 Krankenschwestern, die für die Pflege im Krimkrieg ausgewählt wurden. Mit ihnen versorgte sie verwundete und erkrankte englische Soldaten in Skutari, dem heutigen Üsküdar, einem Vorort von Istanbul. Nicht nur um die Krankenpflege machte sie sich verdient. Mit unermüdlichem Einsatz und in ständigem Kampf gegen Mängel in der Versorgung und der Lazarettorganisation sorgte sie für verbesserte Hygiene, mehr Ordnung und Sauberkeit, bessere Ernährung der verwundeten und erkrankten Soldaten sowie ausreichende Zuteilung von Wäsche und Kleidung. Sie war bei den Soldaten so beliebt, dass sie die "Lady mit der Lampe" genannt wurde, weil sie oft noch abends im Dunkeln zu den Kranken kam.

Nach Kriegsende trieb sie die Erinnerung an die Soldaten, die aufgrund von Inkompetenz, Verantwortungslosigkeit und organisatorischen Mängeln an vermeidbaren Ursachen zugrunde gegangen waren, zu weiterem Einsatz an. Von 97.900 britischen Soldaten waren im Krimkrieg 2.800 getötet worden und 1.800 ihren Verwundungen erlegen. Dagegen waren 17.200 an Erkrankungen verstorben.[2] So notierte sie 1856 in ihren privaten Aufzeichnungen: "Ich stehe am Altar der ermordeten Männer, und solange ich lebe, kämpfe ich für ihre Sache."[3] Dies bedeutete einen leidenschaftlichen Kampf um Reformen des Sanitätswesens in der Armee. Im Hintergrund leistete sie wertvolle Arbeit für die auf ihre Initiative hin eingesetzte königliche Kommission unter Vorsitz von Sidney Herbert. Nach einem Zusammenbruch im Jahr 1857 entfaltete sie bis zu ihrem Lebensende ihre weitere Wirksamkeit weitgehend vom Krankenlager aus.

Weitere Verdienste erwarb sie sich durch Denkschriften und Vorschläge, die in ihrer praktischen Zielsetzung großen Einfluss auf die Entwicklung des Gesundheitswesens nahmen, insbesondere Maßnahmen zur Förderung der Hygiene, die Bauweise von Hospitälern und Kasernen, die Verwendung medizinischer Statistiken sowie Reformen der Armee und der gesundheitlichen Verhältnisse in Indien.

In der Öffentlichkeit blieb dagegen das Bild der Krankenschwester im Krimkrieg vorherrschend. Man verehrte sie als Nationalheldin. Die dankbare Nation hatte Geld für einen "Nightingale Fund" gesammelt. Mit diesem wurde die Ausbildung an der 1860 eröffneten und mit ihrem Namen verbundenen Krankenpflegeschule am *St. Thomas Hospital* in London unterstützt. Die im selben Jahr veröffentlichten und immer wieder neu aufgelegten "Notes on Nursing" machten ihr Anliegen breiten Bevölkerungsschichten bekannt.

Sowohl ihre Aktivitäten in der Krankenpflege als auch ihre Schriften zur Reform von Hospitälern, des Sanitätswesens der Armee und der militärischen wie zivilen sanitären Verhältnisse in Indien verdeutlichen, welch große Bedeutung sie der angewandten Hygiene beimaß. Deshalb zunächst ein Blick auf die Lebensbedingungen großer Teile der Bevölkerung in England und auf die Aktivitäten der Reformer des öffentlichen Gesundheitswesens.

---

[2] Zahlen gerundet auf der Grundlage der Angaben von GARRISON (1922), Notes on the History of Military Medicine, S. 171-172.

[3] COOK (1913), The Life of Florence Nightingale, Bd. 1, S. 318: "I stand at the altar of the murdered men, and, while I live, I fight their cause."

1.2. Lebensbedingungen der Arbeiterklasse in England in der Mitte des 19. Jahrhunderts und die Reformen auf dem Gebiet des öffentlichen Gesundheitswesens

Die gesundheitlichen und sozialen Zustände der Arbeiterklasse in England waren stark durch die Auswirkungen der Industrialisierung geprägt.[4] Von 1750 bis 1850 verdreifachte sich die englische Bevölkerung beinahe, und zwar von etwa 5,75 auf 16,7 Millionen. Die Verstädterung nahm rasant zu. Im Jahr 1750 lebten etwa 15% der Bevölkerung in Städten, im Jahr 1880 waren es 80%. Millionen von Menschen verbrachten ihr Leben in überbevölkerten Vierteln der neuen Industriestädte, geprägt von Armut, Hunger, Erschöpfung und Verelendung. Die Lebenserwartung war niedrig. In den Arbeiterklassen erreichten viele nicht das zwanzigste Lebensjahr.

Die Fabrikarbeit mit ihrer maschinellen Produktion, überlangen Arbeitszeiten und Kinderarbeit brachte eine große Zahl von Unfällen und Verstümmelungen mit sich. Die Menschen lebten in Notunterkünften mit mangelhaften sanitären Einrichtungen in gesundheitsgefährdenden hygienischen Verhältnissen in größter Enge. Verunreinigtes Trinkwasser, Müllhaufen sowie stinkende Abwasser- und Abflussgruben gehörten zum Alltag, Frischwasser, Kanalisation oder Straßenreinigung waren dagegen weithin unbekannt. Die Luftverschmutzung in den Ballungsgebieten war drückend, der Londoner Smog sprichwörtlich.

Diese Zustände waren ein hervorragender Nährboden für Infektionskrankheiten. Diese hatten häufig verheerende Auswirkungen, zumal die Ärzte ihnen damals noch weitgehend machtlos gegenüberstanden. Insbesondere die Neugeborenen-, Säuglings- und Kindersterblichkeit war hoch. Vielerlei Fieberkrankheiten traten auf, darunter die Masern und die Pocken. Eine besonders schlimme Krankheit in den Großstädten war die Tuberkulose mit ihren Symptomen Fieber, Nachtschweiß und Bluthusten. Zu den Haupttodesursachen bei Kindern gehörten Diphtherie und Scharlach. Darmerkrankungen mit schwerem Durchfall galten als typische Erkrankungen der

---

[4] Vgl. im Folgenden: ANDERSON (1990), The Social Implications of Demographic Change.

Armen in den Städten. Im 19. Jahrhundert litten die Bewohner der Ballungszentren besonders unter der Cholera, die in mehreren Seuchenzügen Europa heimsuchte.

Angesichts all dieser Missstände bildete sich eine Bewegung, die die Aufmerksamkeit auf die katastrophalen Begleiterscheinungen der Verstädterung lenkte und über mehrere Jahrzehnte Reformen des öffentlichen Gesundheitswesens vorantrieb. Zu den führenden Persönlichkeiten gehörten der Jurist Edwin Chadwick (1800-1890) und der Gesundheitsstatistiker William Farr (1807-1883). Florence Nightingale arbeitete mit ihnen zusammen, nahm in die "Notes on Nursing" Statistiken auf und thematisierte immer wieder Vorschläge, um die Lebens- und Arbeitsbedingungen der Bevölkerung zu verbessern.

Die Vorstellungen der Reformer waren zunächst auf die Beseitigung der unhygienischen Verhältnisse in den Städten gerichtet. Statistiken lieferten hierbei wichtige Argumente. William Farr analysierte Umweltfaktoren, die sich auf die Gesundheit wie auch die Sterblichkeit auswirkten. Tabellen zeigten an, wie die Lebenserwartung in verschiedenen Altersstufen je nach Beschäftigung, Wohlstand oder Hygiene schwankte. Sterbetafeln wurden rasch zum Instrument von Gesundheitsbeamten, um vor allem anhand der Säuglingssterblichkeit zu prüfen, wie es um die Gesundheit der Bewohner in einem Bezirk bestellt war.

Im Jahr 1842 erschien Edwin Chadwicks monumentaler "Bericht über die hygienischen Bedingungen der arbeitenden Bevölkerung Großbritanniens"[5]. In diesem dokumentierte er mit Karten und Statistiken, wo Krankheit und Armut auftraten. Chadwick erfasste Beschreibungen von Straßen, Wohnungen, Schulen, Müll, Abtritten, Kloaken, Kanalisation und Gerüchen. Der Bericht erklärte, dass vor allem ungesunde Lebensbedingungen und Schmutz für den schlechten Gesundheitszustand der Armen verantwortlich seien. Die dringlichsten, wichtigsten und zugleich am leichtesten durchführbaren Maßnahmen innerhalb des anerkannten Kompetenzbereichs der Verwaltung seien das Entfernen jeglichen Abfalls aus den Wohnungen, Gassen und Straßen sowie die Verbesserung der Wasserversorgung. Von vor-

[5] CHADWICK (1842), Report on the Sanitary Condition of the Labouring Population of Great Britain.

dringlicher Bedeutung waren für Chadwick die Erneuerung der Abwassersysteme wie auch die Entfernung von Latrinen. Die herkömmlichen tiefen, gemauerten Abwasserkanäle waren durch kleine, glasierte, ovale Röhren zu ersetzen, die ständig unter hohem Druck mit Wasser durchspült wurden.

Gesetzgeberische Maßnahmen zwischen 1848 und 1875 sorgten dafür, dass eine neue Gesundheitsverwaltung entstand und das öffentliche Gesundheitswesen deutlich verbessert wurde. Die Versorgung mit gereinigtem Trinkwasser und die Entwicklung von Abwassersystemen machten Fortschritte. Die örtlichen Behörden erhielten größere Befugnisse, um gegen Müll auf den Straßen, Industrieabfälle und Rauch, Verschmutzung von Flüssen und Schlachthäusern vorgehen zu können. Medizinische Experten bekamen einen festen Platz in der öffentlichen Verwaltung und die Bezirksregierungen umfassende Befugnisse im Bereich der öffentlichen Gesundheitspflege.

1.3. Florence Nightingales Vorstellungen von Gesundheit und Krankheit, als sie die "Notes on Nursing" verfasste

Florence Nightingales Vorstellungen von Gesundheit und Krankheit um 1860 fußten zum einen auf ihrem religiösen Weltbild, zum anderen auf zeitgenössischen Theorien, wie sie auch Edwin Chadwick und andere Vertreter der Hygienebewegung vertraten.

Sie war davon überzeugt, dass Gesundheit und Krankheit auf von Gott gegebenen Naturgesetzen gründeten. Deshalb war es von entscheidender Bedeutung, nach diesen Gesetzen zum Wohl des Patienten zu handeln. Dies wiederum zog die Forderung nach sich, die Gesetze kennenzulernen und zu lehren. Demgegenüber sollte man keine Wunder erwarten, die diese Naturgesetze brechen würden.

Florence Nightingale sah Krankheit als einen Wiederherstellungsprozess, bei dem die Natur einem Vergiftungs- oder Verfallsprozess entgegenwirkt. Um 1860 sah sie verrottende, verdorbene, faulige oder giftige krankmachende Materie als Krankheitsursache, nicht aber Bakterien. Die Vorstellung, dass Kleinstlebewesen sich im Körper vermehren und Krankheiten verursachen können, hatte sich in der Medizin zu dieser Zeit noch keineswegs durchgesetzt. Aus bescheidenen Anfängen heraus feierte die Bakteriologie erst in den folgenden Jahrzehnten einen Triumph nach dem anderen. Louis Pasteur (1822-1895) hatte zwar seine ersten Gärungsversuche bereits durchgeführt, doch der Nachweis der Übertragung des Milzbrands durch Robert Koch (1843-1910) im Jahr 1875 stand noch aus.

Mit gutem Grund konnte Florence Nightingale um 1860 noch die ältere Miasmentheorie vertreten. Diese beruht auf der Vorstellung, dass bestimmte Boden- und Umweltbedingungen dazu führen, dass krankmachende Materie in die Atmosphäre entlassen wird. Somit könne aus faulendem organischem Material, aus Schmutz und Unrat Krankheit entstehen, auch in einem verschlossenen, ungelüfteten Zimmer. Florence Nightingale hatte dabei die Erfolge der Reformer auf dem Gebiet des öffentlichen Gesundheitswesens vor Augen, und ihre eigenen Erfahrungen im Krimkrieg schienen ihre Theorien zu bestätigen.

Heute werden Krankheiten nach ihrer Ursache, im Fall von Infektionskrankheiten nach dem auslösenden Bakterium oder Virus klassifiziert. Florence Nightingale deutete dagegen Krankheit als krankhaften Zustand. Dementsprechend gilt Fieber heute als ein Symptom, das mit einer Krankheit einhergeht.

Florence Nightingale zufolge konnte der Patient dagegen an einem "Fieber", also an einem krankhaften, fiebrigen Zustand leiden. Ihre Beobachtungen im Krimkrieg schienen zu bestätigen, dass Krankheiten in stickigen Räumen oder überfüllten Krankenstationen neu entstehen oder ineinander übergehen konnten. So schlussfolgerte sie in Kapitel 2 der "Notes on Nursing", Krankheiten seien nicht Einzelwesen, die in Klassen angeordnet würden, wie Katzen und Hunde. Im Gegensatz zu Krankheiten müssten Hunde von Hundeeltern gezeugt werden und würden nicht zu Katzen.

Dementsprechend hatten die Begriffe "Ansteckung" (contagion) und "Infektion" (infection) bei ihr, als sie die "Notes on Nursing" verfasste, auch eine völlig andere Bedeutung als heute. Unter Infektion verstand sie, dass Krankheit bringende Materie auf den Menschen übertragen wird. Ein Beispiel ist Gift in der Luft, die von Individuen eingeatmet wird, wie zum Beispiel Krankheit verursachende Ausdünstungen von Abwasserkanälen. "Ansteckung" erklärte die Verbreitung der Krankheit, und zwar, wie sie in ihren "Notes on Hospitals" ausführte, von Person zu Person durch Kontakt. Aus ihrer Sicht gab es keinen wissenschaftlichen Beweis für "Ansteckung". Lediglich bei zwei oder drei Krankheiten wie Pocken und Kuhpocken gebe es ein spezifisches Gift, das man sehen, schmecken, riechen und analysieren könne, und das unter bestimmten Umständen die ursprüngliche Krankheit durch Einbringen in einen anderen Körper (Inokulation) weitertrage.[6]

Ihre Schlussfolgerung lautete deshalb: Infektion ist nicht unvermeidbar, sondern das Resultat von Nachlässigkeit und Dummheit. Mit geeigneten hygienischen Vorkehrungsmaßnahmen könnten höchst "infektiöse" Krankheiten ohne irgendeine Gefahr in Krankensälen zusammen mit anderen Kranken behandelt werden. Man verschaffe Patienten genügend Raum, sorge für Sauberkeit und Lüften, und es gebe keine Infektion.

Immer wieder hämmerte sie daher ihrer Leserschaft die Bedeutung sauberer Luft und anderer Hygienemaßnahmen ein. Krankenpflege als praktische Anwendung hygienischer Prinzipien zum Wohl des Patienten war ein grundlegendes Element der "Notes on Nursing". Doch sie ging mit ihrem Aufruf zum Handeln weit darüber hinaus.

1.4. Bedeutung und Aufgaben der Krankenpflege

Der Krankenpflege kommt eine entscheidende Rolle bei der Versorgung des Patienten zu. Von diesem Grundsatz aus startete Florence Nightingale ihren persönlichen Aufruf an die Leserschaft. Dabei hatte sie nicht nur im Gesundheitswesen tätige Personen, sondern auch die Bevölkerung, und hier insbesondere die Frauen Englands, im Blick. An diese wandte sie sich in ihrem Vorwort: Jede Frau kann irgendwann in ihrem Leben Krankenschwester werden, Verantwortung für die Gesundheit eines ihr anvertrauten Menschen tragen. So rief sie ihre Leserinnen dazu auf, über das, was bei der Pflege von Kranken von grundlegender Bedeutung ist, nachzudenken. Ihr

[6] NIGHTINGALE (1863), Notes on Hospitals, S. 8-10.

Buch ist darauf angelegt, hierzu – wie sie es selbst ausdrückt – Hinweise zu geben.

Die Versorgung des Patienten im Alltag und der Umgang mit ihm, die Verantwortung der Krankenschwester, organisatorische Maßnahmen bei der Pflegeplanung und die Berichterstattung an den Arzt sind die großen praktischen Themen ihrer Schrift. Immer wieder kam sie dabei auf Charakter und Fachkompetenz der Krankenschwester zu sprechen.

Für die Versorgung des Patienten stellte sie die Bedeutung von frischer Luft, Reinlichkeit, Sauberkeit der Wohnung, Licht, Zubereitung und Gabe der Krankenkost wie auch Abwechslung für den Kranken heraus. Was ist beim Lüften zu beachten, damit der Patient nicht Zugluft oder Kälte ausgesetzt wird? Wie gestaltet man ein Krankenzimmer möglichst freundlich? Was ist bei der Auswahl der Krankenkost zu beachten, und wann ist der richtige Zeitpunkt, sie zu geben?

Was sie über den Umgang mit dem Patienten schrieb und immer wieder einforderte, hatte sie selbst im Krimkrieg praktiziert. Als Angehörige hoher gesellschaftlicher Kreise Englands hatte sie den gemeinen britischen Soldaten trotz des Klassengegensatzes mit Achtung behandelt und sich für sein Wohlergehen eingesetzt. Immer wieder, mit besonderem Nachdruck in Kapitel 3, forderte sie umsichtiges Verhalten ein: Die Krankenschwester trägt die Verantwortung für organisatorische Maßnahmen der Pflegeplanung. Deshalb muss sie die Abläufe auf der Station oder im Haus des Patienten im Kopf haben. Daraus resultiert auch, dass sie sich darüber Gedanken machen muss, was passiert, wenn sie selbst nicht anwesend ist. Das ganze Kapitel über "Organisation im Alltag" besteht aus Ratschlägen und Beispielen, wie eine Krankenschwester ihren gesunden Menschenverstand benutzen und alles zum Besten ihres Patienten arrangieren soll.

Ein entscheidender Faktor für das Wohlergehen des Kranken ist, ihn genau zu beobachten. Das ganze 13. Kapitel ihrer "Notes on Nursing" ist diesem zentralen Aufgabenfeld der Krankenschwester gewidmet. Das bedeutet, dass die Krankenschwester die Bedürfnisse des Patienten erkennt, ohne ihn danach fragen zu müssen. Ihr kommt ein wichtiger Part für die weitere ärztliche Therapie zu: Die Krankenschwester ist um den Patienten, während der Arzt den Patienten bei jedem Besuch nur für kurze Zeit sieht und so jeweils nur einen mitunter sehr unvollkommenen Eindruck davon bekommt, wie es ihm tatsächlich geht. Daher muss die Krankenschwester in der Lage sein, nicht nur scharf zu beobachten, sondern auch dem Arzt einen brauchbaren Bericht über den Verlauf der Krankheit zu geben.

Aus all diesen Anforderungen resultieren Florence Nightingales Forderungen an den Charakter und die Fachkompetenz, die eine Krankenschwester idealerweise haben sollte, zumal in der Mitte des 19. Jahrhunderts nur ein kleiner Teil des Pflegepersonals über eine strukturierte Ausbildung verfügte. Die Krankenpflege wurde von einer sehr heterogenen Gruppe, von Familienmüttern, privat angeheuerten Frauen, Krankenschwestern in Kranken- und Armenhäusern wie auch Schwestern religiöser Vereinigungen ausgeübt.

1.5. Berufung, Charakter und Fachkompetenz: das Ideal einer Krankenschwester

Florence Nightingale sah die Krankenpflege als eine letztendlich religiös begründete Liebestätigkeit am Nächsten. Deshalb gehörte zu einer idealen Krankenschwester die Berufung zur Krankenpflege. Gottes kostbares Geschenk des Lebens sei oft im wahrsten Sinne des Wortes in ihre Hand gelegt. Ohne eine solche Berufung sollte dieser Beruf dagegen nicht ausgeübt werden. Florence Nightingale geißelte Gedankenlosigkeit, Nachlässigkeit und mangelndes Engagement bei der Patientenbetreuung und illustrierte dies mit Beispielen aus ihrer eigenen Erfahrung. Außer einem nüchternen und ehrbaren Charakter forderte sie die Fähigkeit, verständig, genau und schnell zu beobachten. Gleichzeitig vertrat sie die Überzeugung, dass für die Krankenpflege sowohl theoretische Kenntnisse als auch das Erlernen von Verrichtungen am Patienten notwendig waren. In der Einleitung ihrer "Notes on Nursing" führte sie aus: "Oft wurde gesagt und geschrieben, dass jede Frau eine gute Krankenschwester abgeben würde. Ich glaube dagegen, dass die grundlegenden Elemente der Krankenpflege so gut wie unbekannt sind." Sie polemisierte in Kapitel 15 heftig dagegen, dass lediglich gewisse Eigenschaften eine gute Krankenschwester ausmachen sollten: "Kein *Mann* jedoch, nicht einmal ein Arzt, gibt je eine andere Definition von dem, was eine Krankenschwester sein sollte, als die folgende – 'hingebungsvoll und gehorsam'. Diese Definition würde genauso für einen Pförtner zutreffen. Sie könnte sogar für ein Pferd gelten. Sie würde nicht für einen Polizisten zutreffen." Florence Nightingale führte dies nicht weiter aus, doch bei einem Polizisten sind Fähigkeiten erforderlich wie die, dass er in Gefahr die Situation richtig einschätzt und umsichtig handelt, eine der grundlegenden Anforderungen, die sie an eine Krankenschwester stellte.

1.6. Die "Notes on Nursing" im Spiegel der viktorianischen Zeit: eine exemplarische literarische Reise

Die Lektüre von Romanen und Gedichten stellte im 19. Jahrhundert eine klassenübergreifende Lieblingsbeschäftigung der englischen Gesellschaft dar, die heute, einhergehend mit dem technischen Fortschritt, durch andere Medien ersetzt wird. Vera und Ansgar Nünning vergleichen den damaligen Stellenwert des Romans mit dem heutiger Soaps oder populärer Fernsehserien,[7] und selbst in der Arbeiterklasse war das Lesen von Romanen eine – wenngleich etwas mühsamere – willkommene Abwechslung zum mitunter gefährlichen und trüben Arbeitsalltag. Das dadurch bedingte "Entführen in eine fiktive Welt" hatte mit Blick auf die zahlreichen sozialen und gesundheitlichen Missstände sicherlich eine wichtige Funktion.

Zwei Auszüge, einer zu den damaligen Lebensumständen und einer zum Porträt einer Krankenschwester, sollen im Folgenden als Beispiele vorgestellt werden. Sie stammen aus Klassikern der viktorianischen Romanliteratur. Der erste entstammt *Jane Eyre* von Charlotte Brontë[8], dessen erste Aus-

---

[7] Siehe NÜNNING/NÜNNING, Die englische Literatur im 19. Jahrhundert, S. 9.

[8] Charlotte Brontë (1816-1855) war eine britische Schriftstellerin, die unter dem Pseudonym Currer Bell ihre Romane veröffentlichte. Von ihren fünf Geschwistern verstarben die beiden älteren Schwestern im Kindesalter an Tuberkulose, Charlottes Mutter starb, als Charlotte 5 Jahre alt war. Mit ihren drei jüngeren Geschwistern schrieb sie schon als Kind ihre ersten Erzählungen.

gabe im Jahr 1847 erschien und in dem die Lebensgeschichte der Hauptperson Entbehrungen in der Kindheit einschließt. Es geht hier um eine Schilderung der grausamen Bedingungen im Internat Lowood zur Zeit einer Epidemie. Die Autorin verarbeitete dabei ihre eigenen Erfahrungen, die sie als Schülerin in einem Internat machte:[9]

> Ihr halb verhungerter Zustand und vernachlässigte Erkältungen hatten die meisten Schülerinnen für Infektionen anfällig gemacht: Fünfundvierzig der achtzig Mädchen waren zur gleichen Zeit krank. Klassen wurden aufgelöst und Regeln gelockert. [...] Für die Abreise derjenigen Mädchen, die genug Glück hatten, Freunde oder Familienmitglieder zu haben, die in der Lage und willens waren, sie von dem Infektionsherd zu entfernen, waren die Lehrer mit dem Packen und anderer notwendiger Vorbereitungen hochbeschäftigt. Viele, die bereits mit der Krankheit geschlagen waren, kamen nur zum Sterben nach Hause: Manche starben in der Schule und wurden ruhig und schnell begraben, wobei die Natur der Krankheit keinen Aufschub zuließ.[10]

Florence Nightingale kannte die bedrückenden Lebensumstände von großen Teilen der englischen Bevölkerung. Sie setzte sich unter anderem dafür ein, die Krankenversorgung in Hospitälern wie auch in Arbeitshäusern zu reformieren und die Pflege von Kranken zu Hause zu verbessern.[11] In verschiedenen Kapiteln ihrer "Notes on Nursing", wie Kapitel 1 über "Lüften und Wärmen", Kapitel 2 über die "Gesundheit von Häusern" und Kapitel 6 über "Nahrungsaufnahme" thematisierte sie grundlegende für die Gesundheit wichtige Faktoren einschließlich der aus ihrer Sicht lebenswichtigen Hygiene.

Der zweite Auszug entstammt dem Roman *Leben und Abenteuer von Martin Chuzzlewit* von Charles Dickens[12], zuerst erschienen 1842-1844.

---

[9] Siehe auch: KRÄMER (2016), Charlotte Brontë (1816-1855). Unter männlichem Pseudonym.

[10] [BRONTË] (1850), Jane Eyre: An Autobiography, Bd. 1, S. 117.

[11] Siehe MONTEIRO (1985), Florence Nightingale on Public Health Nursing, MCDONALD (2020), Florence Nightingale's public health agenda, und MCDONALD (2020), Florence Nightingale's Influence on Hospital Design, Hospitalism, Hospital Diseases, and Hospital Architects.

[12] Charles Dickens (1812-1870) war ein englischer Schriftsteller, dessen Werke wie *David Copperfield*, *Oliver Twist* oder *A Christmas Carol* (deutsch: *Eine Weihnachtsgeschichte*) sich heute immer noch großer Beliebtheit erfreuen. Als Sohn verschuldeter Eltern musste er als Kind unter unmenschlichen Bedingungen arbeiten. Diese Erfahrungen

Mit Mrs. Gamp präsentierte Dickens dem damaligen Romanleser eine hässliche, alte, dicke, ungebildete und alkoholabhängige Krankenschwester, die in einen Privathaushalt gerufen wurde. Ihre Kleidung war "heruntergekommen", in ihrer Gegenwart nahm man ihren Alkoholgeruch wahr, und sie begegnete dem Patienten stets mit dem gleichen Eifer, ob sie an ein Wochenbett oder an das eines Sterbenden gerufen wurde.[13]

Stark überzeichnet und für den Leser wie damalige Patienten abschreckend ist die folgende Schilderung, in der Mrs. Gamp sich in einem Haus betrinkt, in dem ein Verstorbener auf die Beerdigung wartet:

> Mrs. Gamp saß mit der Flasche auf dem einen und dem Glas auf dem anderen Knie auf einem Hocker, wobei sie ihren Kopf unentwegt schüttelte, bis sie sich in einem Moment der Geistesabwesenheit einen Schluck Branntwein einschenkte und das Glas zu ihren Lippen führte. Dies war gefolgt von einem zweiten und einem dritten Schluck, bis ihre Augen – entweder aus Traurigkeit über ihr Nachdenken über Leben und Tod oder in Bewunderung des Alkohols – so verdreht waren, dass nur noch das Weiße sichtbar war. Aber ihren Kopf schüttelte sie nach wie vor.[14]

In der Tat gibt es zahlreiche Belege, dass Krankenschwestern so betrunken waren, dass sie nicht arbeiten konnten. Oftmals tranken Krankenschwestern Wein und Brandy, die eigentlich für die Patienten als Stimulantien verschrieben worden waren – wie es im frühen 19. Jahrhundert üblich war.[15] Dickens' überzeichnetes Porträt von Mrs. Gamp als Krankenschwester lässt sich als Kritik sowohl am damaligen Zustand der Krankenpflege – siehe das vorherige Unterkapitel – wie auch am Verhalten des skizzierten Charakters interpretieren.

Im "Nachtrag" der hier übersetzten 2. Version ihrer *Notes on Nursing* nahm Florence Nightingale direkt Bezug auf Sarah Gamp: sie kritisierte dilettantisches Verhalten von Krankenschwestern, die nicht die Berufung zur Krankenschwester hätten, und die nicht einmal wie Sarah Gamp Alkohol

---

verarbeitete er auch in seinen Romanen.

[13] DICKENS (1843), The Life and Adventures of Martin Chuzzlewit, chap. 19. Zur Diskussion um die Krankenpflege vor Florence Nightingale und darüber, wen Sarah Gamp im 19. Jahrhundert verkörperte, vgl. SUMMERS (1989), The Mysterious Demise of Sarah Gamp, STANLEY (2012), Sairey Gamps, Feminine Nurses and greedy Monopolists and HELMSTADTER (2013), A Third Look at Sarah Gamp.

[14] DICKENS (1843), The Life and Adventures of Martin Chuzzlewit, chap. 19.

[15] HELMSTADTER (2013), A Third Look at Sarah Gamp, S. 147.

trinken würden, sondern ehrbare Frauen seien. Im Kapitel "Geräusche" geht es weiterhin um unpassende, weite und raschelnde Kleidung von Krankenschwestern. Patienten seien zudem mitunter gezwungen, sich gegen ihre unbeholfenen Pflegerinnen zu wehren und beispielsweise Dinge im Zimmer wegzuräumen oder zu verstecken, die sie wahrscheinlich noch brauchen würden.

Die ausgewählten Schlaglichter aus der Literatur spiegeln weit verbreitete Phänomene in der englischen Gesellschaft des 19. Jahrhunderts wider. Elend, Kinderarbeit, soziale Missstände, Krankheit und Tod finden bei Nightingales Zeitgenossen oftmals Erwähnung[16] und sind ein Zeugnis dafür, wie sehr sie den Alltag der Menschen dieser Epoche prägten. Die Schilderungen von Charles Dickens als ein – wenn auch überzeichnetes – Abbild der damaligen Verhältnisse vermitteln uns aus heutiger Sicht umso mehr einen Eindruck von der damals empfundenen Notwendigkeit von Krankenpflegereformen, aus der heraus die *Notes on Nursing* entstanden sind.

[16] Vgl. FABIAN (Hrsg.), Die englische Literatur, Bd. 1, S. 161-163.

1.7. Quellen und weiterführende Literatur

Anderson, Michael: The Social Implications of Demographic Change. In: Thompson, Francis Michael Longstreth (Hrsg.): The Cambridge Social History of Britain 1750-1950. Bd. 2: People and their Environment. Cambridge: Cambridge University Press, 1990, S. 1-70.

Baly, Monica: Florence Nightingale and the Nursing Legacy. 2. Auflage. London: Whurr, 1997.

Bostridge, Mark: Florence Nightingale. The Woman and Her Legend. London: Viking 2008; als Jubiläumsausgabe: [London]: Penguin Books, 2020.

Brontë, Charlotte, Pseudonym: Bell, Currer: Jane Eyre: An Autobiography. 2 Bde. Leipzig: Bernhard Tauchnitz, 1850.

Cook, Edward: The Life of Florence Nightingale. 2 Bde. London: Macmillan, 1913.

Chadwick, Edwin: Report on the Sanitary Condition of the Labouring Population of Great Britain. London: HMSO, 1842.

Dickens, Charles: The Life and Adventures of Martin Chuzzlewit. London: Chapmann und Hall, 1843 [mit späterem Vor- und Nachwort, Project Gutenberg EBook #968, https://www.gutenberg.org/dirs/9/6/968/968-h/968-h.htm#link2H_PREF (aufgerufen: 15.08.2020), Erstveröffentlichung des Werks 1842-1844].

Fabian, Bernhard (Hrsg.): Die englische Literatur. Band 1. München: Deutscher Taschenbuch-Verlag, 1991.

Garrison, Fielding: Notes on the History of Military Medicine. Mit einem Vorwort von Horst Zoske. Hildesheim: Georg Olms, 1970 (Nachdruck der Ausgabe Washington: Association of Military Surgeons, 1922).

Helmstadter, Carol: A Third Look at Sarah Gamp. Canadian Bulletin of Medical History 30(2) (2013), S. 141-159.

Helmstadter, Carol; Godden, Judith: Nursing before Nightingale, 1815-1899. Farnham: Ashgate, 2011.

Krämer, Sandra: Charlotte Brontë (1866-1855): Unter männlichem Pseudonym. Deutsches Ärzteblatt 113(11) (2016), S. A506-A507.

McDonald, Lynn: Florence Nightingale at First Hand. London: Continuum, 2010.

McDonald, Lynn: Florence Nightingale a Hundred Years on: Who She Was and What She Was Not. Women's History Review 19(5) (2010), S. 721-740.

McDonald, Lynn: Florence Nightingale's Influence on Hospital Design, Hospitalism, Hospital Diseases, and Hospital Architects. Health Environments Research & Design Journal 13(3) (2020), S. 30-35.

McDonald, Lynn: Florence Nightingale’s public health agenda. Perspectives in Public Health 140(3) (2020), S. 137-138.

Monteiro, Lois: Florence Nightingale on Public Health Nursing. American Journal of Public Health 75(2) (1985), S. 181-186.

Nightingale, Florence: Notes on Hospitals. London: Longman, Green, Longman, Roberts, and Green, 1859. 3. Auflage. Enlarged and for the most part Re-written. London: Longman, Green, Longman, Roberts, and Green, 1863.

Nightingale, Florence: Notes on Nursing: What It Is, and What It Is Not. New Edition, revised and enlarged. London: Harrison, [Juli] 1860 [2. Version] [Library Standard Edition].

Nünning, Vera; Nünning, Ansgar: Die englische Literatur im 19. Jahrhundert. In: Nünning, Vera; Nünning, Ansgar (Hrsg.): Kindler Kompakt. Englische Literatur, 19. Jahrhundert. Stuttgart: J. B. Metzler, 2015, S. 9-30.

Porter, Roy: Die Kunst des Heilens. Eine medizinische Geschichte der Menschheit von der Antike bis heute. Aus dem Englischen übersetzt von Jorunn Wissmann. Heidelberg: Spektrum, Akad.-Verl., 2003.

Stanley, Heather: Sairey Gamps, Feminine Nurses and Greedy Monopolists: Discourses of Gender and Professional Identity in the Lancet and the British Medical Journal, 1886-1902. Canadian Bulletin of Medical History 29(1) (2012), S. 49-68.

Summers, Anne: The Mysterious Demise of Sarah Gamp: The Domiciliary Nurse and Her Detractors, c. 1830-1860. Victorian Studies 32(3) (1989), S. 365-386.

Vicinus, Martha; Nergaard, Bea (Hrsg.): Ever Yours, Florence Nightingale. Selected Letters. Cambridge, Mass.: Harvard University Press, 1990.

2. Hauptteil

Bemerkungen zur Krankenpflege: Was sie ist, und was sie nicht ist

Vorwort

Die folgenden Bemerkungen sind keineswegs als Leitfaden gedacht, mit dessen Hilfe Krankenschwestern sich selbst die Pflege beibringen können, noch weniger als ein Lehrbuch, um Krankenschwestern die Pflege zu lehren. Sie sind einfach dazu gedacht, Frauen Denkanstöße zu geben, die persönlich für die Gesundheit anderer verantwortlich sind. Jede oder zumindest fast jede Frau in England hat irgendwann in ihrem Leben die Verantwortung für die individuelle Gesundheit von jemandem zu tragen, sei es für ein Kind oder einen gebrechlichen Menschen. Mit anderen Worten: Jede Frau ist eine Krankenschwester. Jeden Tag bekommt Wissen über gesundheitliche Dinge oder Kenntnisse in der Krankenpflege einen höheren Rang, oder mit anderen Worten, die Kunst, die individuelle Verfassung des Körpers in einen solchen Zustand zu bringen, dass er nicht krank wird, oder dass er sich von einer Krankheit erholen kann. Dieses ist als das Wissen anerkannt, das jeder haben sollte – im Unterschied zu medizinischem Wissen, das nur dem medizinischen Beruf eigen ist.

Wenn also jede Frau irgendwann in ihrem Leben eine Krankenschwester werden muss, *das heißt*, wenn sie die Verantwortung für die Gesundheit von jemandem hat, wie ungeheuer groß und wertvoll wäre dann der Ertrag ihrer gesamten Erfahrung, wenn jede Frau darüber nachdenken würde, wie man eigentlich pflegt.

Ich behaupte nicht, ihr das beizubringen, sondern ich ermuntere sie, es selbst zu tun, und zu diesem Zweck wage ich es, ihr einige Hinweise zu geben.

Einführung

Krankheit ist ein Wiederherstellungsprozess

Sollen wir damit beginnen, einen allgemeinen Grundsatz aufzustellen? Es geht nämlich darum, dass jede Krankheit in der einen oder anderen Phase mehr oder weniger ein Wiederherstellungsprozess ist, der nicht unbedingt von Leiden begleitet wird. Es handelt sich um einen Versuch der Natur, einen Vergiftungs- oder Verfallsprozess zu heilen, der unbemerkt Wochen, Monate, manchmal Jahre zuvor stattgefunden hat. Hierdurch wird dann das Ende der Krankheit bestimmt, während der vorhergehende Prozess in Gang war.

Wenn wir dies als allgemeinen Grundsatz annehmen, werden wir sofort mit Anekdoten und Beispielen konfrontiert, die das Gegenteil zu beweisen scheinen. Gerade so, als wenn wir den Grundsatz aufstellen würden, dass jedes Klima der Erde für den Menschen durch seine eigenen Anstrengungen bewohnbar gemacht werden soll. Man würde sofort entgegnen: Wird die Spitze des Mont Blanc jemals bewohnbar werden? Wir würden antworten: Es dürfte viele Tausende von Jahren dauern, bis wir in unserem Bestreben, die Welt gesund zu machen, den Fuß des Mont Blanc erreicht haben. Wartet, bis wir den Fuß erreicht haben, bevor wir uns mit dem Gipfel beschäftigen.

Die Krankheit ist nicht immer die Ursache für die Leiden während einer Krankheit

Wenn man Krankheiten – sowohl in Privathäusern als auch in öffentlichen Hospitälern – beobachtet, so fällt dem erfahrenen Beobachter am stärksten auf, dass die Symptome oder die Leiden, die man im Allgemeinen für unvermeidbar und zur Krankheit gehörig hält, sehr oft überhaupt nicht Krankheitssymptome, sondern Symptome von etwas ganz anderem sind – von Mangel an frischer Luft, oder Licht, oder Wärme, oder Ruhe, oder Sauberkeit, oder Pünktlichkeit und Sorgfalt beim Verabreichen der Diät, oder aber von jedem einzelnen oder all diesen Dingen zusammen. Und dies ist ebenso häufig in Privathäusern wie bei der Hospitalpflege der Fall.

Der Wiederherstellungsprozess, den die Natur eingerichtet hat und den wir Krankheit nennen, wird nämlich dadurch behindert, dass es in gewisser Weise an Wissen oder an Aufmerksamkeit hinsichtlich einer oder all dieser Notwendigkeiten fehlt. Dann setzen Schmerz, Leiden oder eine Unterbrechung des ganzen Prozesses ein.

Wenn ein Patient friert, fiebert oder ohnmächtig ist, wenn ihm schlecht ist, nachdem er Nahrung zu sich genommen hat, wenn er sich wundgelegen hat, ist im Allgemeinen nicht die Krankheit, sondern die Pflege schuld.

Was die Aufgabe der Krankenpflege sein sollte

Ich benutze das Wort Krankenpflege, weil ich kein besseres kenne. Man hat den Sinn dieses Begriffs darauf beschränkt, dass er kaum mehr umfasst als das Verabreichen von Arzneien und das Auflegen von Umschlägen. Er sollte jedoch bedeuten: richtiger Gebrauch von frischer Luft, Licht, Wärme, Sauberkeit, Ruhe und die richtige Wahl und Verabreichung der Diät – all dies bei geringstmöglicher Schwächung der Lebenskraft des Patienten.

In der Krankenpflege gibt es viel Unverständnis

Oft wurde gesagt und geschrieben, dass jede Frau eine gute Krankenschwester abgeben würde. Ich glaube dagegen, dass die grundlegenden Elemente der Krankenpflege so gut wie unbekannt sind.

Damit meine ich nicht, dass immer die Krankenschwester zu tadeln ist. Schlechte hygienische, schlechte bauliche und schlechte administrative Vorgaben machen Krankenpflege oft unmöglich. Aber die Kunst der Krankenpflege sollte entsprechende Regelungen einschließen, die allein Krankenpflege, wie ich sie verstehe, möglich machen.

Krankenpflege sollte den Wiederherstellungsprozess unterstützen

Um auf den ersten Einwand zurückzukommen: Wenn wir gefragt werden: Ist diese oder jene Krankheit ein Wiederherstellungsprozess? Kann eine solche Krankheit ohne Leiden einhergehen? Kann irgendeine Fürsorge diesem Patienten diese oder jene Pein ersparen? – Ich sage bescheiden, ich weiß es nicht. Aber wenn Ihr all jene Schmerzen und Leiden beseitigt habt, die bei Patienten nicht Symptome der Krankheit sind, sondern auf das Fehlen einer oder aller der oben genannten grundlegenden Bedingungen zurückgehen – nämlich die grundlegenden Bedingungen für einen Erfolg der Wiederherstellungsprozesse der Natur – dann werden wir wissen, welche die Symptome und die Leiden sind, die untrennbar mit der Krankheit verbunden sind.

Ein anderer, und zwar der häufigste Aufschrei wird sofort lauten: Würdet Ihr dann bei Cholera, Fieber etc. nichts tun? So tief verwurzelt und allgemein ist die Überzeugung, dass man durch die Verabreichung von Arznei etwas – oder vielmehr alles – tut; Sorge für Luft, Wärme, Sauberkeit etc. dagegen heißt, nichts zu tun. Die Antwort lautet, dass bei diesen und vielen anderen ähnlichen Krankheiten der genaue Wert besonderer Heilmittel und Behandlungsmethoden keineswegs gesichert ist, während die allgemeine Erfahrung besagt, wie ungeheuer wichtig sorgfältige Krankenpflege ist, um den Ausgang der Krankheit zu bestimmen.

Pflege von Gesunden

Zweitens: Die eigentlichen Grundlagen guter Pflege kennt man bei Gesunden genauso wenig wie bei Kranken. Dieselben Gesetze der Gesundheit oder der Pflege – denn sie sind in Wirklichkeit dieselben – gelten für die Gesunden wie für die Kranken. Sie zu übertreten hat nur bei den Ersteren weniger heftige Folgen als bei den Letzteren, und dies auch nur manchmal, nicht immer.

Ständig wendet man ein: "Aber wie kann ich dieses medizinische Wissen erlangen? Ich bin kein Arzt. Ich muss dies den Ärzten überlassen."

Wenig verstanden

O ihr Familienmütter! Ihr, die ihr dies sagt, wisst Ihr, dass jeweils eines von sieben Kleinkindern in England, diesem zivilisierten Land, verstirbt, bevor es ein Jahr alt ist? Dass in London jeweils zwei von fünf sterben, bevor sie fünf Jahre alt sind? Und in den anderen großen Städten von England, beinahe eines von zweien?

Sonderbare Schlussfolgerungen aus einer extrem hohen Sterberate

Aus dieser Tatsache hat man die wundersamsten Schlussfolgerungen gezogen. Seit geraumer Zeit hat eine Nachricht wie etwa die folgende die Runde durch die Zeitungen gemacht: "Mehr als 25.000 Kinder unter 10 Jahren sterben jährlich in London, und deshalb wollen wir ein Kinderkrankenhaus." Im letzten Frühjahr wurde ein Prospekt herausgegeben und verschiedene andere Maßnahmen für den folgenden Zweck getroffen: "Bei Frauen herrscht ein großes Defizit an Wissen über Gesundheitspflege. Deshalb wollen wir ein Frauenhospital." Nun sind die beiden oben genannten Tatsachen leider nur allzu wahr. Aber wie steht es mit der Schlussfolgerung? Die Ursachen für die enorm hohe Kindersterblichkeit sind sehr wohl bekannt; sie liegen hauptsächlich in einem Mangel an Sauberkeit, Mangel an Lüftung, mangelnder Sorgfalt bei Ernährung und Kleidung, sowie dem fehlenden Kalkanstrich der Wände – mit einem Wort: Es mangelt an *häuslicher* Hygiene. Die Gegenmittel sind genauso gut bekannt, und zu ihnen gehört sicherlich nicht die Errichtung eines Kinderkrankenhauses. Es mag an einem solchen mangeln, genauso wie es an Platz für Erwachsene in Hospitälern mangeln mag, aber der Verantwortliche der Regierung für die Volkszählung dächte sicherlich nie daran, uns als Ursache für die hohe Kindersterblichkeitsrate beispielsweise in Liverpool aufzuführen, dass es nicht genug Platz für Kinder in Krankenhäusern gebe; er würde uns auch nicht drängen, zur Abhilfe ein Krankenhaus für sie zu gründen.

Noch einmal – Frauen, und zwar sehr gute Frauen, wissen beschämend wenig über Hygiene. Wenden wir diese auf den Haushalt an, müssen wir dennoch letztendlich auf die Frauen zugehen. Aber wem würde jemals einfallen, die Errichtung eines Hospitals für Frauen als Mittel zur Abhilfe dieses Mangels zu bezeichnen?

In der Tat können wir uns auf eine sehr hohe Autorität berufen. Sie meint, es gebe gewisse Befürchtungen, dass Hospitäler, wie sie *bisher* waren, allgemein die Sterblichkeit – insbesondere die Kindersterblichkeit – eher erhöht als vermindert haben.

Die Lebensdauer von Kindern ist ein Prüfstein gesundheitlicher Zustände

"Die Lebensdauer zarter Babys" (wie es ein gewisser Saturn[1], der analytischer Chemiker wurde, ausdrückt) "ist der empfindlichste Test" gesundheitlicher Verhältnisse. Ist all dieses vorzeitige Leiden und Sterben notwendig? Oder beabsichtigte die Natur, Mütter ständig von Ärzten begleiten zu lassen? Oder ist es besser, Klavier spielen zu lernen als die Gesetze, die der Erhaltung des Nachwuchses dienlich sind?

Macaulay[2] sagt irgendwo, es sei außergewöhnlich, dass, während man die Gesetze der Bewegung der Himmelskörper, so weit sie auch von uns entfernt sind, vollkommen verstehe, man jedoch die Gesetze des menschlichen Geistes, die wir den ganzen Tag und jeden Tag beobachten, nicht besser begreife, als vor zweitausend Jahren.

Aber wie viel außergewöhnlicher ist Folgendes: Während, was wir widersinnige Gepflogenheiten der Erziehung nennen könnten, zum Beispiel die Elemente der Astronomie jetzt jedem Schulmädchen beigebracht werden, bekommen weder Familienmütter – welche soziale Herkunft sie auch

---

[1] Hier besteht die Assoziation zum griechischen Gott Kronos (dem in der römischen Mythologie Saturn entspricht). Er wurde von seiner Schwester Rheia zum Gatten genommen und zeugte mit ihr die Olympischen Götter. Aus Angst, selbst entmachtet zu werden, fraß er jedoch alle Kinder, die aus dieser Verbindung entstanden. Den jüngsten Sohn, Zeus, versteckte Rheia auf Kreta, während sie Kronos einen in eine Windel gewickelten Stein überreichte, den dieser verschlang, ohne den Betrug zu bemerken, so daß Zeus ungestört heranwachsen konnte. Als Zeus das Erwachsenenalter erreichte, zwang er Kronos, seine Geschwister wieder auszuspeien. Vgl. BAUDY (1999), Kronos, Sp. 864-870.

[2] Thomas Babington Macaulay, Baron Macaulay (1800-1859), Historiker, Politiker und Schriftsteller.

haben –, noch Schullehrerinnen, noch Kindermädchen, noch Krankenschwestern in Hospitälern irgendetwas über diejenigen Gesetze beigebracht, die Gott festgesetzt hat, um die Beziehungen unserer Körper zu der Welt, in die Gott sie gestellt hat, zu regeln. Mit anderen Worten: Die Gesetze, die diese Körper, an die Gott unseren Geist gebunden hat, zu gesunden oder ungesunden Organen dieses Geistes machen, bringt man den Kindern beinahe überhaupt nicht bei. Es geht nicht etwa darum, dass diese Gesetze – die Gesetze des Lebens – nur zu einem gewissen Grade bekannt sind, aber nicht einmal Müttern ist es der Mühe wert, sie zu studieren – das heißt, zu lernen, wie sie ihren Kindern ein gesundes Leben ermöglichen können. Sie nennen es medizinisches oder physiologisches Wissen, das nur Ärzten zukomme.

Ein anderer Einwand:

Man erzählt uns ständig: "Aber die Umstände, die die Gesundheit unserer Kinder beeinflussen, sind außerhalb unserer Kontrolle. Was können wir gegenüber den Winden tun? Schuld ist der Ostwind.[3] Die meisten Leute können bereits vor dem Aufstehen am Morgen angeben, ob der Ostwind weht."

Hierauf kann man entschiedener antworten als auf die vorigen Einwände. Wer weiß denn schon, wann der Ostwind weht? Es ist sicherlich nicht der Viehtreiber der Highlands, der dem Ostwind ausgesetzt ist, sondern die junge Dame, die aufgrund des Mangels an frischer Luft, Sonnenlicht etc. ausgelaugt und kränklich geworden ist. Man bringe letztere in genauso gute gesundheitliche Verhältnisse wie den ersteren, und auch sie wird nicht wissen, wann der Ostwind weht.

---

[3] Dem Ostwind wurde zugeschrieben, Unheil zu bringen. Dies spiegelt sich wider in dem englischen Sprichwort "Weht der Wind von Osten hier, ist's weder gut für Mensch noch Tier" ("When the wind is in the east, 'tis neither good for man nor beast").

Kapitel 1
Lüften und Wärmen

Die erste Regel der Krankenpflege: Haltet die Luft drinnen so rein wie draußen

Das oberste Gebot der Krankenpflege, das A und O, auf das die Krankenschwester achten muss, das erste grundlegende Element für den Patienten, ist das folgende: DIE LUFT, DIE ER EINATMET, SO REIN ZU HALTEN WIE DIE LUFT DRAUSSEN, OHNE DASS ER SICH DABEI ERKÄLTET. Ohne dies ist all das andere, was ihr für ihn tun könnt, beinahe völlig wertlos. Wenn ihr es jedoch beachtet, könntet Ihr – wie ich beinahe gesagt hätte – fast alles Übrige unterlassen. Aber worauf richtet man so wenig Aufmerksamkeit? Selbst wenn man überhaupt daran denkt, herrschen diesbezüglich die abenteuerlichsten Missverständnisse: Selbst wenn man Luft in das Krankenzimmer oder den Krankensaal hineinlässt, denken wenige jemals darüber nach, woher die Luft eigentlich kommt. So kann sie von einem Gang stammen, in den hinein bereits andere Krankensäle belüftet werden, von einer Halle, die immer ungelüftet, immer voller Gas- oder Speisedünste oder von verschiedenen Arten muffiger Luft ist, aus einer unterirdischen Küche, einem Ausguss, einer Waschküche, einer Toilette, oder sogar – ich habe selbst diese traurige Erfahrung gemacht – aus offenen, mit Unrat gefüllten Abwasserkanälen. Und damit wird das Krankenzimmer oder der Krankensaal, wie man so sagt, gelüftet – vergiftet, wie man es eher nennen sollte. Lüftet immer von draußen, und zwar durch die Fenster, durch die die Luft am frischesten eindringt. Genauso wie aus einer Halle oder einem Korridor kann aus einem abgeschlossenen Hof abgestandene Luft eindringen, insbesondere wenn der Wind nicht aus dieser Richtung weht.

Noch einmal – etwas, was ich oft in Privathäusern wie auch in öffentlichen Einrichtungen gesehen habe: Ein Zimmer bleibt unbewohnt; den Kamin verschließt man sorgfältig mit einem Brett, die Fenster werden nie geöffnet, und die Läden bleiben wahrscheinlich immer geschlossen. Vielleicht bewahrt man mancherlei Vorräte in solch einem Zimmer auf. Kein Hauch frischer Luft kann auf irgendeine Weise in dieses Zimmer eindringen, ebenso wenig ein Sonnenstrahl. Die Luft ist so abgestanden, muffig und verdorben, wie sie überhaupt nur sein kann. Sie ist schlecht genug geworden, um Pocken, Scharlach, Diphtherie oder irgendetwas anderes – was Euch beliebt – zu erzeugen.

Die angrenzende Kinderstube, Krankensaal oder Krankenzimmer jedoch lüftet (?) man dagegen bestimmt, indem man die Tür zu diesem Zimmer offenlässt. Oder man legt gar Kinder ohne Vorbereitungen in jenes Zimmer zum Schlafen.

Warum verschließt man unbewohnte Zimmer?

Im Allgemeinen glaubt man, man könne unbewohnte Zimmer ohne Schaden zurücklassen, wenn alles, Türen, Fenster, Läden und Kamin, verschlossen sei – möglichst noch hermetisch abgeriegelt –, um sozusagen den Staub fernzuhalten; und dass kein Schaden entstehe, wenn der Raum lediglich kurz eine Stunde geöffnet wird, bevor man die Bewohner hineinlässt. Oft fragte man bei unbewohnten Räumen: Aber wann sollten die Fenster denn geöffnet werden? Die Antwort lautet: Wann sollten sie verschlossen werden?

Alltäglicher Wahnsinn

Vor einiger Zeit betrat ein Mann eine Hinterstube in Queen's Square und schnitt einem armen schwindsüchtigen Geschöpf, das am Feuer saß, die Kehle durch. Der Mörder leugnete die Tat nicht, sondern sagte einfach: "Alles in Ordnung." Natürlich war er wahnsinnig.

In unserem Fall jedoch besteht das Außerordentliche darin, dass es das Opfer ist, welches sagt: "Alles in Ordnung", und dass wir nicht wahnsinnig sind. Dennoch – obwohl wir die Mörder geradezu riechen in dem muffigen, ungelüfteten, von der Sonne nicht beschienenen Zimmer, den Scharlach hinter der Türe, oder das Fieber und die Hospitalgangrän, die allesamt zwischen den dichtgedrängten Betten eines Krankenhaussaals umherschleichen, sagen wir: "Alles in Ordnung."

Wie man lüftet, ohne dass sich jemand erkältet

Bei entsprechender Ausstattung mit Fenstern und angemessener Brennstoffversorgung bei offenen Kaminen ist es verhältnismäßig einfach, frische Luft zu gewinnen, wenn Euer Patient oder Eure Patienten im Bett sind. Scheut Euch dann nie davor, die Fenster zu öffnen. Im Bett holt man sich keine Erkältung. Das ist ein weitverbreiteter Irrtum. Mit geeigneten Bettdecken und Wärmflaschen könnt Ihr, falls nötig, einen Patienten im Bett immer warm halten und ihn gleichzeitig gut mit frischer Luft versorgen.

Eine unachtsame Krankenschwester jedoch – egal, welche Stellung und welche Erziehung sie hat – wird jede Ritze zustopfen und eine Treibhaushitze aufrechterhalten, wenn ihr Patient im Bett liegt – und ihn vergleichsweise ungeschützt lassen, wenn er aufstehen kann. Der Zeitpunkt, zu dem die Leute sich erkälten (und es gibt außer einem Schnupfen viele Wege, eine Erkältung zu bekommen), ist der, wenn sie zum ersten Mal aufstehen: Sie sind dann doppelt erschöpft, zunächst durch das Ankleiden, ferner dadurch, dass ihre Haut für viele Stunden, vielleicht Tage, im Bett erschlafft ist und dadurch weniger reaktionsfähig geworden ist. Dann kann dieselbe Temperatur den gerade aufgestandenen Patienten schädigen, während sie ihn im Bett erfrischt. Also sagt einem der gesunde Menschenverstand, dass Sauberkeit der Luft zwar wesentlich ist, man aber auch für eine Temperatur sorgen muss, bei der sich der Patient nicht erkältet. Sonst muss man zumindest mit einer fieberhaften Reaktion rechnen.

Damit die Zimmerluft so rein ist wie die Außenluft, muss man nicht, wie man anscheinend oft glaubt, notwendigerweise dafür sorgen, dass sie auch ebenso kalt ist.

Wird nicht die nötige Sorgfalt aufgewendet, so findet der Kranke am Nachmittag wiederum – nach Zunahme seiner Lebenskräfte – das Zimmer so eng und bedrückend, wie er es am Morgen als kalt empfand. Doch die Krankenschwester wird erschrecken, sobald man ein Fenster öffnet.

Es wäre sehr wünschenswert, die Fenster eines Krankenzimmers so einzurichten, dass der Patient, wenn er sich umherbewegen kann, imstande ist, sie leicht selbst zu öffnen und zu schließen.* Tatsächlich ist ein Krankenzimmer, wenn dies nicht der Fall ist, in der Tat sehr selten gelüftet – so ungeheuer wenige Menschen haben überhaupt eine Vorstellung davon, welche

Atmosphäre für den Kranken gesund ist. Der Kranke sagt oft: "Dieses Zimmer, in dem ich zweiundzwanzig von vierundzwanzig Stunden verbringe, ist frischer als das andere, wo ich nur zwei Stunden bin. Denn hier kann ich mit den Fenstern selbst umgehen." Und dies ist wahr.

* Hinweis: Fälle von Fieber mit Delirium, bei denen irgendeine Gefahr besteht, dass der Kranke aus dem Fenster springt, sind natürlich Ausnahmen. Es ist absolut notwendig, das Zimmer in solchen Fällen kühl zu halten und gut zu lüften. Um jedes Unfallrisiko auszuschließen, würde ich einfach mit vier Handbohrern dafür sorgen, dass die Schiebefenster, sowohl das obere als auch das untere, nicht weiter als einige Zoll geöffnet werden können.[1]

Offene Fenster

Ich kenne einen intelligenten, menschlichen chirurgischen Assistenzarzt, der es sich zur Regel macht, die Krankensaalfenster offenzuhalten. Die Ärzte und Chirurgen schließen sie unweigerlich, während sie Visite machen, und der Assistenzarzt öffnet sie völlig zu Recht ebenso unweigerlich wieder, sobald die Ärzte ihm den Rücken gekehrt haben.

In einem vor kurzem veröffentlichten Krankenpflegebüchlein heißt es: "Bei gehöriger Sorgfalt ist es ganz selten der Fall, dass man die Fenster nicht zweimal pro Tag für ein paar Minuten öffnen kann, um frische Luft von draußen hereinzulassen." Gewiss ist dies nicht der Fall, genauso wenig zweimal pro Stunde. Es zeigt nur, wie wenig über dieses Thema bisher nachgedacht wurde.

[1] Diese Fußnote im Original wurde in den Text integriert.

Welche Art von Wärme wünschenswert ist

Von allen Methoden, die Patienten warmzuhalten, ist sicherlich die allerschlimmste die, für die Wärme auf den Atem und die Körper der Kranken angewiesen zu sein. Ich kannte einen Anstaltsarzt, der seinen Krankensaal hermetisch verschlossen hielt und dadurch die Kranken allen Gefahren einer verpesteten Atmosphäre aussetzte, weil er befürchtete, durch das Hereinlassen von frischer Luft würde die Temperatur im Saal allzu sehr vermindert. Ein fataler Trugschluss!

Der Versuch, einen Krankensaal auf Kosten der Kranken warm halten zu wollen, indem man sie zwingt, wiederholt ihre eigene heiße, feuchte, faulende Luft einzuatmen, ist ein sicherer Weg, die Genesung zu verzögern oder Leben zu vernichten.

Die Luft in Schlafzimmern ist fast immer und überall verdorben

Betretet Ihr je die Schlafzimmer irgendwelcher Personen beliebiger sozialer Herkunft – egal, ob sie ein, zwei oder zwanzig Personen beherbergen, Kranke oder Gesunde, in der Nacht oder bevor morgens die Fenster geöffnet werden –, werdet Ihr die Luft jemals anders vorfinden als ungesund, nämlich drückend und verdorben? Und warum wird dies so sein? Und wie wichtig ist es, dass es so nicht sein sollte? Im Schlaf wird der menschliche Körper viel stärker durch den Einfluss verdorbener Luft geschädigt als im Wachzustand, sogar wenn er gesund ist. Warum könnt Ihr nicht in den Zimmern, in denen Ihr schlaft, die Luft die ganze Nacht so rein halten wie die draußen? Dazu freilich müsst Ihr für ausreichende Vorrichtungen sorgen, nämlich dass die von Euch selbst produzierte unreine Luft abzieht und genügend saubere Luft von draußen hereinströmt. Ihr müsst offene Kamine, offene Fenster oder Ventilatoren haben, keine dichten Vorhänge um die Betten, keine Läden oder Vorhänge vor den Fenstern; keine von all den Vorrichtungen, mit denen Ihr Eure eigene Gesundheit untergrabt oder die Chancen auf Genesung Eurer Kranken zerstört.

Wie man die Fenster öffnen soll

Öffnet das Fenster oben, nicht unten. Wenn die Fenster sich nach oben nicht öffnen lassen, so sorge man dafür, je früher, desto besser. Ein bis zwei Zoll dürften für zwei Personen in einem mittelgroßen Schlafzimmer im Winter genügen. Für eine Kinderstube oder ein Kinderzimmer wird man entsprechend der Kinderzahl mehr brauchen. Die schlechteste Stelle, um Luft ins Krankenzimmer oder den Krankensaal hereinzulassen, ist am oder nahe dem Fußboden. Luft, die man so hereinlässt, kühlt den Fußboden und die unteren Luftschichten; und wenn der Patient imstande ist, aus dem Bett zu steigen, kann er dadurch eine gefährliche Erkältung bekommen. Bei mildem Wetter und im Sommer können die Fenster weit offenstehen. Wie bei anderen Dingen muss man auch hierbei seinen gesunden Menschenverstand benutzen. Belüften eines Schlafzimmers oder Krankenzimmers bedeutet nicht, das Fenster bis ganz nach oben zu reißen oder es so weit wie möglich herunterzuziehen, noch weniger bedeutet es, die Fenster von Zeit zu Zeit zu öffnen und in der Zwischenzeit verschlossen zu halten, wobei man den Patienten dem Risiko aussetzt, dass sich die Temperatur häufig und stark verändert. Es bedeutet einfach, die Luft frisch zu halten.

Der richtige Maßstab dafür ist: Man gehe am Morgen aus dem Schlaf- oder Krankenzimmer an die frische Luft hinaus. Habt Ihr bei der Rückkehr auch nur den geringsten Eindruck, es sei stickig, wurde nicht ausreichend gelüftet, und dieses Zimmer war weder für Kranke noch Gesunde als Schlafstätte geeignet.

Schulen

Vor allem in öffentlichen und privaten Schulen, wo eine Anzahl von Kindern oder Jugendlichen im selben Schlafsaal nächtigt, muss dieser Frischlufttest fortwährend durchgeführt werden. Wenn es für zwei Kinder gefährlich ist, gemeinsam in einem unbelüfteten Zimmer zu schlafen, so ist unter den gleichen Umständen das Risiko bei vier Kindern mehr als doppelt so groß und sehr viel mehr als dreimal so hoch bei sechs. Man bedenkt dies selten; und doch – wären die Eltern genauso besorgt um die Luft von

Schlafzimmern in Schulen wie um die Nahrung, die ihre Kinder essen, und die Art der Erziehung, die sie in der Schule bekommen sollen, dann – verlasst Euch darauf – würde man diesem lebenswichtigen Thema die nötige Aufmerksamkeit widmen: Dann müssten ihre Kinder nicht mehr nach Hause geschickt werden, weil sie krank sind oder weil Scharlach oder irgendeine andere "gerade kursierende ansteckende Krankheit" in der Schule ausgebrochen ist. Es gibt Schulen, in denen auf diese Dinge geachtet wird, und wo "epidemische Kinderkrankheiten" unbekannt sind.

Arbeitsstätten

Wie viel Krankheit, Tod und Elend bringt der gegenwärtige Zustand so vieler Fabriken, Warenlager, Werkstätten und Arbeitssäle hervor! Die Räume, in denen arme Leute, die Kleider herstellen, Schneider, Buchdrucker und ähnliche Handwerksleute für ihren Lebensunterhalt arbeiten müssen, sind im Allgemeinen in einem schlimmeren hygienischen Zustand als irgendein anderer Teil unserer schlimmsten Städte. Viele dieser Arbeitsstätten sind nie zu diesem Zweck erbaut worden. Es handelt sich um unzureichend hergerichtete Dachstuben, Wohnzimmer oder Schlafzimmer, im Allgemeinen in einer minderwertigen Art von Haus. Man schenkt Raumgröße und Belüftung keine Aufmerksamkeit. Die armen Arbeiter sind auf dem Boden stärker zusammengedrängt als irgendwo sonst in überfüllten Räumen. In vielen Fällen würden Arbeitgeber 100 Kubikfuß[2] Luft für verschwenderisch viel Raum für einen Arbeiter halten. Das beständige Einatmen von verdorbener, mit Feuchtigkeit gesättigter Luft und die Einwirkung solcher Luft auf die Haut machen die Insassen besonders empfänglich für die schädliche Wirkung von Kälte und damit für Erkältungen. Das ist in der Tat ein Hinweis darauf, wie groß die Gefahr ist, der sie ausgesetzt sind, sich dadurch eine Lungenerkrankung zuzuziehen. Das Ergebnis ist, dass sie einen schlechten Zustand noch verschlimmern, indem sie die Luft zu stark erwärmen und jede Ritze verstopfen, die für Frischluft sorgen könnte. Ist es verwunderlich,

---

[2] Dies entspricht rund 3 Kubikmetern. Es handelt sich also um ein sehr geringes Volumen.

dass an solchen Orten, bei gezwungener Körperhaltung, Mangel an Bewegung, hastigen und unzureichenden Mahlzeiten, langer erschöpfender Arbeit und verdorbener Luft, die große Mehrzahl von ihnen früh an einer Brusterkrankung, in der Regel an Schwindsucht, stirbt? Unmäßigkeit im Trinken ist ein häufiges Laster dieser Werkstätten. Die Männer können ihre Arbeit nur unter dem Einfluss anregender Mittel zustande bringen. Diese tragen dazu bei, ihre Gesundheit zu untergraben, ihre Sittlichkeit zu zerstören und sie vorzeitig ins Grab zu bringen. Arbeitgeber bedenken diese Dinge selten. Gesunde Arbeitsstätten sind nicht Teil des Vertrags, den sie mit ihren Arbeitern abschließen. Sie zahlen ihren Lohn, und dies betrachten sie als ihren Teil des Geschäfts. Und für diesen Lohn muss der Arbeiter oder die Arbeiterin Arbeitskraft, Gesundheit und Leben hergeben.

Bedenken dieses jemals die Männer und Frauen, die Modeschneider und Putzmacherinnen[3] beschäftigen?

Ein Lufttester mit wesentlichen Auswirkungen

Und doch steht der Unternehmer dabei nicht als Gewinner da. Seine Waren werden durch die unreine Luft und die Ausdünstungen verdorben, seine eigene Gesundheit und die seiner Familie leiden, und seine Arbeit wird nicht so gut gemacht, wie wenn seine Leute gesund wären. Man hat jetzt eingeräumt, dass es für alle Fabrikationszwecke preisgünstiger ist, reines weiches Wasser statt hartes Wasser zu verwenden. Und die Zeit wird kommen, zu der man es preisgünstiger finden wird, Läden, Warenlager und Arbeitsstätten mit sauberer Luft anstatt mit verdorbener Luft zu versorgen.

Wenn der von Dr. Angus Smith[4] entwickelte Lufttester[5] einfach anwendbar gemacht werden könnte, wäre sein Gebrauch in jedem Schlaf- und

---

[3] Putzmacherinnen: Frauen, die Frauenhüte entwerfen, herstellen, verzieren oder verkaufen.

[4] Robert Angus Smith (1817-1884) war ein schottischer Chemiker. Er befasste sich insbesondere mit Umweltproblemen, die durch das Wachstum der Städte verursacht wurden, führte in der Industriestadt Manchester innovative Forschungen über Luft- und Wasserverschmutzung durch und prägte den Begriff "saurer Regen".

[5] Robert Angus Smith beschrieb 1859 eine Methode, mit deren Hilfe er organische Verun-

Krankenzimmer von unschätzbarem Wert. Genauso wie eine Krankenschwester nie einen Kranken ins Badewasser setzen sollte, ohne ein Thermometer zu benutzen, so sollte, wenn dieser Lufttester in ähnlich einfacher Form hergestellt würde, keine Krankenschwester, Mutter oder Aufseher in einem Krankensaal, einer Kinderstube oder einem Schlafzimmer ohne ihn sein. Aber um ihn benutzen zu können, müsste der Lufttester ein ebenso einfaches kleines Instrument sein wie das Thermometer, und beide sollten die Messwerte selbst aufzeichnen. Das Gefühl von Krankenschwestern und Müttern für verdorbene Luft wird so abgestumpft, dass ihnen überhaupt nicht bewusst wird, in was für einer Atmosphäre sie ihre Kinder, Patienten oder Schützlinge haben schlafen lassen. Aber wenn der verräterische Lufttester am Morgen sowohl der Krankenschwester und dem Patienten als auch dem vorgesetzten Arzt bei seiner Visite anzeigen würde, wie die Atmosphäre in der Nacht gewesen ist, so frage ich mich, ob man irgendeinen besseren Schutz vor der Wiederholung eines solchen Fehlverhaltens gewähren könnte.

Und ach! Die überfüllte staatliche Schule! Dort haben so viele epidemische Kinderkrankheiten ihren Ursprung; und die überfüllte, unbelüftete Arbeitsstätte, die so viele schwindsüchtige Männer und Frauen ins Grab bringt – was für eine Geschichte würde ihr Lufttester erzählen! Da würden Eltern sagen, und zwar mit Recht: "Ich werde mein Kind nicht in diese Schule schicken. Ich werde meinen Sohn oder meine Tochter nicht dieser Schneider- oder Hutmacherwerkstatt anvertrauen, der Lufttester steht auf 'abscheulich'." Und die Schlafsäle unserer großen Internate! Scharlach würde nicht mehr der Ansteckung zugeschrieben werden, sondern seiner wirklichen Ursache, nämlich dass der Lufttester auf "verdorben" steht.

Wir würden nicht länger von "unergründlichen göttlichen Fügungen" hören, auch nicht davon, dass "Pest und Seuchen" "in Gottes Händen" seien, wenn, soweit wir wissen, Gott sie in unsere eigenen Hände gelegt hat. Der kleine Lufttester würde uns die Ursache dieser "unergründlichen Seuchen" verraten und uns auch auffordern, Abhilfe zu schaffen.

---

reinigungen der Luft an verschiedenen Stellen verglich.

Wann man besonders sorgfältig auf die Wärme achten muss

Eine umsichtige Krankenschwester wird beständig ein wachsames Auge auf ihre Kranken haben, um sie – besonders in Fällen von Schwäche, wenn sich die Krankheit hinzieht und bei Erschöpfung – vor den Folgen eines Verlusts an eigener Lebenswärme zu schützen. In bestimmten Krankheitsstadien wird viel weniger Wärme erzeugt als in gesundem Zustand. Dann sollen die Lebenskräfte die Körperwärme erhalten. Infolgedessen besteht jedoch eine ständige Tendenz, dass sie abnehmen und völlig erlöschen. Fälle, bei denen das geschieht, sollten mit der größten Aufmerksamkeit von Stunde zu Stunde – fast hätte ich gesagt, von Minute zu Minute – beobachtet werden. Die Füße und Beine sollte man von Zeit zu Zeit mit der Hand untersuchen, und sobald eine Neigung zu erkalten festgestellt wird, sollten Wärmflaschen, heiße Ziegel oder warme Flanelle zusammen mit warmen Getränken Anwendung finden, bis die Temperatur wiederhergestellt ist. Das Feuer sollte, wenn nötig, wieder angefacht werden. Man verliert Patienten häufig in den letzteren Krankheitsstadien, da es an Aufmerksamkeit für solch einfache Vorsorgemaßnahmen mangelt. Die Krankenschwester mag auf die Diät des Kranken, seine Arznei oder auf die gelegentliche Gabe eines anregenden Mittels, das sie ihm laut Verordnung geben soll, vertrauen, während der Patient die ganze Zeit aus Mangel an etwas Wärme von außen dahinschwindet. Solche Fälle kommen die ganze Zeit vor, sogar im Hochsommer. Dieses tödliche Erkalten kommt am ehesten gegen Morgen vor, zur Zeit der niedrigsten Temperatur innerhalb der 24 Stunden, und dann, wenn die Wirkung der am Vortag eingenommenen Nahrung erschöpft ist.

Im Allgemeinen könnt Ihr davon ausgehen, dass schwache Patienten morgens viel stärker an Kälte leiden als abends. Die Lebenskräfte sind dann viel geringer. Wenn die Patienten in der Nacht Fieber haben mit brennenden Händen und Füßen, kann man fast sicher sein, dass sie am Morgen frieren und vor Kälte zittern. Aber Krankenschwestern sind sehr davon angetan, die Wärmflasche für die Füße am Abend zurecht zu machen und sie am Morgen, wenn sie viel zu tun haben, zu vernachlässigen. Ich würde es umgekehrt machen.

Wärmflaschen

Was denken sich Krankenschwestern wohl dabei, wenn sie dem Patienten eine kochend heiße Wärmflasche an die Füße legen, in der Hoffnung, dass sie sie die ganzen 24 Stunden über warmhalten wird? Natürlich weckt die Wärmflasche ihn jedes Mal, wenn er sie berührt, auf. Sie treibt ihm das Blut zum Kopf. Sie macht seine Füße wund. Und dann belässt die Krankenschwester sie im Bett, wenn sie bereits ziemlich kalt ist. Eine Wärmflasche sollte nie heißer sein, als dass man sie mit der nackten Hand berühren kann und dies angenehm ist. Man sollte nicht erwarten, dass sie länger als acht Stunden warm hält. Fußwärmer aus Zinn werden zu heiß und zu kalt. Wärmflaschen aus Stein oder aus indischem Kautschuk sind am besten. Aber unachtsame Krankenschwestern richten in trauriger Weise Verheerendes an, indem sie zu heißes Wasser hineinfüllen oder indem sie den Schraubverschluss nicht richtig bedienen, so dass der Patient in seinem Bett überschwemmt wird.

Alle diese Dinge erfordern gesunden Menschenverstand und Sorgfalt. Allerdings zeigt sich vielleicht – in allen Ständen und jeder Stellung – auf keinem einzigen Gebiet so wenig gesunder Menschenverstand wie in der Krankenpflege.

Gott hat Krankheit als einen Wiederherstellungsprozess geschaffen. Die Kunst der Krankenpflege, wie sie jetzt ausgeübt wird, scheint jedoch ausdrücklich so beschaffen zu sein, dass sie dieser göttlichen Bestimmung entgegenwirkt.

Kalte Luft heißt nicht Belüftung, und frische Luft braucht nicht kalt zu sein

Folgendes verdeutlicht, wie krass Kälte und Belüftung sogar bei gebildeten Leuten verwechselt wird: Ein Zimmer abzukühlen heißt keinesfalls, es notwendigerweise zu belüften. Es ist auch nicht notwendig, einen Raum plötzlich abzukühlen, um ihn zu belüften. Und doch – wenn eine Krankenschwester ein Zimmer mit stickiger Luft antrifft, wird sie das Feuer ausmachen und die Zimmerluft dadurch noch stickiger machen, oder sie wird die

Tür zu einem kalten Zimmer, in dem kein Feuer brennt oder ein Fenster geöffnet ist, öffnen, um die Belüftung zu verbessern. Ein gutes Feuer und ein offenes Fenster bieten, außer bei sehr hoher oder sehr tiefer Temperatur, die Atmosphäre, die dem Patienten am meisten Sicherheit gewährt. (Aber keine Krankenschwester kann je dazu gebracht werden, dies zu begreifen.) Ein kleines Zimmer ohne Zug zu lüften erfordert natürlich mehr Sorgfalt als ein großes.

Bei Kranken in der Privatpflege, sicherlich aber bei Kranken im Hospital sollte die Krankenschwester, so denke ich, in Sachen Frischluft für ihre Patienten erst dann zufrieden sein, wenn sie still im Zimmer stehend fühlt, dass die Luft sanft über ihr Gesicht streicht.

Zugluft

Oft beobachtet man jedoch, dass Krankenschwestern, die am lautesten über offene Fenster schimpfen, gerade diejenigen sind, die sich am wenigsten Mühe geben, gefährliche Zugluft zu vermeiden. Die Tür des Krankenzimmers oder Krankensaals *muss* manchmal offenstehen, damit Menschen hinein- und hinausgehen können, oder damit man schwere Gegenstände hinein- und hinaustragen kann. Die umsichtige Krankenschwester wird die Tür geschlossen halten, während sie die Fenster schließt, und dann – nicht vorher – die Tür öffnen, so dass kein Patient, der etwa aufrecht im Bett sitzt und vielleicht heftig schwitzt, direkt von der Zugluft zwischen der offenen Tür und dem offenen Fenster erfasst wird. Selbstverständlich sollte auch kein Patient der Zugluft eines offenen Fensters oder einer offenen Tür ausgesetzt bleiben, während er gewaschen wird oder überhaupt unbedeckt daliegt.

Es ist wirklich empörend zu sehen, wie dumme Frauen die Zufuhr frischer Luft, die doch den Lebensbrunnen des Patienten darstellt, durch ihre Dummheit in Misskredit bringen. Zweifellos können Brust- und Rachenerkrankungen hervorgerufen werden, wenn die Krankenschwester ihre Kranken ohne Pantoffeln, Flanell-Unterwäsche oder Nachthemd in einem Zimmer herumlaufen lässt, in das sie die kalte Winterluft hineinwehen lässt, ohne irgendeine Vorsorge für den Fall getroffen zu haben, dass sie vom Bett aufstehen. Manchmal weist man mit einer gewissen Hilflosigkeit auf bestimmte Betten in bestimmten Krankensälen hin. Sie gelten als vorbestimmt für Bronchitis, "wegen der Zugluft von der Tür". Warum sollte Zugluft von der Türe her auftreten? Wenn sie auftritt, warum soll der Patient der Zugluft ausgesetzt sein? Gibt es keinen Wandschirm, den man aufstellen könnte? Oder wenn man das Bett an diesem Ort nicht vor Zugluft schützen kann, warum rückt man es dann nicht weg? Dasselbe geschieht häufig in privaten Krankenzimmern. Eine nachlässige Krankenschwester wird das Fenster auf der einen Seite des Patienten offen lassen und die Tür auf der anderen. Es scheint ihr nie in den Sinn zu kommen, dass man Schiebefenster durch Herunterschieben schließen kann, solange möglicherweise jemand die Tür öffnet. Sie wird ins Krankenzimmer kommen und die Tür offenlassen, bis sie wieder hinausgeht, und niemand könnte dafür einen anderen Grund als ihre eigene Blindheit ausmachen. Und sie wird das Fenster offen stehen lassen, wenn der Patient sich wäscht oder aufrecht im Nachthemd im Bett sitzt, und dann wird sie sagen: "Er hat sich vom offenen Fenster eine Erkältung geholt." Er hat sich eine Erkältung von Deiner eigenen Gedankenlosigkeit geholt. Weder Türen offen zu lassen noch Fenster zu öffnen – zu Lasten Eurer Patienten, wenn ihre Körperoberfläche ungeschützt ist – ist Lüften. Es handelt sich einfach um Gedankenlosigkeit.

Nachtluft

Ein anderer besonderer Fehler ist, Nachtluft zu fürchten. Welche andere Luft könnten wir in der Nacht einatmen als Nachtluft? Man hat die Wahl zwischen reiner Nachtluft von draußen und verdorbener Nachtluft von drinnen. Die meisten Leute ziehen letztere vor. Eine unbegreifliche Wahl. Was werden sie sagen, wenn sich als Tatsache erweist, dass gut die Hälfte aller Krankheit, an der wir leiden, ihren Grund darin hat, dass die Leute bei geschlossenen Fenstern schlafen. Ein offenes Fenster kann während der meisten Nächte im Jahr niemandem schaden. Dies bedeutet nicht, dass Licht nicht notwendig für die Genesung ist. In großen Städten ist die Nachtluft oft die beste und reinste, die man im Verlauf von 24 Stunden atmen kann. Dass man in Städten zum Wohl der Kranken die Fenster den Tag über schließt, könnte ich eher verstehen, als während der Nacht. Das Fehlen von Rauch, die Ruhe, all dies führt dazu, dass die Nacht die beste Zeit ist, um den Patienten frische Luft zuzuführen. Eine unserer höchsten medizinischen Autoritäten auf dem Gebiet von Schwindsucht und Klima hat mir mitgeteilt, dass die Luft in London nie so rein ist wie nach zehn Uhr abends.

Die einzige Zeit, zu der es gefährlich sein kann, das Fenster nachts zu öffnen, ist, wenn die Luft draußen stärker verdorben ist als drinnen. Dies kann in stickigen Hinterhöfen der Fall sein und in Ländern mit Malaria, oder bei einem plötzlichen Temperatursturz. Aber selbst in Gegenden mit Malaria hat man festgestellt, dass dünne Gazevorhänge, während sie die Luft durchlassen, Schutz vor Malaria bieten.

Luft von draußen. Öffnet die Fenster, schließt die Türen

Belüftet also Euer Zimmer mit Luft von draußen, wenn möglich. Fenster sind zum Öffnen da, Türen zum Schließen – eine Wahrheit, die anscheinend außerordentlich schwierig zu begreifen ist. Ich habe gesehen, wie eine sorgsame Krankenschwester das Zimmer ihres Patienten über die Tür lüftete, in deren Nähe zwei Gaslichter brannten (jedes davon verbraucht so viel Luft wie elf Menschen), und in deren Nähe eine Küche und ein Gang waren, wobei die Zusammensetzung der Atmosphäre aus Gas, Farbe, verdorbener Luft sich nie änderte und voller Ausdünstungen war, die einschließlich einem Strom von Kloakenluft von einem unklug angebrachten Ausguss in einem fortwährenden Strom die Wendeltreppe emporstiegen und sich ununterbrochen in das Patientenzimmer ergossen. Man hätte lediglich das Fenster in besagtem Zimmer öffnen müssen. Das war alles, was verlangt war, um es zu belüften. Jedes Zimmer muss von draußen belüftet werden – jeder Durchgang von draußen –, aber je weniger Gänge es in einem Krankenhaus gibt, desto besser.

Rauch

Wenn wir die Luft drinnen so rein halten sollen wie die Luft draußen, darf der Kamin selbstverständlich nicht rauchen. Bei fast allen rauchenden Kaminen kann man Abhilfe schaffen – von unten, nicht von oben. Oft bedarf es lediglich einer Öffnung, damit Luft einströmt und das Feuer unterhält. Sonst wird es aus Frischluftmangel durch Luft aus dem Kamin selbst unterhalten. Auf der anderen Seite kann eine nachlässige Krankenschwester fast jeden Kamin zum Rauchen bringen, indem sie das Feuer niederbrennen lässt und es dann mit Kohle zuschüttet. Sie tut dies nicht, wie wir gerne glauben wollen, um sich selbst Mühe zu ersparen (denn Rücksichtslosigkeit gegenüber den Kranken begegnet man sehr selten), sondern aus Gedankenlosigkeit.

Trocknen feuchter Sachen in einem Krankenzimmer

Geht man von dem Grundsatz aus, dass es das oberste Ziel der Krankenschwester sein muss, die Luft, die ihr Patient atmet, so frisch wie draußen zu halten, dann darf man dabei nicht vergessen, dass außer dem Patienten alles im Zimmer, was Ausdünstungen erzeugen kann, diese in die Luft abgibt, die er einatmet. Und daraus folgt, dass außer ihm nichts im Zimmer sein sollte, was Ausdünstungen oder Feuchtigkeit abgeben kann. Aus allen feuchten Handtüchern etc., die im Zimmer trocknen, geht die Feuchtigkeit natürlich in die Atemluft des Patienten über. Man scheint jedoch an dieses "natürlich" so wenig zu denken, als ob es sich um eine veraltete Vorstellung handeln würde. Wie selten – sehr selten – seht Ihr eine Krankenschwester, die durch ihr praktisches Handeln anerkennt, dass man überhaupt nichts im Krankenzimmer lüften sollte und dass man überhaupt nichts am Feuer des Patienten kochen sollte! In der Tat lassen es die Umstände oft nicht zu, diese Regel zu befolgen.

Wenn die Krankenschwester besonders umsichtig ist, wird sie, wenn der Patient das Bett, aber nicht sein Zimmer verlässt, die Betttücher weit aufdecken und das Bettzeug zurückschlagen, um sein Bett zu lüften. Und sie wird nasse Bettwäsche oder Flanell-Unterwäsche sorgfältig auf einem Gestell aufhängen, um sie zu trocknen. Nun werden diese Bettwäsche und Handtücher entweder gar nicht getrocknet und gelüftet, oder aber sie trocknen und lüften in die Atemluft des Patienten hinein. Und ob die Feuchtigkeit und die

Ausdünstungen ihm am meisten in seiner Atemluft oder in seinem Bett schaden, überlasse ich Euch zu entscheiden, denn ich kann es nicht.

Ausdünstungen von Entleerungen

Schon in gesundem Zustand können Menschen die Luft, in der sie leben, nicht wiederholt ohne Schaden einatmen, da schädliche Stoffe von Lunge und Haut auf die Luft übertragen werden. Während einer Krankheit, in der alles, was der Körper abgibt, überaus schädlich und gefährlich ist, muss man nicht nur reichlich lüften, um die Ausdünstungen zu entfernen, sondern es muss alles, was der Patient abscheidet, sofort weggeschafft werden, da es noch gefährlicher ist als seine Ausdünstungen.

Es würde unnötig scheinen, über die tödlichen Wirkungen der Ausdünstungen von Abscheidungen zu sprechen, würden sie nicht ständig derart vernachlässigt. Das Bettgeschirr hinter dem Bettvorhang zu verstecken, scheint die einzige Vorsichtsmaßnahme zu sein, die man in der Privatkrankenpflege für nötig hält, um Sicherheit zu gewährleisten. Würdet Ihr auch nur einen Moment an die Atmosphäre unter diesem Bett, an die Sättigung der Unterseite der Matratze mit warmen Ausdünstungen denken, so würdet auch Ihr bestürzt und erschrocken sein!

Nachtgeschirre ohne Deckel

Der Gebrauch von Bettgeschirren *ohne Deckel* sollte ganz und gar abgeschafft werden, ob bei Kranken oder Gesunden. Ihr könnt Euch leicht von der Notwendigkeit dieser uneingeschränkt geltenden Regel überzeugen, indem Ihr eines mit Deckel nehmt und die Unterseite dieses Deckels untersucht. Wenn das Nachtgeschirr nicht leer ist, wird man es immer mit kondensierter, schädlicher Feuchtigkeit bedeckt finden. Wo geht sie hin, wenn kein Deckel da ist?

Macht Euer Krankenzimmer nicht zu einer Kloake

Aber niemals, niemals sollte das Vorhandensein dieses unabdingbaren Deckels Euch in der abscheulichen Gewohnheit bestärken, das Bettgeschirr ungeleert in einem Krankenzimmer stehen zu lassen, und es nur einmal in 24 Stunden auszuleeren, *das heißt,* wenn das Bett gemacht wird. Ja, so unmöglich es scheinen mag: Ich kenne die besten und umsichtigsten Krankenschwestern, die darin schuldig wurden, jawohl, und ich kenne einen Patienten, der zehn Tage lang an schwerem Durchfall litt, und die Krankenschwester (eine sehr gute) wusste nicht davon, denn das Nachtgeschirr (eines mit Deckel) wurde nur einmal in 24 Stunden geleert, und zwar von dem Hausmädchen, das jeden Abend hereinkam und das Bett des Patienten machte. Ihr könntet genauso gut eine Kloake unter dem Zimmer haben oder denken, dass man auf einer Toilette die Spülung nur einmal pro Tag betätigen müsse. Gebt auch darauf acht, dass bei Euch der *Deckel*, genauso wie das Bettgeschirr selbst, immer gründlich gespült wird.

Wenn eine Krankenschwester es ablehnt, solche Dinge für ihren Patienten zu verrichten, "weil es nicht ihre Aufgabe ist", so würde ich sagen, dass sie nicht zur Krankenpflege berufen ist. Ich habe chirurgische "Oberschwestern" – das waren Frauen, die mit ihren Händen zwei oder drei Guineen pro Woche verdienen konnten – auf ihren Knien gesehen. Sie scheuerten eigenhändig ein Zimmer oder eine Hütte, weil sie glaubten, sie seien sonst nicht geeignet dafür, dass ihre Patienten sie betreten könnten. Ich bin weit von dem Wunsch entfernt, dass Krankenschwestern das Scheuern besorgen sollten. Es ist eine Verschwendung ihrer Kraft und Fähigkeiten. Aber ich sage ausdrücklich, dass diese Frauen wirklich zur Krankenpflege berufen waren – zuerst das Wohl ihrer Kranken, und danach erst die Überlegung, ob es ihre "Aufgabe" war, dies zu tun. Und ich sage: Diejenigen Frauen, die darauf warten, dass das Hausmädchen dieses oder die Putzfrau jenes verrichtet, während ihre Patienten leiden, haben nicht das *Zeug* zur Krankenschwester.

Töpferware oder – wenn Holz im Spiel ist – gut poliertes und lackiertes Holz sind die einzigen Materialien, die für Bettgeschirre geeignet sind. Schon der Deckel eines alten scheußlichen Nachtstuhls genügt, um eine Seuche zu verursachen. Er wird mit schädlicher Materie gesättigt, die das Scheuern erst recht herausbringt. Ich bevorzuge einen irdenen Deckel, weil er immer sauberer bleibt. Es gibt allerdings verschiedene gute neuartige Vorrichtungen.

Schafft Spüleimer ab

Nie sollte ein Spüleimer ins Krankenzimmer gebracht werden. Es sollte eine unabänderliche Regel sein, eher noch wichtiger in Privathäusern als anderswo, dass das Bettgeschirr direkt zur Toilette gebracht und dort geleert, dort gespült und dann zurückgebracht wird. In jeder Toilette sollten sich immer Wasser und ein Wasserhahn befinden, damit man spülen kann. Aber sogar, wenn es kein Wasser gibt, muss man Wasser dorthin schaffen, um damit zu spülen. Ich habe tatsächlich gesehen, wie in einem privaten Krankenzimmer die Bettgeschirre in die Fußbecken geleert wurden und ungespült wieder unter das Bett gestellt wurden. Ich vermag kaum zu entscheiden, was abscheulicher ist, dies zu tun oder das Bettgeschirr *im* Krankenzimmer zu spülen. In den besten Krankenhäusern gilt nun die Regel, dass kein Spüleimer jemals in die Krankensäle gebracht wird, die Bettgeschirre aber direkt an einen geeigneten Ort transportiert werden müssen, um sie auszuleeren und zu spülen. Ich wünschte, dies wäre auch in Privathäusern der Fall.

Räucherungen

Niemand verlasse sich je auf Räuchermittel, "Desinfektionsmittel" und dergleichen, um die Luft zu reinigen. Der schädliche Gegenstand, nicht sein Geruch, muss entfernt werden. Ein berühmter ärztlicher Dozent begann eines Tages seine Vorlesung mit folgenden Worten: "Räucherungen, meine Herren, sind von wesentlicher Bedeutung. Sie verursachen einen solch abscheulichen Geruch, dass sie einen zwingen, das Fenster zu öffnen." Ich wünschte, alle je erfundenen desinfizierenden Flüssigkeiten verursachten einen solchen "abscheulichen Geruch", dass sie Euch zwingen würden, frische Luft hereinzulassen. Das wäre eine nützliche Erfindung.

Kapitel 2
Gesundheit von Häusern

Gute gesundheitliche Verhältnisse in Häusern: fünf Faktoren sind wesentlich

Fünf grundlegende Faktoren sind es, die gute gesundheitliche Verhältnisse in Häusern sicherstellen:

1. reine Luft,
2. sauberes Wasser,
3. ein leistungsfähiges Abflusssystem,
4. Sauberkeit,
5. Licht.

Ohne diese Voraussetzungen kann kein Haus der Gesundheit zuträglich sein. Ja, es wird der Gesundheit unzuträglich sein – je mehr es an ihnen mangelt, desto stärker.

* Gesundheitliche Verhältnisse in Kutschen[1]

Die gesundheitlichen Verhältnisse in Kutschen, insbesondere geschlossenen, sind nicht von so allgemeiner Bedeutung, als dass man hier weiter – und nicht nur flüchtig – darauf eingehen könnte. Kinder – immer der empfindlichste Test für hygienische Verhältnisse – können im Allgemeinen nicht in einer geschlossenen Kutsche fahren, ohne dass ihnen schlecht wird – ein großes Glück für sie, dass es so ist. Eine geschlossene Kutsche mit Pferdehaarkissen und Überzügen, die immer mit organischem Material gesättigt sind, und die auch wegen der muffigen und verdorbenen Luft des Kutschenhauses ungelüftet bleibt – wenn zudem noch die Fenster geschlossen

---

[1] Diese zur Überschrift "Health of Houses" gehörige Fußnote des Originals wurde in den Text integriert.

bleiben –, ist eines der ungesündesten Gehäuse für Menschen. Der Gedanke, in ihr *Frischluft* zu bekommen, hat etwas Widersinniges. Dr. Angus Smith konnte zeigen, dass ein überfüllter Eisenbahnwagen, der mit einer Geschwindigkeit von 30 Meilen pro Stunde fährt, so ungesund ist wie der starke Geruch eines Abwasserkanals oder wie ein Hinterhof in einer der ungesündesten Bauten abseits einer der ungesündesten Straßen in Manchester.

Reine Luft

Erstens: Um reine Luft im Haus zu haben, muss das Haus so gebaut sein, dass die Atmosphäre von draußen mit Leichtigkeit ihren Weg in jeden Winkel findet. Hausarchitekten berücksichtigen dies jedoch kaum jemals. Das Ziel beim Hausbau ist, den größtmöglichen Ertrag für das eingesetzte Geld zu erhalten, nicht aber, den Mietern Arztrechnungen zu ersparen. Aber wenn Mieter jemals so weise würden, sich zu weigern, in ungesund gebauten Häusern zu wohnen, und wenn Versicherungsgesellschaften jemals zu einem so grundlegenden Verständnis dessen kommen würden, was wirklich in ihrem Interesse liegt, dass sie einen Gesundheitsinspektor bezahlen würden, der nach den Häusern sieht, in denen ihre Klienten leben, dann würde man Architekten, die Spekulanten sind, schnell zur Vernunft bringen. So wie die Dinge stehen, bauen sie, was den größten Gewinn abwirft. Und immer gibt es Leute, die töricht genug sind, solche Häuser zu akzeptieren. Und wenn im Lauf der Zeit die Familien wegsterben, wie es so oft der Fall ist, denkt niemand je daran, etwas anderes als die Vorsehung dafür verantwortlich zu machen. Schlecht informierte Mediziner helfen ihnen dabei, diese Täuschung aufrechtzuerhalten, indem sie "grassierenden ansteckenden Krankheitskeimen" die Schuld geben. Schlecht gebaute Häuser sind für Gesunde, was schlecht gebaute Hospitäler für Kranke sind. Hat man erst einmal zugelassen, dass abgestandene Luft das Haus in Beschlag genommen hat, dann ist Krankheit mit Sicherheit die Folge.

Sauberes Wasser

Zweitens: Dass man Häusern sauberes Wasser zuführt, ist heutzutage mehr als früher allgemein verbreitet, und zwar dank der Bemühungen der Reformer auf dem Gebiet des öffentlichen Gesundheitswesens.[2] Noch in den letzten paar Jahren benutzte ein großer Teil Londons, wie gewohnt, täglich Wasser, das durch den Abfluss von Abwasserkanälen und Toiletten verunreinigt war. Glücklicherweise hat man dem abgeholfen. In vielen Teilen des Landes aber wird allzu unsauberes Brunnenwasser für Haushaltszwecke verwendet. Und wenn eine epidemische Krankheit auftritt, leiden fast zwangsläufig Menschen darunter, die solches Wasser benutzen.

Abwasser

Drittens: Es wäre interessant, durch eine Untersuchung zu ermitteln, wie viele Häuser in London tatsächlich über einen guten Abwasserabfluss verfügen. Viele Leute würden sagen: Sicherlich alle oder die meisten. Aber viele haben keine Ahnung, was einen guten Abfluss überhaupt ausmacht. Sie denken, ein Abflusskanal in der Straße und eine Röhre, die vom Haus dorthin führt, seien eine gute Abwassereinrichtung. Indessen ist der Abflusskanal vielleicht nichts anderes als eine Brutstätte, von der epidemische Krankheiten und schlechte Gesundheit in das Haus destilliert werden. Kein Haus kann jemals gesundheitsfördernd sein, das eine unbelüftete Abwasserröhre ohne Klappe besitzt, die direkt mit einem unbelüfteten Abwasserkanal verbunden ist, sei es von Toilette, Abflussgrube oder Rinnstein. Eine Abflussgrube ohne Klappe kann zu jeder Zeit Fieber oder Pyämie unter den Bewohnern eines Palastes verbreiten.

---

[2] Vgl. die Ausführungen zu Edwin Chadwick und die Bemühungen um die Kanalisation Londons in der Einführung.

Abflussgruben

Die gewöhnliche rechteckige Abflussgrube ist etwas Abscheuliches. Die große Oberfläche aus Stein bleibt immer nass und führt so stets zu Ausdünstungen in die Luft. Ich kenne ganze Häuser und Hospitäler, die nach der Abflussgrube gerochen haben. Mir ist ein Luftstrom aus einem Abwasserkanal untergekommen, der die Hintertreppe eines prächtigen Londoner Hauses heraufzog – ebenso durchdringend, wie ich ihn je in Skutari angetroffen habe; und ich habe gesehen, dass die Zimmer in diesem Haus alle über die offenen Türen belüftet wurden und die Durchgänge alle *un*belüftet waren, da deren Fenster verschlossen waren, damit so viel Kloakenluft wie möglich eingelassen und in den Schlafzimmern zurückgehalten werde. Wundervoll!

Ein anderer schwerwiegender Missstand bei der Errichtung von Häusern besteht darin, Abflussrohre unter dem Haus zu verlegen. Solche Abflussohre sind nie sicher. Alle Hausabflussrohre sollten außerhalb der Mauern beginnen und enden. Viele Leute werden bereitwillig zugeben, dass diese Dinge wichtig sind – als Theorie. Aber wie wenige gibt es, die verständig Krankheit in ihren Haushalten auf solche Ursachen zurückführen können! Wenn unter den Kindern Scharlach, Masern oder Pocken auftreten, ist der allererste Gedanke, der ihnen in den Sinn kommt, "wo" die Kinder sich die Krankheit "geholt" haben könnten – ist es nicht tatsächlich so? Und die Eltern gehen in Gedanken sofort all die Familien durch, mit denen die Kinder zusammen gewesen sein könnten. Sie denken nie daran, zu Hause die Ursache des Übels zu suchen. Hat ein Nachbarskind die Pocken bekommen, so lautet die erste Frage, ob es geimpft worden war. Niemand sollte das Impfen unterschätzen; aber sein Nutzen für die Gesellschaft wird zweifelhaft sein, wenn es die Leute dazu verleitet, in der Ferne nach dem Ursprung von Übeln zu suchen, die in Wahrheit zu Hause bestehen.

Sauberkeit

Viertens: Ohne Sauberkeit innerhalb und außerhalb des Hauses ist Belüftung vergleichsweise nutzlos. In bestimmten Dreckvierteln Londons wandten sich arme Leute gewöhnlich dagegen, Fenster und Türen zu öffnen, und zwar wegen der hereindringenden fauligen Gerüche. Reiche Leute haben gern ihre Ställe und Misthaufen in der Nähe ihrer Wohnungen. Aber kommt es ihnen je in den Sinn, dass es bei vielen Einrichtungen dieser Art sicherer wäre, die Fenster geschlossen zu lassen, anstatt sie zu öffnen? Man kann im Haus keine saubere Luft haben, wenn Misthaufen vor dem Fenster liegen. Es gibt sie überall in London. Und doch sind die Leute darüber erstaunt, dass ihre Kinder, die doch in großen, "gut gelüfteten" Kinderstuben und Schlafzimmern aufwachsen, an epidemischen Kinderkrankheiten leiden. Wenn sie die Naturgesetze, die die Gesundheit von Kindern betreffen, untersuchen würden, wären sie nicht so erstaunt.

Außer Dreckhaufen gibt es auch noch andere Möglichkeiten, Schmutz im Haus zu haben. Alte, vor Jahren angebrachte Tapeten an der Wand, schmutzige Teppiche, unsaubere Möbel sind genauso sichere Quellen für die Verunreinigung der Luft wie ein Misthaufen im Keller. Aufgrund ihrer Erziehung und ihrer Gewohnheiten sind die Menschen so wenig daran gewohnt zu bedenken, wie man eine Wohnung der Gesundheit zuträglich machen kann, dass sie entweder nie darüber nachdenken und jede Krankheit als unvermeidlich ansehen, mit der man sich "abfinden" müsse, als ob sie "aus der Hand der Vorsehung" käme; oder wenn sie jemals auf den Gedanken kommen, es sei ihre Pflicht, die Gesundheit in ihrem Haushalt zu bewahren, so sind sie überaus geschickt darin, bei der Durchführung "Nachlässigkeiten und Torheiten" aller Art zu begehen.

Licht

Fünftens: Ein dunkles Haus ist immer ein ungesundes Haus, immer ein schlecht gelüftetes Haus, immer ein schmutziges Haus. Mangel an Licht behindert das Wachstum und fördert Skrofeln, Rachitis etc. unter den Kindern.

Menschen verlieren ihre Gesundheit in einem dunklen Haus, und wenn sie erkranken, können sie darin nicht wieder gesund werden. Hiervon wird später noch die Rede sein.

Drei verbreitete Irrtümer, wenn man über die gesundheitlichen Verhältnisse in Häusern die Aufsicht führt

Drei von vielen vorkommenden "Nachlässigkeiten und Torheiten" bei der Aufsicht über die gesundheitlichen Verhältnisse in Häusern im Allgemeinen will ich hier exemplarisch anführen. – Erstens: Dass die Frau, die für eine Hausverwaltung die Verantwortung trägt, es nicht als notwendig erachtet, jede Öffnung und jeden Winkel des Hauses tagtäglich zu untersuchen. Wie kann sie von ihren Untergebenen erwarten, dass sie sorgfältiger für einen der Gesundheit zuträglichen Zustand des Hauses sorgen als sie, die dafür verantwortlich ist? – Zweitens: Dass man es nicht für wesentlich hält, Räume zu lüften, zu sonnen und zu säubern, solange sie unbewohnt sind; dies bedeutet ganz einfach, die erste, elementare Grundregel in Gesundheitsfragen zu ignorieren und den Boden für alle Arten von Krankheiten zu bereiten. – Drittens: Dass man das Fenster, und zwar ein Fenster allein, für ausreichend hält, um einen Raum zu belüften. Habt Ihr nie bemerkt, dass jeder Raum ohne Feuerstätte immer stickig ist? Und wenn eine Feuerstätte vorhanden ist, würdet Ihr sie nicht nur mit einem Kaminbrett bedecken, sondern vielleicht auch noch mit einem großen Bündel braunen Papiers den Kaminhals verstopfen – um, wie Ihr meint, zu verhindern, dass der Ruß herunterkommt? Wenn der Kamin verdreckt ist, so fegt ihn; aber erwartet nicht, dass Ihr jemals ein Zimmer mit nur einer Öffnung belüften könnt; glaubt nicht, dass man ein Zimmer einfach abschließen kann, um es sauber zu halten. Das ist vielmehr der beste Weg, ein Zimmer und alles was darin ist, zu verunreinigen. Wenn Ihr als Verantwortliche nicht selbst auf alle diese Dinge achtet, so bildet Euch nicht ein, dass Eure Untergebenen sorgfältiger sein werden als Ihr selbst. Anscheinend ist es heutzutage die Rolle der Hausherrin, über ihre Dienstboten zu klagen und ihre Entschuldigungen zu akzeptieren – und nicht, ihnen zu zeigen, wie man vorzugehen hat, damit weder Klagen noch Entschuldigungen nötig sind.

Die für die Hausverwaltung verantwortliche Vorsteherin muss für die Hygiene im Haus sorgen, aber nicht alles selbst tun

Andererseits aber: Sich um all diese Dinge selbst zu kümmern, heißt nicht, sie auch selbst zu tun. "Ich öffne immer die Fenster", sagt die für das Haus verantwortliche Vorsteherin oft. Wenn Ihr es tut, ist es sicherlich umso besser, zumindest besser, als wenn es überhaupt nicht getan würde. Aber könnt Ihr nicht dafür sorgen, dass es getan wird, wenn es nicht von Euch selbst erledigt wird? Könnt Ihr dafür sorgen, dass es nicht rückgängig gemacht wird, wenn Ihr Euch abgewandt habt? Das ist es, was "verantwortlich sein" bedeutet, und es ist zudem eine sehr wichtige Bedeutung. Das erstere beinhaltet nur, dass genau das, was Ihr mit Euren eigenen Händen tun könnt, getan wird. Das letztere beinhaltet, dass das, was getan werden sollte, immer getan wird.

Nimmt Gott diese Dinge so ernst?

Und nun denkt Ihr, diese Dinge seien Kleinigkeiten oder zumindest übertrieben? Doch es kommt wenig darauf an, was Ihr "denkt" oder was ich "denke". Lasst uns sehen, was Gott dazu sagt. Gott rechtfertigt immer seine Wege. Während wir "denken", hat er uns belehrt. Ich kenne Fälle von Hospitalpyämie, die in schönen Privathäusern genauso schwer verliefen wie in irgendeinem der schlimmsten Hospitäler, und die Ursache war dieselbe, nämlich verdorbene Luft. Doch niemand begriff diese Lehre. Niemand lernte *irgendetwas* daraus. Sie *dachten* weiterhin – sie dachten, der Leidende habe seinen Daumen gekratzt, oder es sei ungewöhnlich, dass "alle Dienstboten" "Fingereiterungen" hatten, oder dass "etwas dieses Jahr los sein" müsse, "denn in unserem Hause treten ständig Krankheiten auf". Dies ist eine beliebte Denkweise – sie führt dazu, dass man *nicht* untersucht, welches die einheitliche Ursache dieser allgemein vorkommenden "Fingereiterungen" ist, sondern jede Untersuchung darüber unterdrückt. In welchem Sinne ist "Krankheit", die "immer vorkommt", eine Rechtfertigung dafür, dass sie überhaupt "da" ist?

Wie führt Gott seine Gesetze aus?

Was war nun die Ursache für die Hospitalpyämie in diesem großen Privathaus? Die Ursache bestand darin, dass Kloakenluft von einer am falschen Ort angebrachten Abflussgrube sorgfältig in alle Räume geleitet wurde, indem man leichtfertig alle Türen öffnete und alle Gangfenster verschloss; – dass das Schmutzwasser in die Fußbecken geleert wurde; – dass die Utensilien nie ordentlich gespült wurden; – dass das Zimmergeschirr mit schmutzigem Wasser gespült wurde; – dass das Bettzeug nie richtig geschüttelt, gelüftet, auseinandergenommen oder gewechselt wurde; – dass die Teppiche und Vorhänge immer muffig waren; – dass die Möbel immer staubig waren; – dass die Tapeten an den Wänden mit Schmutz gesättigt waren; – dass die Fußböden nie gesäubert wurden; – dass die unbewohnten Räume nie gesonnt oder gesäubert oder gelüftet wurden; – dass die Schränke stets Vorratskammern unreiner Luft waren; – dass die Fenster bei Nacht immer fest verschlossen waren; – dass kein Fenster je regelmäßig geöffnet wurde, nicht einmal tagsüber, oder dass das richtige Fenster nicht geöffnet wurde. Ein Mensch, der nach Luft ringt, macht vielleicht für sich selbst ein Fenster auf. Aber den Dienstboten brachte man nicht bei, die Fenster zu öffnen, die Türen zu schließen; oder sie öffneten die Fenster zu einem dunstigen Brunnen zwischen hohen Wänden, nicht zu dem luftigeren Hof hin; oder sie öffneten die Zimmertüren zu den ungelüfteten Hallen und Gängen hin, und belüfteten dadurch die Zimmer. Dies alles ist nicht Einbildung, sondern Tatsache. In diesem schönen Haus traten in einem Sommer drei Fälle von Hospitalpyämie auf, ein Fall von Venenentzündung und einer von Schwindsucht mit Husten: alle *unmittelbar* von verdorbener Luft verursacht.

Wie lehrt Gott seine Gesetze?

Wenn in gemäßigtem Klima ein Haus während des Sommers der Gesundheit weniger zuträglich ist als im Winter, so ist dies ein sicheres Zeichen dafür, dass etwas nicht stimmt. Doch niemand zieht daraus eine Lehre. Ja, Gott rechtfertigt seine Wege immer. Er lehrt, während Ihr nicht lernt. Dieses arme Geschöpf verliert seinen Finger, jenes verliert sein Leben. Und alles aus Gründen, die doch ganz leicht vermeidbar wären.

Gott hat bestimmte Naturgesetze geschaffen. Davon, dass Gott solche Gesetze vollzieht, hängt unsere Verantwortung (dieses vielfach missbrauchte Wort) ab. Denn wie könnten wir irgendeine Verantwortung für Taten übernehmen, deren Folgen wir nicht vorhersehen könnten – was der Fall wäre, wenn der Vollzug seiner Gesetze *nicht* mit Sicherheit einträte. Doch wir scheinen ständig zu erwarten, dass Gott ein Wunder vollbringen werde – *das heißt*, seine eigenen Gesetze ausdrücklich zu brechen, um uns von unserer Verantwortung zu entbinden.

"Mit Gottes Segen wird er genesen", ist eine übliche Redensart. Aber "mit Gottes Segen" geschieht es auch, wenn er *nicht* gesund wird, "mit Gottes Segen", dass er krank wurde, und "mit Gottes Segen", dass er stirbt, wenn sein Leben tatsächlich zu Ende geht. Mit anderen Worten: *All* dies geschieht nach den von Gott geschaffenen Gesetzen, die Gottes Segen *sind*, das heißt, die alle dazu beitragen sollen, uns den Weg zu unserem größten Glück zu lehren. Die Cholera ist ebenso sehr Gottes "Segen", wie wenn er uns davon verschont. Das soll uns lehren, wie wir Gottes Gesetzen gehorchen, die unmittelbar Hilfsmittel und Anlass für uns sind, zur Vollkommenheit voranzuschreiten. "Mit Gottes Segen wird er genesen", ist eine übliche Redewendung von Leuten, die die ganze Zeit die Hilfsmittel vernachlässigen, von denen Gott Gesundheit oder Genesung abhängig gemacht hat.

Räume von Dienstboten

Ich muss ein Wort über die Schlafzimmer von Dienstboten sagen: Durch die Art, wie sie gebaut sind, aber öfter noch durch die Art und Weise, wie sie in Ordnung gehalten werden, und aufgrund der Tatsache, dass überhaupt keine verständige Aufsicht über sie ausgeübt wird, sind sie fast ohne Unterschied voll dichter, verdorbener Luft, und die "Gesundheit der Dienstboten" leidet in einer "unerklärlichen" (?) Weise, sogar auf dem Land. Denn ich spreche keineswegs nur von Häusern in London, wo Dienstboten zu oft gezwungen sind, unter der Erde oder unter dem Dach zu leben. Aber in einem "*herrschaftlichen Wohnhaus*" auf dem Land, das wirklich ein "herrschaftliches

Wohnhaus" war (nicht von der Art, wie sie in Anzeigen vorkommen), kannte ich drei Dienstmädchen, die, an Scharlach erkrankt, in demselben Zimmer schliefen. "Wie ansteckend er ist!" lautete natürlich die entsprechende Bemerkung. Ein Blick auf das Zimmer, ein Atemzug, der Geruch dieses Zimmers waren vollkommen ausreichend. Es war nicht länger "unerklärlich". Das Zimmer war nicht klein, es lag in einem der oberen Stockwerke, und es hatte zwei große Fenster – aber fast jedes einzelne der oben aufgezählten Versäumnisse war dort zu finden.

Körperliche Degeneration in Familien. Ihre Ursachen

Denken wir an die Häuser der Großmütter und Urgroßmütter dieser Generation, zumindest an die Häuser auf dem Land, deren Vorder- und Hintertür immer offen standen, im Winter wie im Sommer, durch die kräftige Zugluft immer hindurchwehte – an all das Schrubben, Säubern, Polieren und Scheuern, das gewöhnlich vor sich ging, an die Großmütter, und noch mehr die Urgroßmütter, die immer draußen waren, nie mit einer Haube, außer, um zur Kirche zu gehen. Wenn wir all dies mit unseren gegenwärtigen "zivilisierten" Lebensgewohnheiten vergleichen, dann erklärt sich voll und ganz die folgende Tatsache, die man so häufig sieht: In einer Familie war die Urgroßmutter ein wahres Bollwerk körperlicher Rüstigkeit. Dann kam ein Abstieg, angefangen bei der Großmutter, die vielleicht etwas weniger rüstig, aber noch immer kerngesund wie ein Fisch im Wasser ist, über die Mutter, die schwächlich und an Wagen und Haus gebunden ist, schließlich zu der Tochter, die kränklich und an ihr Bett gefesselt ist. Denn, erinnert Euch, wenn auch die Sterblichkeit aufs Ganze gesehen abnimmt, kann man häufig finden, dass eine Rasse auf diese Weise degeneriert, und öfter noch eine Familie. Ihr könnt arme, kleine, matte, schwächliche Waschlappen sehen, Kinder von edlem Stamm, die moralisch und körperlich leiden, ihr ganzes, nutzloses, degeneriertes Leben lang, und doch handelt es sich um Menschen, die heiraten und mehr solcher Wesen in die Welt setzen werden. Sie werden nichts anderes zu Rate ziehen als das, was für sie annehmlich ist, wenn es darum geht, wo sie leben sollten oder wie sie leben sollten.

Schwindsucht wird durch verdorbene Luft hervorgerufen

Schwindsucht wird – in höherem Maße, als alle anderen Ursachen zusammengenommen – von verdorbener Luft in Häusern hervorgerufen, *das heißt*, von Luft, die durch menschliche Körper verdorben wurde. Dies steht nun mit Sicherheit fest. Um Zweifel gegenüber dieser Tatsache zu säen, wird, sogar von Ärzten, oft dagegen angeführt, dass "junge Damen", die, wie man annimmt, nicht in einer "verdorbenen Atmosphäre" leben, dennoch an Schwindsucht sterben. Aber kennen diese Leute die häuslichen Lebensgewohnheiten dieser Klasse außerhalb der Öffentlichkeit? – Ich kenne sie, oder kannte sie wenigstens.

Sowohl bei Soldaten als auch bei "jungen Damen"

Und von allen Bevölkerungsgruppen gibt es zwei, nämlich "junge Damen" und Soldaten, die am stärksten Schwindsucht hervorrufenden Einflüssen ausgesetzt sind. Beide schlafen in verdorbener Luft und leben zum Teil in ihr. Wie oft sagt eine junge Dame, der man geraten hat, das Fenster und die Vorhänge bei Nacht zu öffnen, dass "es ihren Teint verderben würde". Aus dieser stickigen, verdorbenen Luft gehen sowohl "junge Damen" als auch Soldaten nachts bei jedem Wetter aus – die einen zu "Partys", die anderen auf Wache; beide gelangen wiederum in verdorbene Luft: die einen in überfüllten Ballsälen, die anderen in Wachstuben. Beide gehen in der feuchten Nachtluft nach Hause, nachdem Haut und Lungen in ihren Funktionen durch zu große Menschenmassen und Mangel an Belüftung beeinträchtigt worden sind, und beide leiden an Brustkrankheiten[3], insbesondere an Schwindsucht.

Ungenügende und ungesunde Nahrung fördert bei manchen Menschen, was die Schwindsucht bewirkt. Denn die "Mode", nicht zu essen, hat bei "jungen Damen" noch großen Zulauf, und sie gleichen dies nicht selten auf ihren Zimmern durch Tee und Pfundkuchen[4] aus.

---

[3] Es handelt sich hier um "chest diseases", also Erkrankungen, die sich im Brustkorb abspielen, nicht um Erkrankungen der Brustdrüse.

[4] Pfundkuchen, pound cake: Kuchen, bei dem die Hauptzutaten je etwa ein Pfund wiegen.

Die Absicht, ihre Verdauung zu beeinträchtigen, wird bei mancher jungen Dame noch weiter dadurch gefördert, dass sie fortwährend starke Abführmittel einnimmt – noch immer, "um ihren Teint zu verschönern", oder, wenn der Erschöpfungsprozess weit fortgeschritten ist, dadurch, dass sie Kölnisch Wasser, Sal volatile[5] oder Äther einnimmt. Man weiß wenig darüber, wie weit diese Praxis verbreitet ist.

Könnten wir eine Methode ersinnen, die mit größerer Wahrscheinlichkeit zuerst die allgemeine Gesundheit ruiniert und den Keim für die Schwindsucht legt, um dann als Treibhaus für sie zu dienen?

Ist Schwindsucht erblich und unvermeidbar?

Noch einmal – oft weisen Leute auf die Häufigkeit von Schwindsucht in manchen Familien hin, um ihre "erbliche Natur" zu beweisen. Deshalb sei sie unvermeidbar. Wenn ein oder zwei Todesfälle durch Schwindsucht in einer Familie auftreten, so ist es in der Tat überaus wahrscheinlich, dass noch viele folgen werden. Denn die ganze Familie ist so falsch behandelt worden, dass es sehr unwahrscheinlich ist, dass die Schwindsucht in der Folge *nicht* andere Familienmitglieder befallen wird, so wie es bei epidemischen Kinderkrankheiten der Fall ist. Aber wenn siebzehn Personen – mehrere davon aus derselben Familie – allesamt sterben, weil sie in Bradford vergiftete Zuckerpflaumen essen, ist das dann ein Grund anzunehmen, ihre Vergiftung sei "erblich", "ansteckend" oder das Ergebnis einer "angeborenen familiären Anlage"?

Manche Leute sagen wiederum: "Wir geben zu, dass in der Armee zweieinhalb Mal so viele Menschen wie im Zivilleben an Schwindsucht sterben. Aber es ist ein Fehler anzunehmen, die Ursache der Schwindsucht in der Armee sei verdorbene Luft, *denn* die Krankheit ist im Zivilleben 'erblich'."

Wählen *deshalb* Militärchirurgen schwindsüchtige Männer für den Dienst aus? Sie "nehmen" also für die Armee Rekruten "an", die die "Anlage" für Schwindsucht haben, zweieinhalb Mal so viele, wie es sie im All-

Siehe SKRETKOWICZ (1996), Florence Nightingale's Notes on Nursing, S. 54, Anm. 11.

[5] Sal volatile: Ammoniumcarbonat, insbesondere eine aromatische Lösung davon, das als Gegenmittel bei Ohnmachten angewendet wurde.

gemeinen in der Zivilbevölkerung gibt, solche, die in den zivilen Versicherungsbüros abgelehnt würden? Ist es das, was zu beweisen war?[6]

Noch eines: Man muss in der Tat fürchten, dass Verdauungsschwäche oder schlechte Gesundheit *gerade beginnt*, bei Frauen der höheren Klassen "erblich" zu werden, was auch eine "Anlage" für Schwindsucht darstellt und mehr als irgendetwas anderes die Tendenz hat, eine Familie oder Rasse degenerieren zu lassen. Verdauungsschwäche hängt von Lebensgewohnheiten ab; in erster Linie und unmittelbar von Mangel an frischer Luft, in zweiter Linie und mittelbar von Trägheit oder ungesunder Erregung, ungesunder Nahrung, Missbrauch von Reiz- und Abführmitteln und anderen zur Erschöpfung führenden Lebensgewohnheiten.

Zunahme von Geburten und Todesfällen in Bezirken mit schlechten gesundheitlichen Verhältnissen

Mittlerweile ist allgemein anerkannt, dass Krankheiten bei Einzelpersonen und in Gemeinschaften verursacht werden, wenn man Vorsorgemaßnahmen auf dem Gebiet der Hygiene vernachlässigt. Nicht so bekannt, wie es wünschenswert wäre, ist jedoch, dass dieselbe Vernachlässigung, wenn sie in Familien fortgeführt wird, die Tendenz dazu hat, den Stamm zu degenerieren und ihn schließlich zu zerstören. Oft hat man behauptet, dass Heirat zwischen Verwandten eine ergiebige Quelle für familiäre Degeneration ist. Hat man jedoch bedacht, dass andere Gewohnheiten, die von den Eltern auf die Nachkommenschaft übergehen – wie zum Beispiel Unmäßigkeit, Einatmen von verdorbener Luft, Wohnen an düsteren, gesundheitsschädlichen Orten und ähnliches – ebenfalls die Tendenz zur Degeneration in sich tragen? Wir haben wichtiges indirektes statistisches Beweismaterial dafür, dass ein solches Gesetz wirksam ist, wenn wir das Verhältnis der Geburten

---

[6] Florence Nightingale führt hier sarkastisch die Argumentation derjenigen weiter, die Erblichkeit von Schwindsucht im Zivilleben behaupten. Da in der Armee signifikant häufiger Schwindsucht auftrat, stellte sie in den Raum, dass die Armee vorsätzlich solche Männer rekrutiere, die die "Anlage" für Schwindsucht hätten. Im Originaltext endet die Schlussfolgerung mit: "Is this the Q. E. D.?" Q. E. D. steht für *quod erat demonstrandum*, "was zu beweisen war".

zu den Todesfällen in "Registrierungsbezirken" mit gegensätzlichen hygienischen Bedingungen vergleichen.

In "Registrierungsbezirken" mit guten gesundheitlichen Verhältnissen ist die Sterblichkeit niedrig, und die jährliche Geburtenzahl im Verhältnis dazu ist ebenfalls niedrig, aber in Bezirken mit schlechten gesundheitlichen Verhältnissen steigt die Sterblichkeit, während zur gleichen Zeit die Geburtenzahl proportional dazu ansteigt. Dies zeigt, dass in solchen Bezirken der Kreislauf des Lebens verkürzt ist.

Die folgende Tabelle mit Todesfällen und Geburten in den 10 Jahren zwischen 1841 und 1850 in sechs Bezirken mit den besten und sechs mit den schlechtesten gesundheitlichen Verhältnissen in England veranschaulicht dieses Gesetz.[7]

[7] Die Tabelle nimmt im Original die untere Hälfte der Seite ein und ist durch ein Sternchen diesem Satz zugeordnet.

Tabelle mit Todesfällen und Geburten in Bezirken mit guten und schlechten gesundheitlichen Verhältnissen		
Bezirke	**auf 1000 lebende Personen**	
	Todesfälle	**Geburten**
Rothbury (Northumberland)	15	24
Glendale (Northumberland)	15	31
Eastbourne (Sussex)	15	30
Holsworthy (Devon)	16	30
Battle (Sussex)	16	33
Reigate (Surrey)	16	31
Durchschnitt	**15 ½**	**30**
Liverpool (Lancashire)	36	40
Manchester (Lancashire)	33	37
St. Saviour's, Southwark	33	37
Hull (York)	31	30
St. George's, Southwark	30	35
Leeds (York)	30	36
Durchschnitt	**32**	**36**

Aus dieser Tabelle dürfte hervorgehen, dass die doppelte Sterblichkeit mit einem Anstieg der Geburten im Umfang von 20% einhergeht.

Der Verantwortliche der Regierung für die Volkszählung zeigte in seinem fünften Jahresbericht (1843), dass ein ähnliches Gesetz für die Bezirke der Hauptstadt mit guten und schlechten gesundheitlichen Verhältnissen gilt: In den Unterbezirken mit den schlechtesten gesundheitlichen Verhältnissen gab es 29,9 Todesfälle pro 1000, und die Geburten beliefen sich auf 35,2 pro 1000, während es in den Bezirken mit den besten gesundheitlichen Verhältnissen 18 Todesfälle pro 1000 gab, und die Geburten sich auf 24 pro 1000 beliefen. Dieser Anstieg der Geburten in Bevölkerungsgruppen in schlechten gesundheitlichen Verhältnissen ist Hygienefachleuten seit langem bekannt. Man nahm an, er weise auf ein anderes Gesetz hin, nämlich auf das beständige Bestreben, die Rasse oder Familie zu erhalten, deren Existenz dadurch gefährdet wurde, dass der Mensch die Gesetze, auf denen seine Existenz beruht, nicht beachtet hat.

Was geschieht mit den Kindern, die inmitten solcher überaus großer Sterblichkeit auf die Welt gekommen sind?

Hat nicht jeder die Gelegenheit gehabt, die volle, gesunde Entwicklung eines Kindes, das in diesen gesunden Landbezirken geboren ist, mit der dünnen, schlecht genährten, nicht oder schlecht entwickelten Gestalt des Kindes zu vergleichen, das in einer der ungesunden Städte geboren wurde? Und ist nicht die Schlussfolgerung unabweisbar, dass das ungesunde Stadtkind einem schwächeren Familientyp angehört als das gesunde Landkind? Ein Prozess des körperlichen Verfalls ist trotz der höheren Geburtenzahl weitergegangen, und bei diesen beiden Gruppen von Kindern stirbt etwa ein Drittel der Landkinder, bevor sie das Alter von fünf Jahren erreichen, während von den Stadtkindern die Hälfte zuvor stirbt, und ein großer Anteil von denen, die ihr fünftes Jahr überleben, sind schwächliche und kränkliche Menschen, deren früher Tod dazu führt, dass die örtliche Sterblichkeit ansteigt.

Dies sind Tatsachen von großer Tragweite – wenn die Leute sie nur in ihrer Bedeutung begreifen und nach den Lehren, die sie erteilen, handeln würden.

Macht Euer Krankenzimmer nicht zu einem Belüftungsschacht für das ganze Haus

Was die gesundheitlichen Verhältnisse in Häusern betrifft, in denen sich ein Kranker befindet, so geschieht es oft, dass man das Krankenzimmer zu einem Belüftungsschacht für den Rest des Hauses macht. Denn während man das Haus so stickig, ungelüftet und schmutzig lässt wie gewohnt, lässt man das Fenster des Krankenzimmers immer einen Spalt offen, und gelegentlich die Tür. Nun gibt es gewisse Opfer, die eine Hausgemeinschaft für einen kranken Mitbewohner bringt: Man bindet den Türklopfer an und legt Stroh vor dem Haus auf die Straße. Warum können die Bewohner nicht aus Achtung gegenüber dem Kranken das Haus in einem gründlich gereinigten und besonders gut gelüfteten Zustand halten?

Infektion

Wir dürfen nicht vergessen: Das, was in gewöhnlicher Sprache "Infektion" genannt wird, ist etwas, das die Leute im Allgemeinen so fürchten, dass sie diesbezüglich häufig in genau der Weise handeln, wie sie es nicht tun sollten. In der Vergangenheit hielt man nichts für so infektiös oder ansteckend wie die Pocken. Vor nicht allzu langer Zeit bedeckte man gewöhnlich die Patienten mit schwerem Bettzeug, während man große Feuer unterhielt und die Fenster schloss. Natürlich waren die Pocken bei diesem *Vorgehen* sehr "ansteckend". Die Leute sind im Umgang mit dieser Krankheit jetzt etwas weiser. Sie wagen mittlerweile, die Patienten nur leicht zu bedecken und die Fenster offen zu halten, und wir hören viel weniger von "Infektion" durch Pocken als früher. Aber handeln die Leute heutzutage weiser in Sachen "Infektion" bei fieberhaften Krankheiten – Scharlach, Masern etc. – als ihre Vorfahren bei Pocken? Bringt nicht die weit verbreitete Vorstellung von "Infektion" mit sich, dass sich Leute mehr um sich selbst kümmern sollen als um den Patienten? Dass es zum Beispiel sicherer sei, nicht zu viel beim Patienten zu sein, nicht zu viele seiner Bedürfnisse zu befriedigen? Vielleicht bietet die beste Erläuterung für die völlige Absurdität dieser Pflichtauffassung bei der Sorge für "infektiöse" Krankheiten das, was vor sehr kurzer Zeit Praxis war, wenn sie es nicht sogar jetzt noch in einigen europäischen Lazaretten ist – in denen der Seuchenpatient gewöhnlich dazu verdammt war, die Schrecken von Schmutz, Überfüllung und Mangel an Belüftung zu ertragen, während der betreuende Arzt den Auftrag bekam, die Zunge des Patienten mit Hilfe eines Opernglases zu untersuchen und ihm eine Lanzette zur Öffnung seiner Abszesse zuzuwerfen!

Wahre Krankenpflege nimmt von Infektion keine Notiz, außer, um sie zu verhindern. Sauberkeit und frische Luft von offenen Fenstern bei unermüdlicher Aufmerksamkeit gegenüber dem Patienten ist alles, was die wahre Krankenschwester zu ihrer Verteidigung verlangt oder braucht.

Weiser und menschlicher Umgang mit dem Patienten ist der beste Schutz gegen Infektion.

Krankheiten sind nicht Einzelwesen, die in Klassen angeordnet werden, wie Katzen und Hunde, sondern Zustände, bei denen der eine aus dem anderen entsteht

Bedeutet es nicht, in einem fortwährenden Irrtum zu leben, wenn man – so wie wir es jetzt tun – Krankheiten als gesonderte Einheiten betrachtet, die existieren *müssen*, wie Katzen und Hunde? Anstatt dass man sie als Zustände betrachtet, wie einen schmutzigen und einen sauberen – als Zustände, die auch genauso stark unter unserer eigenen Kontrolle stehen; oder eher als Reaktionen einer wohlgesinnten Natur gegenüber den Zuständen, in die wir uns selbst begeben haben.

Ich bin von Männern der Wissenschaft wie auch von unwissenden Frauen unverkennbar dahingehend erzogen worden, fest zu glauben, dass zum Beispiel die Pocken etwas sind, von denen es einst ein erstes Exemplar auf der Welt gab, das sich in einer ununterbrochenen Abstammungskette fortgepflanzt hat, ebenso wie es einen ersten Hund (oder ein erstes Hundepaar) gab; und dass die Pocken genauso wenig neu ins Dasein treten würden wie ein neuer Hund, ohne dass Hundeeltern vorhanden wären.

Seither habe ich mit meinen eigenen Augen gesehen und mit meiner Nase gerochen, wie erste Exemplare von Pocken sich entwickelten, sei es in stickigen Räumen oder in überfüllten Krankenstationen, wo es ausgeschlossen war, dass man sie sich auf irgendeine Art und Weise hätte "zuziehen" können, sondern sie neu entstanden sein mussten.

Ja, noch mehr! Ich habe gesehen, wie Krankheiten entstanden, sich entwickelten und eine in die andere überging. Nun werden aber Hunde nicht zu Katzen.

Ich habe zum Beispiel gesehen, dass in leicht überfüllten Räumen anhaltendes Fieber entstand, in etwas stärker überfüllten typhöses Fieber, und in noch etwas mehr überfüllten Typhus, und das alles in demselben Krankensaal oder in derselben Hütte.

Wäre es nicht viel besser, richtiger und praktischer, wenn wir Krankheit in diesem Licht betrachteten?

Denn Krankheiten sind, wie alle Erfahrung zeigt, Eigenschaftswörter, nicht Hauptwörter.

Warum müssen Kinder Masern etc. haben?

Es gibt nicht wenige allgemein verbreitete Meinungen, bei denen es zuweilen von Nutzen ist, die eine oder andere Frage aufzuwerfen. Man denkt zum Beispiel gewöhnlich, dass Kinder das bekommen müssen, was gemeinhin "epidemische Kinderkrankheiten", "grassierende ansteckende Krankheiten" etc. genannt wird. Mit anderen Worten: Sie würden dazu geboren, Masern, Keuchhusten, vielleicht sogar Scharlach zu bekommen, genauso wie sie geboren werden, um Zähne zu bekommen, wenn sie am Leben bleiben.

Nun, so sagt mir doch, warum muss ein Kind Masern bekommen?

Oh, weil, so sagt Ihr, wir es nicht vor Infektion bewahren können – andere Kinder haben die Masern – und es muss sie bekommen – und es ist sicherer, dass es sie bekommen solle.

Aber warum müssen andere Kinder die Masern haben? Und wenn sie sie haben, warum müssen Eure sie auch haben?

Wenn Ihr die Gesetze zur Wahrung der Gesundheit in Häusern – Gesetze, die uns Sauberkeit, Belüften, Weißen der Wände und andere Mittel einschärfen, und die, nebenbei gesagt, *Gesetze sind* – so vorbehaltlos glauben und beachten würdet, wie Ihr an die Volksmeinung glaubt – denn es ist nichts weiter als eine Meinung, dass Euer Kind epidemische Kinderkrankheiten haben müsse –, meint Ihr nicht, dass, aufs Ganze gesehen, Euer Kind diesen Krankheiten mit größerer Wahrscheinlichkeit völlig entrinnen könnte?

Kapitel 3
Organisation im Alltag

Organisation im Alltag

All die Ergebnisse guter Krankenpflege, wie sie in diesen Bemerkungen eingehend dargestellt werden, können durch einen einzigen Mangel beeinträchtigt oder völlig ins Gegenteil verkehrt werden: nämlich bei der Organisation im Alltag, oder anders gesagt: Wenn Euer Organisationsvermögen nicht dazu ausreicht, dass Dinge, die Ihr erledigt, wenn Ihr da seid, auch während Eurer Abwesenheit getan werden. Auch die hingebungsvollste Freundin oder Krankenschwester kann nicht immer *da* sein. Es ist auch gar nicht wünschenswert, dass sie es sollte. Sie mag auch ihre Gesundheit opfern und all ihre anderen Pflichten aufgeben – und doch wird sie, weil es ihr an ein wenig Organisation mangelt, nicht halb so viel leisten wie eine andere, die nicht halb so hingebungsvoll ist, wohl aber die Kunst besitzt, sich gleichsam zu vervielfachen – das heißt, der Patient der ersteren wird in Wirklichkeit nicht so gut versorgt werden wie der Patient der letzteren.

Es ist unmöglich, mit einem Buch einer Person, die für Kranke verantwortlich ist, beizubringen, wie man Kranke pflegt. Genauso unmöglich ist es, ihr beizubringen, wie man *organisiert*. Die Umstände variieren zwangsläufig mit jedem Krankheitsfall. Dagegen *ist* es möglich, ihr ans Herz zu legen, für sich zu überlegen: "Nun, was geschieht während meiner Abwesenheit? Ich bin gezwungenermaßen am Dienstag nicht da. Aber frische Luft oder Pünktlichkeit sind am Dienstag für meinen Patienten nicht weniger wichtig als am Montag." Oder: "Um 10 Uhr abends bin ich nie bei meinem Patienten, aber Ruhe hat für ihn um 10 Uhr nicht weniger Bedeutung als 5 Minuten vor 10 Uhr."

So seltsam es scheinen mag, diese ganz naheliegende Überlegung kommt vergleichsweise wenigen in den Sinn. Oder, wenn es einmal der Fall ist, führt sie nur dazu, dass die hingebungsvolle Freundin oder Krankenschwester den Patienten weniger Stunden oder weniger Minuten lang allein lässt – statt dafür zu sorgen, dass es überhaupt keine Minute und keine Stunde gibt, in der ihr Patient ohne das Wesentliche ihrer Pflege ist.

Erläuterungen zu diesem Mangel

Einige, ganz wenige Beispiele werden genügen, nicht im Sinne von Vorschriften, sondern als Erläuterungen.

Fremde kommen ins Krankenzimmer

Eine fremde Waschfrau, die spät abends kommt, um "nach dem Rechten zu sehen", wird versehentlich in das Krankenzimmer hineinplatzen, nachdem der Patient gerade eben eingeschlafen ist, und ihm einen Schreck einjagen. Dessen Auswirkungen sind nicht mehr wiedergutzumachen, auch wenn der Patient selbst über den Anlass lacht und ihn wahrscheinlich nie mehr erwähnen wird. Die Krankenschwester, die – völlig zu Recht – beim Abendessen ist, hat es versäumt, dafür zu sorgen, dass die Waschfrau sich nicht verirrt und das falsche Zimmer betritt.

Das Krankenzimmer belüftet das ganze Haus

Vielleicht ist im Zimmer des Patienten das Fenster immer geöffnet. Obwohl es im Durchgang außerhalb des Krankenzimmers mehrere große Fenster gibt, sind diese jedoch möglicherweise immer geschlossen. So etwas passiert, weil man nicht begreift, dass sich die Verantwortung für das Krankenzimmer auch auf den Durchgang erstreckt. Und so macht es sich die Krankenschwester oft zur Aufgabe, das Krankenzimmer in einen Lüftungsschacht für die verdorbene Luft des ganzen Hauses zu verwandeln.

Ein unbewohntes Zimmer verdirbt die Luft im ganzen Haus

Ein unbewohntes Zimmer, ein frisch gestrichenes Zimmer, eine unsaubere Kammer oder ein schmutziger Schrank können häufig zum Reservoir für verdorbene Luft im ganzen Haus werden, weil die verantwortliche Person nie daran denkt, dafür zu sorgen, dass man solche Orte immer lüftet und säubert. Sie öffnet lediglich das Fenster selbst, wenn sie hineingeht.

Anhaltender Farbgeruch bedeutet fehlende Umsicht

Die hervorragende Zeitschrift "The Builder" erwähnt, dass Farbgeruch im Haus, der einen Monat lang anhält, ein Beweis für unzureichende Lüftung sei. Sicherlich – auch wo man eine Vielzahl von Fenstern öffnen könnte und diese niemals geöffnet werden, um den Farbgeruch loszuwerden, da ist bewiesen, dass es an Organisation fehlt. Der Mangel besteht eben darin, die Lüftungsmöglichkeiten nicht zu nutzen. Natürlich wird dann der Geruch monatelang anhalten. Warum sollte er auch verschwinden?

Überbringen und Zurückhalten von Briefen und Nachrichten

Ein aufregender Brief oder eine aufregende Nachricht wird vielleicht überbracht, ein wichtiger Brief oder eine wichtige Nachricht hingegen *nicht*. Ein Besucher mag abgewiesen werden, obwohl es von Bedeutung wäre, ihn zu sehen, oder es mag einer hereingelassen werden, obwohl es von noch größerer Bedeutung wäre, ihn *nicht* zu sehen – nur weil die Person, die die Verantwortung trägt, sich nie diese Frage gestellt hat: "Was geschieht, wenn ich nicht da bin?"

Warum solltet Ihr es jemals zulassen, dass Euer Patient überrascht wird?

Warum solltet Ihr es zulassen, dass Euer Patient – außer von Dieben – je überrascht wird? Ich weiß es nicht. In England kommen die Leute nicht den Kamin herab oder durch das Fenster, es sei denn, es handelt sich um Diebe. Sie kommen zur Tür herein, und jemand muss ihnen die Tür öffnen. Dieser "jemand", mit dem Öffnen der Tür beauftragt, ist eine von zwei, drei, höchstens vier Personen. Warum kann man diesen höchstens vier Personen nicht die Verantwortung dafür übertragen, was zu tun ist, wenn es an der Tür klingelt?

Die Wachablösung auf einem Posten findet viel häufiger statt, als es bei Bediensteten in einem Privathaushalt oder einer öffentlichen Einrichtung je der Fall sein könnte. Aber was sollen wir von einer Entschuldigung wie dieser halten, dass der Feind einen solchen Posten eingenommen hat, weil A und nicht B Wache geschoben hatte? Dennoch wird eine derartige Entschuldigung in Privathäusern oder in öffentlichen Einrichtungen ständig vorgebracht und akzeptiert: dass nämlich eine gewisse Person eingelassen oder *nicht* eingelassen wurde, oder dass ein gewisses Paket falsch abgeliefert wurde oder verloren ging, weil A und nicht B die Tür geöffnet hatte!

Auf jeden Fall kann man sicher sagen, dass eine Krankenschwester nicht alles auf einmal und zur selben Zeit tun kann: sich um den Kranken kümmern, die Tür öffnen, ihre Mahlzeiten einnehmen, eine Nachricht überbringen. Trotzdem scheint die Person, die die Verantwortung trägt, niemals der Tatsache ins Gesicht zu sehen, dass so etwas unmöglich ist.

Dem sei hinzugefügt: Der *Versuch*, all dies – obwohl unmöglich – zu verrichten, trägt stärker dazu bei, die Unruhe und Nervosität des armen Patienten zu steigern, als irgendetwas anderes.

Unzureichende Maßnahmen wie der Versuch, "immer selbst zur Stelle zu sein", verstärken die Angst des Patienten, anstatt sie zu vermindern. Sie sind nämlich zwangsläufig unzureichend

Man berücksichtigt nie, dass sich der Patient an diese Dinge erinnert, auch wenn Ihr sie vergesst. Er muss sich nicht nur fragen, ob der Besuch oder Brief wohl ankommen mag, sondern auch, ob Ihr gerade an dem bestimmten Tag oder zu der bestimmten Stunde zur Stelle sein werdet, zu der der Brief oder der Besuch eintreffen könnte. Aus diesem Grund erhöht Euer *unzureichendes* Vorgehen, nämlich "selbst zur Stelle" sein zu wollen, das Bedürfnis des Patienten, sich Gedanken zu machen. Wenn es Euch hingegen gelingen könnte, alles so zu organisieren, dass die Dinge immer erledigt werden – egal, ob Ihr da seid oder nicht –, bräuchte er darüber nie nachzudenken.

Aus den obengenannten Gründen ist es besser – *das heißt*, der Patient ist weniger beunruhigt –, wenn er alles, was er selbst tun *kann*, auch selbst tut, es sei denn, die verantwortliche Person hat Organisationstalent.

Es strengt einen Patienten offensichtlich viel weniger an, wenn er selbst postwendend einen Brief beantwortet, als dass er vier Gespräche führt, fünf Tage wartet, sechsmal besorgt ist, bevor er ihm aus dem Kopf gegangen ist – bis nämlich die Person, die beauftragt wurde, ihn endlich beantwortet hat.

Besorgnis, Ungewissheit, Warten, Erwartung und Angst vor einer Überraschung schaden dem Patienten mehr als irgendeine Anstrengung. Bedenkt: Er steht seinem Feind die ganze Zeit von Angesicht zu Angesicht gegenüber, wobei er im Innern mit ihm ringt und in seiner Vorstellung lange Gespräche mit ihm führt. Ihr denkt an etwas anderes. Befreit ihn schnell von seinem Feind – dies ist die erste Regel im Umgang mit dem Kranken.

Es gibt viele Operationen am Körper, wo *bei sonst gleichen Umständen*[1] die Gefahr in einem direkten Verhältnis zur Dauer der Operation steht; und *bei sonst gleichen Umständen* wird der Erfolg des Operateurs in direktem Verhältnis zu seiner Schnelligkeit stehen. Nun gibt es viele geistige Operationen, wo genau die gleiche Regel für die Kranken gilt; *bei sonst gleichen Umständen* hängt ihre Fähigkeit, solche Operationen zu ertragen, direkt von der Schnelligkeit – *ohne Hast* – ab, mit der sie durch diese geleitet werden können.

Sagt dem Patienten aus denselben Gründen immer, und zwar im Voraus, wann Ihr weggeht und wann Ihr wieder zurück sein werdet, sei es für einen Tag, eine Stunde oder zehn Minuten. Ihr stellt Euch vielleicht vor, es sei besser für ihn, wenn er Euer Weggehen überhaupt nicht bemerke, und es sei besser für ihn, wenn Ihr Euch nicht selbst "zu wichtig" für ihn machen würdet; oder Ihr könnt es nicht ertragen, ihm den Schmerz und die Angst aufgrund der vorübergehenden Trennung zuzumuten.

Nichts dergleichen. Ihr *solltet* gehen – wir wollen annehmen, es sei nötig. Die Gesundheit oder die Pflicht erfordern es. Dann sagt dies dem Patienten offen. Wenn Ihr geht, ohne dass er es weiß, und er findet es heraus, wird er sich nie wieder dessen sicher fühlen, dass die Dinge, die von Euch abhängen, in Eurer Abwesenheit getan werden. Und in neun von zehn Fäl-

[1] Im Original steht das lateinische *caeteris paribus*, auch in den folgenden Sätzen.

len wird er recht haben. Für das, was Euch beide betrifft oder was Ihr für ihn tut, bedeutet dies: Wenn Ihr weggeht, ohne ihm zu sagen, wann Ihr zurück sein werdet, kann er weder Vorkehrungen noch Vorsorgemaßnahmen treffen.

Welches ist die Ursache für die Hälfte aller Unfälle?

Wenn man Berichte über Gerichtsverfahren oder Unfälle, insbesondere Selbstmorde, oder die Krankengeschichte tödlicher Fälle untersucht, kann man kaum glauben, wie oft das alles von etwas abhängt, das sich nur deshalb ereignete, weil "er", oder noch häufiger "sie", "nicht da war". Aber sogar noch unglaublicher ist es, wie oft – ja fast immer – dies als hinreichender Grund, als Rechtfertigung akzeptiert wird. Jedoch genau die Tatsache, dass etwas passiert ist, beweist, dass dies sich so nicht rechtfertigen lässt. Die verantwortliche Person war ganz zu Recht nicht "*da*" – sie wurde aus einem durchaus hinreichenden Grunde weggerufen, oder sie war aus einem täglich wiederkehrenden und unvermeidbaren Anlass abwesend. Dennoch wurde keine Vorkehrung getroffen, um für die Zeit ihrer Abwesenheit Vorsorge zu treffen. Der Fehler lag nicht in "ihrer Abwesenheit", sondern darin, dass es keine organisierte Führung gab, um die Lücke auszufüllen, die durch "ihre Abwesenheit" entstanden ist. Fehlt der Sonnenschein während einer totalen Sonnenfinsternis oder in der Nacht, zünden wir Kerzen an. Aber es kommt uns anscheinend nicht in den Sinn, dass wir auch die Person, die für Kranke oder Kinder verantwortlich ist, ersetzen müssen, sei es, dass sie gelegentlich fehlt oder regelmäßig abwesend ist.

In Einrichtungen, wo ein solcher Mangel an Organisation viele Menschenleben kosten würde und seine Auswirkungen schrecklich und offensichtlich wären, begegnet man ihm weniger oft als in Privathäusern.

In öffentlichen Einrichtungen versteht man besser als in Privathäusern, was Organisation im Alltag bedeutet

So wahr ist dies, dass ich gleich zwei Fälle von Frauen mit einer sehr hohen gesellschaftlichen Position nennen könnte, die beide auf gleiche Weise an den Folgen eines chirurgischen Eingriffs starben. Und in beiden Fällen wurde mir von höchster Stelle mitgeteilt, dass in einem Londoner Hospital kein tödlicher Ausgang eingetreten wäre.

Welche Einrichtungen bilden eine Ausnahme?

Aber was die Kunst der Organisation im Alltag in Krankenhäusern betrifft, muss man alle Militärhospitäler, die ich kenne, ausnehmen. Aus eigener Erfahrung spreche ich hier, und ich erkläre in allem Ernst, dass ich tödliche Unfälle gesehen oder von ihnen Kenntnis erlangt habe, wie Selbstmorde bei *Delirium tremens**, Patienten, die verbluteten, sterbende Patienten, die von betrunkenen Sanitätssoldaten aus dem Bett gezerrt wurden, und viele andere weniger offensichtliche und auffällige Dinge, die in zivilen Londoner Hospitälern, wo Frauen pflegen, nicht geschehen wären.

* Anmerkung: Einfache Vorsichtsmaßnahmen werden oft vernachlässigt, insbesondere in der Privatkrankenpflege. Diese bestehen darin, dass man Schnüre, mit deren Hilfe sich ein Patient aufhängen, und Rasierklingen, mit denen er seine Kehle durchschneiden kann, aus seiner Reichweite entfernt, wenn er die Neigung hat, so etwas zu tun. Viele gerichtliche Untersuchungen zu Selbstmorden zeigen dies, und die Freunde werden ohne Ausnahme freigesprochen. In einem Militärkrankenhaus schnitt ein Offizier von Rang seine Kehle im *Delirium tremens* durch, und zwar mit einem Rasiermesser – nie hatte jemand daran gedacht, es zu entfernen. Wer von uns hat nicht manch ähnlich traurige, wenn auch nicht die gleiche Erfahrung gemacht?[2]

Die Sanitätsoffiziere sollten bei diesen Geschehnissen von allem Tadel freigesprochen werden. Wie kann ein Sanitätsoffizier den ganzen Tag und die ganze Nacht bei einem Patienten Wache halten, zum Beispiel bei *Deliri-*

[2] Diese Fußnote wurde in den Text integriert.

um tremens? Der Mangel liegt darin, dass es kein organisiertes Überwachungssystem gibt. Wenn ein vertrauenswürdiger *Mann* für jede Station oder eine Anzahl von Stationen verantwortlich gewesen wäre – und zwar nicht als Verwalter, sondern als Oberpfleger –, hätte sich so ein Unglück aller Wahrscheinlichkeit nach nicht ereignet. (Der beste Unteroffizier des Krankenhauses oder der beste Stationsaufseher ist derzeit kein Oberpfleger. Er kann es auch nicht sein, da entsprechende sachgerechte Regelungen fehlen.) Aber wenn eine vertrauenswürdige *Frau* für die Station oder eine Anzahl von Stationen verantwortlich gewesen wäre, dann wären die Vorfälle mit völliger Sicherheit nicht geschehen. Mit anderen Worten: So etwas geschieht nicht, wo eine vertrauenswürdige Frau wirklich die Verantwortung innehat. Und mit diesen Bemerkungen beziehe ich mich keineswegs nur auf außergewöhnliche Zeiten großer Not in Kriegshospitälern, sondern auch, und zwar genauso sehr, auf den gewöhnlichen Ablauf in Militärhospitälern zu Hause in Friedenszeiten. Ich beziehe mich auch nicht nur auf eine Zeit im Krieg, in der unsere Armee tatsächlich gesünder war als zu Hause im Frieden, und in der der Druck auf unsere Krankenhäuser folglich viel geringer war.

Krankenpflege in Regimentshospitälern

Man sagt oft, dass die Patienten in Regimentshospitälern "sich gegenseitig pflegen" sollten, weil die Anzahl der Kranken insgesamt – sagen wir – lediglich dreißig betrage, und von diesen vielleicht nur einer ernsthaft krank sei. Den anderen neunundzwanzig hingegen fehle wenig, und sie hätten nichts zu tun. Deshalb sollten sie dazu angehalten werden, den einen ernsthaft Kranken zu pflegen. Man sagt auch, dass Soldaten so darin eingeübt seien zu gehorchen, dass sie die gehorsamsten und daher die besten Krankenpfleger seien. Dem wird hinzugefügt, sie seien gegenüber ihren Kameraden immer gutherzig.

Haben nun jene, die dies sagen, bedacht, dass man, um gehorchen zu können, wissen muss, *wie* man gehorcht, und dass diese Soldaten sicherlich nicht wissen, wie sie in der Krankenpflege gehorchen müssen? Ich habe gesehen, wie diese "gutherzigen" Burschen (und wie gutherzig sie sind, weiß keiner so gut wie ich) einen Kameraden so bewegten, dass – wenigstens in einem Fall – der Mann dabei umkam. Ich habe gesehen, wie die "Gutherzigkeit" der Kameraden diese veranlasste, übermäßig viel an geistigen Getränken herbeizuschaffen, um sie insgeheim zu trinken. Niemand soll dies so auffassen, dass weibliche Krankenpflegepersonen in Regimentshospitälern eingeführt werden sollten oder könnten. Das wäre höchst unerwünscht, selbst wenn es nicht unmöglich wäre. Aber die Leitung in der Krankenpflege durch einen Sanitätsunteroffizier des Krankenhauses ist umso wichtiger, je unerfahrener die "Krankenpfleger" sind. Gewiss lässt eine "Oberschwester" eines Londoner Krankenhauses manchmal eine Staffel von Patienten nacheinander einen kritischen Fall beobachten, aber dies geschieht ebenso gewiss unter ihrer eigenen Aufsicht; sie wird auch immer herbeigerufen, wenn etwas zu tun ist, und sie weiß, wie man es tut. Die Patienten, wie "gutherzig" und gewillt sie auch sein mögen, bleiben dabei nicht sich selbst überlassen, ohne Unterstützung ihr eigenes Genie walten zu lassen.

Eine Frage für Personen, die "die Verantwortung haben"

Sorgt dafür, dass, wer auch immer in der Verantwortung steht – in der öffentlichen Einrichtung wie auch im Privathaus –, sie die eine einfache Frage in ihrem Kopf behält (*nicht*: Wie kann ich immer das Richtige selbst tun? Sondern:) Wie kann ich dafür sorgen, dass das Richtige immer getan wird?

Dann, wenn tatsächlich etwas Falsches infolge ihrer Abwesenheit geschehen ist – wobei wir annehmen wollen, dass ihre Abwesenheit durchaus zu Recht bestand –, so sorgt dafür, dass ihre Frage immer noch lautet (*nicht*: Wie kann ich dafür sorgen, dass es solche Phasen der Abwesenheit nicht gibt? – was weder möglich noch wünschenswert ist –, sondern:) wie kann ich dafür sorgen, dass nichts Falsches geschieht, weil ich abwesend bin?

Viele Leute scheinen zu glauben, dass in ihrer Abwesenheit, beim Abendessen oder wenn sie krank sind, die Welt stillsteht. Falls die Kranken in dieser Zeit einen Unfall haben, ist es dann ihr Fehler, nicht Eurer? Ich hörte einmal, wie man einer Amtsperson zu Recht entgegnete: "Patienten, mein Herr, werden nicht aufhören zu sterben, während wir in der Kirche sind."

Es ist das eindeutige Zeichen einer schlechten Krankenschwester und Führungskraft, wenn ihre Entschuldigung dafür, dass eine Person vernachlässigt wurde oder eine Sache unerledigt blieb, lautet, sie sei "nicht da" gewesen. Was besagt dies? Der Sachverhalt, den es besagt, lautet, dass die Vernachlässigung nicht geschehen sollte.

Was es bedeutet, "die Verantwortung" zu haben

Wie wenige Männer – oder sogar Frauen – verstehen, was es heißt, "die Verantwortung" zu haben, seien es nun große oder kleine Angelegenheiten; ich meine damit, was es bedeutet zu wissen, wie man seiner "Verantwortung" nachkommt. Von den allergrößten Katastrophen bis hin zu den unbedeutendsten Unfällen führt man die Folgen oftmals darauf zurück (oder eher *nicht* darauf zurück), dass eine Person fehlt, die "die Verantwortung" hat oder darauf, dass ihr Wissen fehlt, wie man "Verantwortung" ausübt. Vor kurzer Zeit barst auf der Probefahrt das Schornsteingehäuse an Bord des schönsten und stärksten Schiffes, das je gebaut worden war. Dies kostete mehrere Menschenleben und brachte mehrere Hundert in Gefahr. Nicht etwa ein unentdeckter Fehler in der neuen und unerprobten Maschinenanlage verursachte das Unglück, sondern ein geschlossenes Ventil, das nicht hätte geschlossen sein dürfen. Es handelte sich also um eine Ursache, die – wie jedes Kind weiß – den Teekessel der Mutter zum Bersten bringen würde. Und dies geschah ganz einfach deshalb, weil niemand zu wissen schien, was es bedeutete, "die Verantwortung" zu haben, oder *wer* verantwortlich war. Nein, sogar die Geschworenen beachteten dies bei der gerichtlichen Untersuchung in der Tat ganz und gar nicht und hielten augenscheinlich das Ventil für "verantwortlich", denn ihr Urteilsspruch lautete "Tod durch Unfall".

Das ist die Bedeutung des Begriffs "Verantwortung" in großer Dimension. In viel kleinerem Maßstab geschah es vor kurzer Zeit, dass eine Geisteskranke sich selbst langsam und absichtlich verbrannte, bis sie umkam, während ihr Arzt in der Verantwortung stand und dies beinahe in Anwesenheit seiner Krankenschwester geschah. Jedoch wurde keiner von beiden "überhaupt als schuldig" erachtet. Allein die Tatsache, dass das Unglück sich ereignete, ist jedoch Beweis genug. Dem ist nichts mehr hinzuzufügen. Entweder sie verstanden ihr Geschäft nicht, oder sie wussten nicht, wie sie es auszuüben hatten.

"Die Verantwortung" zu haben, bedeutet mit Sicherheit nicht nur, die richtigen Maßnahmen selbst auszuführen, sondern auch, dafür zu sorgen, dass jeder andere dies auch tut. Das heißt, sich darum zu kümmern, dass niemand entweder willentlich oder aus Unwissenheit solche Maßnahmen durchkreuzt oder verhindert. Verantwortlich sein bedeutet weder, alles selbst zu tun, noch, eine Anzahl von Leuten für jede einzelne Aufgabe zu bestimmen, sondern sicherzustellen, dass jeder die Pflicht erfüllt, mit der er beauftragt ist. Dies ist die Bedeutung, die (vor allem) all diejenigen, die für Kranke "verantwortlich" sind – ob für eine Anzahl Kranker oder für einzelne –, mit dem Wort verbinden müssen (und in der Tat glaube ich, dass man es vor allem bei einzelnen Kranken am wenigsten begriffen hat. Ein Kranker wird oft von vier Personen mit weniger Sorgfalt betreut und bekommt in Wirklichkeit weniger Fürsorge als zehn Kranke, die von einer Person betreut werden; oder zumindest weniger als vierzig Kranke, die von vier Personen betreut werden – und all dies, weil es diese eine Person, die "die Verantwortung" hat, nicht gibt).

Man sagt oft, es gebe heutzutage wenige gute Dienstboten. Ich sage, es gibt heutzutage wenige gute Herrinnen. Wie die Geschworenen anscheinend dachten, dass das Ventil für die Sicherheit des Schiffs verantwortlich war, so scheinen Herrinnen jetzt zu glauben, dass das Haus für sich selbst verantwortlich sei. Sie wissen weder, wie man Anweisungen gibt, noch, wie man Bediensteten beibringt, Anweisungen zu gehorchen – *das heißt*, verständig zu gehorchen, was die wirkliche Bedeutung aller Disziplin ist.

Nochmals: Leute, die die Verantwortung haben, scheinen oft stolz auf das Gefühl zu sein, dass sie "vermisst" werden, darauf, dass niemand außer ihnen selbst ihre Regelungen, ihr System, ihre Bücher, Rechnungen usw. verstehen oder fortführen kann. Es scheint mir nun, dass man eher darauf stolz sein kann, dass man ein System fortführt, indem man Lager, Schränke, Bücher und Rechnungen so führt, dass jeder sie verstehen und weiterführen kann – so dass man im Fall von Abwesenheit oder Krankheit alles anderen übertragen kann und weiß, dass alles wie gewohnt weitergeht, und dass man nie vermisst werden wird.

Warum Krankenschwestern, die angefordert werden, Ärger bereiten

Oft beklagt man, dass Berufskrankenschwestern, die im Falle einer Krankheit in Privatfamilien beschäftigt sind, sich unerträglich aufführen. Dies geschehe dadurch, dass sie die anderen Dienstboten "herumkommandierten" und sich damit verteidigten, der Patient dürfe nicht vernachlässigt werden. Beides trifft zu: Der Patient wird oft vernachlässigt, und die Bediensteten werden häufig auf unfaire Weise "ausgenutzt". Aber der Fehler liegt hier im Allgemeinen in der fehlenden Führung und Organisation durch die verantwortliche Leiterin. Ihr käme es sicherlich zu, es so einzurichten, dass sowohl die Stelle der Krankenschwester – falls nötig – eine Ergänzung findet, als auch, dass der Patient nie vernachlässigt wird – Dinge, die durch ein wenig Führung und Organisation sehr wohl vereinbar sind und in der Tat nur zusammen erreicht werden können. Sicherlich steht es einer Krankenschwester nicht zu, das Hauspersonal "herumzukommandieren".

Was ist das, was verlangt wird, wenn man darum gebeten wird, eine Schwester für einen Kranken zu empfehlen? Sie wird gesandt, um es den Freunden des Patienten zu ersparen, "bei ihm zu sitzen", und der Hausangestellten zu ersparen, "die Treppen hinauf und hinunter zu rennen". Sie soll jedoch nicht sicherstellen, dass der Patient besser gepflegt wird. Ärzte mit einer großen Praxis haben mir versichert, dass ihre Erfahrung die gleiche war.

Von Krankenschwestern wird nicht erwartet, dass sie "pflegen" – die Ursache, warum es so wenig gute Krankenschwestern gibt

Sicherlich liegt hier die Wurzel des ganzen Problems. Die Absicht, die Leute damit verfolgen, eine Krankenschwester zu haben, ist *nicht*, dass sie pflegen soll – sie wissen nicht, was "Krankenpflege" ist –, sondern sie wollen ein Arbeitstier. Das "Treppauf-Treppab-Rennen" und das "Sitzen am Krankenbett" verlangt man in der Tat gnadenlos dem armen Einzelwesen, genannt Krankenschwester, ab. Ich sollte sie *Fahrstuhl* nennen.

Kein Wunder, dass es so wenig oder gar keine gute Krankenpflege in Privatfamilien gibt.

Eine Krankenschwester sollte nichts anderes tun als zu pflegen. Wenn man eine Putzfrau will, so nehme man eine. Die Krankenpflege ist ein Spezialgebiet. Von Armeeärzten wurde früher verlangt, Bestände und Rechnungen zu beurteilen und Wäschereirechnungen zu überprüfen. Zum Glück für die Kranken sind heute die Armeeärzte zur Erfüllung ihrer beruflichen Pflichten davon befreit. Sind die Pflichten der Krankenschwester, obwohl untergeordnet, weniger wichtig?

Richtiges Verhalten bei Krankheit ist sicherlich ein wesentliches Gegenstück zur *richtigen Krankenpflege*. Der eine Teil des Fachgebiets ist nicht vollständig ohne den anderen. Aber im Ganzen wird die erste Pflicht im Allgemeinen besser erfüllt als die zweite.

Andererseits gibt es jedoch – nach der Erfahrung aller Leute und Einrichtungen, die Schwestern vermitteln – einen Punkt, in dem die Kranken, oder vielleicht häufiger die Freunde der Kranken, kläglich versagen. Man erwartet nämlich von den Krankenschwestern, dass sie Nacht für Nacht "beim Kranken sitzen", ohne dass man für ihren ruhigen und regelmäßigen Schlaf tagsüber irgendeine sachgerechte Vorkehrung trifft. Wenn man eine Krankenschwester aussendet, muss man immer eine genaue Vereinbarung treffen, was ihren Schlaf angeht.

Kapitel 4
Geräusche

Unnötige Geräusche

Ein Geräusch, das unnötig ist oder eine Erwartung hervorruft, ist das, was dem Patienten eigentlich schadet. Selten ist es die Lautstärke des Geräuschs, die Wirkung auf das Gehörorgan selbst, die den Kranken zu beeinträchtigen scheint. Wie leicht wird ein Patient im Allgemeinen *beispielsweise* die Errichtung eines Baugerüsts in der Nähe des Hauses ertragen, während er das Sprechen vor seiner Tür nicht erträgt, und noch weniger das Flüstern, insbesondere, wenn ihm die Stimme vertraut ist.

Zweifellos gibt es bestimmte Patienten – insbesondere solche mit einer leichten Gehirnerschütterung oder einer anderen Störung des Gehirns –, die durch Lärm als solchen beeinträchtigt werden. Aber zeitweilig auftretender Lärm, oder plötzlicher und schriller Lärm, schädigt in diesen wie in allen anderen Fällen viel mehr als andauernder Lärm – und durchdringender Lärm viel mehr als Lärm ohne diese Eigenschaft. Eines aber könnt Ihr mit Sicherheit annehmen, nämlich, dass alles, was den Patienten plötzlich aus seinem Schlaf reißt, ihn auf jeden Fall in einen Zustand größerer Erregung versetzen und ihm ernsteren – jawohl! – und nachhaltigeren Schaden zufügen wird als jeglicher andauernder Lärm, wie laut er auch sein mag.

Lasst nie zu, dass ein Patient aus seinem ersten Schlaf geweckt wird

Ein unerlässliches Gebot[1] jeder guten Krankenpflege ist, nie zuzulassen, dass ein Patient aufgeweckt wird, sei es aus Absicht oder aus Versehen. Wird der Patient aus seinem ersten Schlaf aufgeschreckt, ist es so gut wie sicher, dass er nicht mehr einschläft. Es ist sehr viel wahrscheinlicher – und dies ist eine merkwürdige, aber ziemlich leicht einsichtige Tatsache –, dass

[1] Im Original: *sine qua non*, d. h. *conditio sine qua non*, "Bedingung, ohne die nicht", notwendige Bedingung, ein Umstand, der nicht entfallen kann, ohne dass der Erfolg entfiele.

ein Patient wieder einschläft, wenn er nach einigen Stunden anstatt nach ein paar Minuten aufgeweckt wird. Denn Schmerz, genauso wie die Erregbarkeit des Gehirns, wird zu einem Dauerzustand und verstärkt sich. Hat man durch den Schlaf von beidem eine Ruhepause gewonnen, ist mehr erreicht als die Ruhepause allein. Sowohl die Wahrscheinlichkeit der Wiederholung als auch der gleichen Intensität wird geringer sein. Dagegen wird beides durch Schlafmangel in erschreckender Weise gesteigert. Das ist der Grund, warum Schlaf so überaus wichtig ist. Genau darum wird ein Patient, der aus seinem ersten Schlaf geweckt wird, nicht nur seines Schlafes beraubt, sondern auch der Fähigkeit zu schlafen. Eine gesunde Person, die es sich erlaubt, tagsüber zu schlafen, wird nachts nicht schlafen können. Aber bei Kranken ist im Allgemeinen genau das Gegenteil der Fall: Je mehr sie schlafen, desto besser werden sie schlafen können.

Eine gute Krankenschwester vermag, Stunde um Stunde Wärmflaschen an die Füße zu legen oder die angeordnete Nahrung zu geben, ohne ihren Patienten zu stören – sie beruhigt ihn dadurch eher. Ich habe gesehen, wie eine von den (angeblich) sorgsamen Krankenschwestern es versäumte, die Beine eines Patienten zu wärmen. So waren sie am frühen Morgen wie immer kalt, weil "sie ihn ungern stören wollte". Eine solche Entschuldigung kennzeichnet eine Frau sofort als unfähig, dem ihr übertragenen Vertrauen gerecht zu werden.

Geräusche, die eine Erwartung schüren

Ich war oft erstaunt über die Gedankenlosigkeit (die völlig unbeabsichtigt zur Grausamkeit wird), wenn ein Freund oder Arzt ein langes Gespräch im Zimmer oder Gang neben dem Krankenzimmer führt. Der Patient erwartet nämlich entweder, dass sie jeden Augenblick hereinkommen, oder sie waren gerade bei ihm, und er weiß, dass sie nun über ihn sprechen. Ist er ein liebenswürdiger Kranker, so wird er versuchen, seine Aufmerksamkeit auf etwas anderes zur richten und nicht zu lauschen – aber dies macht die Sache nur noch schlimmer, denn seine Aufmerksamkeit wird so stark beansprucht, und die Anstrengung ist dabei so groß, dass man froh sein kann, wenn es ihm danach nicht stundenlang schlechter geht.

Flüstern im Zimmer

Findet ein geflüstertes Gespräch gar im selben Zimmer statt, so ist das vollends grausam. Es lässt sich nämlich nicht umgehen, dass der Patient seine Aufmerksamkeit unwillkürlich aufs Zuhören richtet und dadurch belastet wird. Auf Zehenspitzen zu gehen und dabei sehr langsam etwas im Zimmer zu tun, ist aus genau denselben Gründen verletzend. Ein fester, leichter, schneller Schritt, eine sichere, rasche Hand sind erforderlich, nicht der langsame, zögerliche, schlurfende Fuß, die furchtsame, unsichere Berührung. Langsamkeit ist nicht gleichbedeutend mit rücksichtsvollem Benehmen, obwohl man es fälschlich oft dafür hält. Schnelligkeit, Leichtigkeit und rücksichtsvolles Benehmen sind sehr wohl miteinander vereinbar. Noch einmal: Wenn Freunde und Ärzte nur das beobachten würden, was Krankenschwestern beobachten können und sollten – wie nämlich die Gesichtszüge von Fieberkranken hervortreten, und sie geradezu wild die Augen aufreißen, wenn sie horchen, ob die Personen, deren Stimmen sie dort hören, vom Korridor zu ihnen hereinkommen –, so würden sie nie wieder das Risiko eingehen, eine solche Erwartung oder Erregung hervorzurufen. Solche unnötigen Geräusche haben zweifellos in vielen Fällen zu einem Delirium geführt oder dieses verstärkt. Ich habe solche Fälle gesehen. In einem Fall war der Tod die Folge. Es ist nur fair, mitzuteilen, dass man diesen Todesfall der Furcht zuschrieb. Er war das Ergebnis einer langen geflüsterten Unterredung über eine bevorstehende Operation in Sichtweite des Patienten. Doch jeder, der die heitere, mehr als stoische Ruhe kennt, mit der jeder Patient – der eine Operation überhaupt zu ertragen vermag – eine sicher bevorstehende Operation akzeptiert, wenn man es ihm nur auf geeignete Weise erklärt, wird zögern zu glauben, dass es, wie behauptet, lediglich Furcht war, die in diesem Fall zu seinem Tod geführt hat. Eher war es die Unsicherheit, die angespannte Erwartung, wie die Entscheidung ausfallen würde.

Oder gerade vor der Tür

Ich brauche folgendes wohl kaum hinzuzufügen: Die andere übliche Vorgehensweise, nämlich die eines Arztes oder Freundes, den Patienten zu verlassen und danach seine Meinung über das Ergebnis seines Besuchs genau vor der Tür des Patienten oder im Nebenraum mitzuteilen – aber in Hörweite oder mit Wissen des Patienten – ist möglicherweise von allen die schlimmste.

Gekünsteltes Verhalten

Gekünsteltes Verhalten ist wie Flüstern oder Gehen auf Zehenspitzen besonders unangenehm für Kranke. Eine gekünstelt wirkende ruhige Stimme, eine gekünstelt wirkende mitfühlende Stimme, wie die eines Bestatters bei einem Begräbnis, führt dazu, dass ihre Nerven zum Zerreißen gespannt sind. Ratschläge, wie ich sie gegeben habe, stiften mehr Unheil, als dass sie nützen, wenn sie nur dazu führen, dass die Menschen *gekünstelt so tun, als ob* sie gefasst und ruhig seien, wenn sie bei den Kranken sind. Da ist es fast besser, wenn man seinen gewohnten Lärm macht.

Geräusche, die Frauenkleidung verursacht

Besonders zu dieser Zeit, in der Frauen Tintenfässer leerschreiben und so ständig mit dem "besonderen Wert" "von Frauen" "und ihrer Mission im Allgemeinen" Eindruck auf uns machen, sieht man, wie ich denke, mit Besorgnis, dass die Frauenkleidung sie täglich weniger und weniger tauglich macht – für irgendeine "Mission" oder überhaupt für irgendeine nützliche Tätigkeit. Solche Kleidung ist für alle dichterischen und häuslichen Zwecke gleich ungeeignet. Ein Mann ist heutzutage im Krankenzimmer ein umgänglicheres und viel weniger anstößiges Wesen als eine Frau. Durch ihr Kleid wird jede Frau gezwungen, entweder zu schlurfen oder zu watscheln – nur ein Mann kann über den Fußboden eines Krankenzimmers gehen, ohne ihn zu erschüttern! Was ist aus dem leichten Schritt der Frau geworden? – Der feste, leichte, schnelle Schritt, der von uns verlangt wird?

Lord Melbourne[2] sagte: "Ich hätte lieber Männer um mich, wenn ich krank bin; ich denke, es erfordert eine sehr starke Gesundheit, um es mit Frauen aufzunehmen." Ich bin durchaus seiner Meinung.

Unnötige Geräusche sind nun der schlimmste Mangel an Sorgfalt, den man bei Kranken oder auch Gesunden walten lassen kann. Denn für alle diese Bemerkungen gilt: Die Kranken werden nur insofern erwähnt, als sie in höherem Maße als die Gesunden an genau denselben Ursachen leiden.

Unnötige (wenn auch leise) Geräusche schaden einem kranken Menschen viel mehr als notwendige Geräusche (die viel lauter sind).

Man wird feststellen, dass alle Lehren über die geheimnisvolle Zuneigung und Abneigung von Kranken sich weitgehend, wenn nicht vollständig dadurch erklären lassen, dass in diesen Dingen mit oder ohne Sorgfalt vorgegangen wird.

Patienten empfinden Abscheu vor raschelnden Krankenschwestern

Eine Krankenschwester, die raschelt (ich meine hier beruflich wie nicht beruflich tätige Krankenschwestern), ist ein Schrecken für einen Patienten, auch wenn er vielleicht nicht weiß, warum.

Das Rascheln von Seide und Krinolinen-Reifröcken[3], das Knistern von gestärkten Unterröcken, das Rasseln von Schlüsseln, das Knarren von

---

[2] Lord Melbourne: William Lamb, 2nd Viscount Melbourne of Kilmore, Lord Melbourne, Baron of Kilmore, Baron Melbourne of Melbourne (1779-1848), Premierminister (1834 und 1835-1841) sowie Mentor der Königin Victoria. Siehe: Encyclopaedia Britannica: Lord Melbourne, prime minister of Great Britain, https://www.britannica.com/biography/Lord-Melbourne (aufgerufen: 05.09.2020). Zum Zitat vgl. SKRETKOWICZ (1996), Florence Nightingale's Notes on Nursing, S. 80, Anm. 3.

[3] Um 1830 kam der Krinolinen-Reifrock in Gebrauch, zunächst als Unterrock aus mit Roßhaar verstärktem und geformtem Gewebe. In der Mitte des 19. Jahrhunderts wurde der Begriff "crinoline" auch für den Unterrock selbst gebraucht. Vgl. Oxford English Dictionary online [im Folgenden: OED], http://dictionary.oed.com, Begriff "crinoline" (aufgerufen: 29.10.2020).

Schnürleibern und Schuhen wird einem Patienten mehr schaden als alle Arzneien der Welt ihm nützen können.

Der geräuschlose Schritt der Frau, die geräuschlose Kleidung der Frau sind heutzutage nur noch Redewendungen. Ihre Röcke streifen zumindest jeden Gegenstand im Zimmer, wenn sie sich bewegt – und es ist schon gut, wenn sie nicht ein Möbelstück umwerfen.

Brennen der Krinolinen

Man kann von Glück sagen, wenn ihre Röcke nicht Feuer fangen – und die Krankenschwester sich nicht zusammen mit ihrem Patienten als Opfer darbringt, indem sie in ihren eigenen Unterröcken verbrennt. Ich wünschte, der Verantwortliche der Regierung für die Volkszählung würde uns die genaue Zahl an Todesfällen durch Verbrennen mitteilen, die durch diese unsinnige und abscheuliche Mode verursacht wurden. Doch wenn die Leute eben töricht sind, so seht zu, dass sie sich vor ihrer eigenen Dummheit schützen – mit Maßnahmen, die jeder Drogist kennt, so zum Beispiel, Alaun in die Stärke zu mischen, was verhindert, dass gestärkte Kleider Feuer fangen.

Unschicklichkeit der Krinolinenröcke

Ich wünschte auch, dass Leute, die Krinolinenröcke tragen, die Unschicklichkeit ihrer eigenen Kleidung sehen würden, wie andere Leute sie sehen. Eine ehrwürdige ältere Frau, die einen Krinolinenrock trägt und sich nach vorn bückt, enthüllt ebenso viel von ihrer Person gegenüber dem im Zimmer liegenden Patienten wie eine Operntänzerin auf der Bühne. Aber niemand wird ihr je diese unangenehme Wahrheit sagen.

Patienten sind gezwungen, sich gegen ihre Krankenschwestern zu wehren

Noch einmal – eine Krankenschwester kann nicht die Türe öffnen, ohne dass alles raschelt. Oder sie öffnet die Tür unnötig oft, weil sie sich nicht an alle Gegenstände erinnert, die man zugleich hereinbringen könnte.

Ich habe gesehen, wie jedes Mal der Ausdruck wahren Schreckens auf dem Gesicht eines Patienten auftrat, wenn eine Krankenschwester den Raum betrat, die über das Kamingerät stolperte etc.

Ich habe gesehen, wie Patienten, die kaum kriechen konnten, aus dem Bett stiegen, bevor eine solche Krankenschwester hereinkam, und alles aus dem Weg räumten, was sie herunterwerfen könnte – das Fenster schlossen, weil sie sich sicher waren, dass sie die Tür offenlassen würde, Patienten, die alle Dinge versteckten, die sie wahrscheinlich brauchen würden (nicht weil sie kein Recht dazu hatten, sie zu benutzen, sondern weil die Krankenschwester sie aus Unachtsamkeit außerhalb ihrer Reichweite stellen würde).

Eine gute Krankenschwester wird immer darauf achten, dass keine Tür oder ein Fenster im Zimmer ihres Patienten klappert oder knarrt, dass kein Laden oder Vorhang, wenn der Wind sich dreht oder sich die Windstärke ändert, am offenen Fenster zu flattern anfängt – insbesondere wird sie sorgfältig auf all dies achten, bevor sie ihre Patienten für die Nacht verlässt. Wenn Ihr wartet, bis Eure Patienten Euch so etwas sagen oder Euch an diese Dinge erinnern, was nutzt ihnen dann eine Krankenschwester? Es gibt in allen Klassen der Gesellschaft mehr scheue als anspruchsvolle Patienten; und viele Patienten verbringen lieber ein ums andere Mal eine schlechte Nacht, als die Krankenschwester jeden Abend an all die Dinge zu erinnern, die sie vergessen hat.

Wenn sich Läden an den Fenstern befinden, so sorgt immer sorgfältig dafür, dass sie bei Nichtgebrauch stets ordentlich befestigt sind. Ein noch so kleines Teil wird, wenn es herabrutscht und mit jedem Luftzug klappert, den Patienten stören.

Hast ist besonders schädlich für Kranke

Alle Eile oder Geschäftigkeit ist besonders schmerzhaft für Kranke. Und wenn ein Patient sich gezwungenermaßen mit Geschäften befassen muss, anstatt sich lediglich die Zeit vertreiben zu können, resultiert eine doppelte Schädigung. Der Freund, der stehenbleibt und unruhig herumzappelt, während der Patient mit ihm über Geschäfte spricht, oder der Freund, der dasitzt und langweiliges Zeug redet (der eine meint, er solle den Patienten nicht reden lassen, der andere glaubt, ihn zu unterhalten) – beides ist gleich unbedacht. Setzt Euch immer, wenn ein Kranker mit Euch geschäftlich redet, zeigt keine Anzeichen von Eile, schenkt ihm Eure volle Aufmerksamkeit und reifliche Überlegung, wenn Euer Rat verlangt ist, und entfernt Euch sogleich, wenn der Gegenstand erledigt ist.

Wie man Kranke besucht, ohne ihnen dabei zu schaden

Setzt Euch immer so, dass der Patient Euch sehen kann. So muss er, wenn Ihr zu ihm sprecht, nicht schmerzhaft den Kopf drehen, um Euch zu sehen. Jeder schaut unwillkürlich die Person an, die spricht. Wenn Ihr diesen Vorgang für den Patienten anstrengend macht, schadet Ihr ihm, ebenso, wenn Ihr stehenbleibt und ihn dadurch zwingt, ständig seine Augen nach oben zu richten, um Euch zu sehen. Bewegt Euch so wenig wie möglich und gestikuliert nie, wenn Ihr zu Kranken sprecht.

Nötigt den Patienten nie dazu, eine Botschaft oder eine Bitte zu wiederholen, insbesondere, wenn bereits einige Zeit verstrichen ist. Patienten, die beschäftigt sind, werden oft beschuldigt, sich zu sehr um ihre eigenen Angelegenheiten zu kümmern. Instinktiv tun sie das Richtige. Wie oft hört Ihr die Person, die beauftragt worden war, eine Botschaft auszurichten oder einen Brief zu schrieben, eine halbe Stunde später den Patienten fragen: "Haben Sie 12 Uhr festgesetzt?" oder "Wie, sagten Sie, lautete die Adresse?" oder sie stellen vielleicht manch viel beunruhigendere Frage – dies führt dazu, dass der Patient die Anstrengung auf sich nehmen muss, sich zu erinnern, oder, schlimmer noch, sich erneut zu entscheiden. Es ist wirklich weniger anstrengend für ihn, seine Briefe selbst zu schreiben. Beschäftigte Kranke machen fast alle diese Erfahrung.

Dies führt uns zu einer andere Warnung: Sprecht nie zu einem Kranken von hinten oder von der Tür oder aus der Ferne, oder wenn er irgendetwas tut.

Die Höflichkeit von Dienern in diesen Dingen, die zu ihrem Dienst gehört, ist für Kranke so angenehm, dass viele es vorziehen – ohne zu wissen, warum –, nur Diener um sich zu haben.

Solche Dinge sind keine Einbildung

Diese Dinge sind keine Einbildung. Lasst uns bedenken: Bei Kranken wie bei Gesunden zersetzt jeder Gedanke ein wenig Nervenstoff – eine solche Zersetzung und Wiederherstellung von Nervenstoff geht immer vor sich, und zwar bei Kranken schneller als bei Gesunden. Dem Gehirn einen anderen Gedanken aufzudrängen, während es durch Denken gerade Nervenstoff zerstört, heißt, es dazu zu bringen, sich erneut anzustrengen. Wenn wir diese Dinge bedenken, die Tatsachen sind, nicht Einbildung, werden wir uns entsinnen, dass wir wirklich durch Unterbrechung Schaden anrichten, wenn wir, wie es heißt, "eine Person aufschrecken, die phantastische Gedanken spinnt". Leider! Es ist keine Einbildung.

Unterbrechung schadet Kranken

Wenn der Kranke durch seine beruflichen Verpflichtungen gezwungen wird, Geschäfte weiterzuführen, die viel Denken erfordern, ist der Schaden doppelt so groß. Beim Füttern eines Patienten im Delirium oder bei Stupor könnt Ihr ihn zum Ersticken bringen, wenn Ihr ihm seine Nahrung plötzlich gebt; aber wenn Ihr seine Lippen sanft mit einem Löffel reibt und so seine Aufmerksamkeit erregt, wird er die Nahrung unbewusst, aber vollkommen sicher hinunterschlucken. So ist es auch mit dem Gehirn. Wenn Ihr hier abrupt einen Gedanken vorbringt, insbesondere einen, der eine Entscheidung erfordert, so fügt Ihr dem Gehirn einen wirklichen, nicht einen eingebildeten Schaden zu. Sprecht nie plötzlich zu einer kranken Person; vermeidet es jedoch gleichzeitig, sie in gespannter Erwartung zu halten.

Unterbrechung schadet auch Gesunden

Diese Regel gilt in der Tat für Gesunde genauso wie für Kranke. Noch nie habe ich Menschen kennengelernt, die sich jahrelang der Situation aussetzten, ständig unterbrochen zu werden, ohne dass sie schließlich ihre geistigen Fähigkeiten einbüßten. Bei ihnen mag sich der Prozess ohne Schmerz vollziehen. Bei Kranken warnt der Schmerz vor der Schädigung.

Einen Patienten stehenlassen

Wenn ein Patient gerade umhergeht, so kommt ihm nicht entgegen und überholt ihn nicht, um zu ihm zu sprechen oder um ihm eine Nachricht oder einen Brief zu übergeben. Ihr könntet ihm genauso gut eine Ohrfeige geben. Ich habe gesehen, wie ein Patient flach auf den Boden fiel, der gerade stand, als seine Krankenschwester das Zimmer betrat. Dies war ein Unfall, der sich auch bei der umsichtigsten Krankenschwester hätte ereignen können. Aber das zuvor Genannte wird mit Absicht getan. Ein Patient in solch einem Zustand ist nicht dabei, nach Ostindien zu reisen. Wenn Ihr zehn Sekunden warten oder zehn Yards weitergehen würdet, so wäre jeder Spaziergang, den er machen könnte, vorbei. Ihr kennt die Anstrengung nicht, die es für einen Patienten bedeutet, auch nur eine Viertelminute stehenzubleiben, um Euch zuzuhören. Wenn ich so etwas nicht bei den freundlichsten Krankenschwestern und Freunden gesehen hätte, hätte ich diese Warnung für ziemlich überflüssig gehalten.

Sprecht nie zu einem Patienten, während er gerade umhergeht

Es ist des Weiteren absolut unabdingbar, dass eine Krankenschwester sich Folgendes zur strikten Regel machen sollte: nie zu einem Patienten zu sprechen, der gerade steht oder umhergeht, solange sie so wenig Sorgfalt bei der Beobachtung walten lässt, dass sie nicht weiß, wann ein Patient es nicht ertragen kann. Viele Unfälle, die sich bei schwachen Patienten ereignen, wie zum Beispiel, dass sie die Treppen hinunterfallen oder ohnmächtig werden, nachdem sie aufgestanden sind etc., ereignen sich allein deshalb, weil die Krankenschwester plötzlich aus der Tür stürzt, um mit dem Patienten genau in diesem Moment zu sprechen; oder weil er fürchtete, sie würde dies tun. Und würde man den Patienten sogar völlig sich selbst überlassen, bis er sich setzen kann, würden sich solche Unfälle viel seltener ereignen. Wenn eine Krankenschwester den Patienten begleitet, lasst nicht zu, dass sie ihn zum Sprechen auffordert. Es ist unglaublich, dass Krankenschwestern sich kein Bild davon machen können, welch eine Belastung es für das Herz, die Lunge und das Gehirn bei einem schwachen Patienten bedeutet, wenn er gerade umhergeht.

Patienten fürchten Überraschungen

Patienten werden oft beschuldigt, "viel mehr tun zu können, wenn niemand dabei ist". Es trifft schon zu, dass sie dazu imstande sind. Wenn man Krankenschwestern nicht zu solchen Überlegungen bringen kann, die wir hier lediglich anhand von ein paar Beispielen aufgeführt haben, findet es selbst ein sehr schwacher Patient wirklich als viel weniger anstrengend, Dinge selbst zu tun, als um sie zu bitten. Und er wird, um sie zu tun, (ganz schuldlos und instinktiv) den Zeitpunkt abschätzen, zu dem die Krankenschwester wahrscheinlich abwesend ist, aus Furcht, dass sie ihn "überfallen" oder zu ihm sprechen würde – genau in dem Moment, in dem er feststellt, dass er gerade dazu in der Lage ist, von seinem Bett auf seinen Stuhl zu kriechen, oder aber von einem Zimmer zum nächsten, oder die Treppen hinunter, oder für ein paar Minuten zur Türe hinaus. Was seine Aufmerksamkeit in diesem Moment darüber hinaus in Anspruch nimmt, wird ihn sehr aus der Fassung bringen. In diesen Fällen könnt Ihr sicher sein, dass ein Patient in dem zuvor beschriebenen Zustand solche Anstrengungen nicht öfter als ein- bis zweimal pro Tag unternimmt, und wahrscheinlich jeden Tag etwa zur selben Zeit. Und es ist in der Tat hart, wenn die Krankenschwester und Freunde es nicht so arrangieren und zulassen können, dass er so etwas ungestört unternehmen kann. Bedenkt, dass viele Patienten gehen können, die jedoch nicht stehen oder sich nicht einmal aufsetzen können. Von allen Stellungen ist das Stehen für einen schwachen Patienten am beschwerlichsten.

Alles, was Ihr in einem Krankenzimmer tut, nachdem er für die Nacht "zurechtgemacht ist", erhöht für ihn das Risiko auf eine schlechte Nacht um das Zehnfache. Aber wenn Ihr ihn aufweckt, nachdem er eingeschlafen ist, riskiert Ihr nicht eine schlechte Nacht, sondern Ihr sichert sie ihm.

Einen Hinweis möchte ich allen geben, die Kranke betreuen oder sie besuchen, allen, die eine Meinung über die Krankheit oder ihr Fortschreiten äußern müssen. Kommt zurück und schaut nach Eurem Patienten, *nachdem* er sich eine Stunde lang angeregt mit Euch unterhalten hat. Das ist der beste Test seines wahren Zustands, den wir kennen. Aber äußert Eure Meinung über ihn nie nur aufgrund Eurer Beobachtung, was er während eines solchen Gesprächs tut, oder wie er dann aussieht. Bringt also, wenn Ihr könnt, sorgfältig und genau in Erfahrung, wie er die Nacht danach zugebracht hat.

Folgen, wenn man Kranke zu sehr anstrengt

Menschen werden selten – wenn überhaupt – ohnmächtig, während sie sich einer Anstrengung unterziehen, sondern erst, wenn sie vorüber ist. In der Tat tritt fast jede Auswirkung einer Überanstrengung danach und nicht währenddessen auf. Es ist die größte Dummheit, einen Kranken zu beurteilen, wie es so oft getan wird, wenn man ihn lediglich während der Phase der Aufregung sieht. Sehr oft sind Menschen an den Folgen dessen gestorben, was – wie man zu diesem Zeitpunkt behauptete – "ihnen nicht geschadet hat".

Gedankenlose Beobachtung der Auswirkungen gedankenloser Besuche

Als alte erfahrene Krankenschwester muss ich doch ernstlich alle solche achtlosen Worte missbilligen. Ich kannte Patienten, die die ganze Nacht über delirant waren, nachdem sie einen Besucher empfangen hatten, der den

Gesundheitszustand für "besser" erklärt hatte, der gedacht hatte, sie "wollten nur ein wenig Unterhaltung", und der wiederkam und sagte: "Ich hoffe, Dir ging es nicht schlechter wegen meines Besuchs", der aber weder auf eine Antwort wartete, noch sich überhaupt den Fall ansah. Kein echter Patient wird jemals sagen: "Ja, es ging mir dann allerdings wirklich viel schlechter."

Es sind jedoch nicht der Tod oder auch das Delirium, von denen in diesen Fällen die größte Gefahr für den Patienten ausgeht. Es ist viel wahrscheinlicher, dass unbemerkte Folgen eintreten. *Ihr* werdet straffrei ausgehen – der arme Patient *nicht*. Das heißt, der Patient wird leiden, obwohl weder er noch der Verursacher die Schädigung ihrer wahren Ursache zuordnen wird. Diese wird nicht direkt zuzuordnen sein, es sei denn durch eine sehr sorgfältig beobachtende Krankenschwester. Der Patient wird oftmals nicht einmal erwähnen, was ihm am meisten Leid zugefügt hat.

Lehnt nicht ans Krankenbett

Denkt daran, dass Ihr Euch nie an das Bett, in dem ein Patient liegt, lehnt, auf ihm sitzt, unnötigerweise daran stoßt, oder es überhaupt berührt. Das ist stets eine schmerzhafte Belästigung. Wenn Ihr an den Stuhl stoßt, auf dem er sitzt, dann gewähren ihm die Füße einen Halt, so dass er sich abstützen kann. Aber in einem Bett oder auf dem Sofa ist er Euch völlig auf Gedeih und Verderb ausgeliefert, und er fühlt, wie jeder Stoß von Euch seinen ganzen Körper erschüttert.

Der Unterschied zwischen wirklich Kranken und eingebildeten Kranken

Wir wollen bei all dem, was wir hier wie auch anderswo besprochen haben, in aller Deutlichkeit klarstellen, dass wir nicht von Hypochondern sprechen. Zwischen einer tatsächlich bestehenden und einer eingebildeten Krankheit zu unterscheiden, ist ein wichtiger Zweig in der Ausbildung einer Krankenschwester. Mit eingebildeten Kranken umzugehen ist ein wichtiger Teil ihrer Aufgaben. Aber die Pflege, die wirkliche und eingebildete Kranke brauchen, hat unterschiedlichen, oder eher entgegengesetzten Charakter. Und von letzterer wollen wir hier nicht sprechen. Viele der Symptome, die hier erwähnt werden, sind in der Tat solche, die wirkliche von eingebildeter Krankheit unterscheiden.

Es trifft zu: Hypochonder tun sehr oft etwas hinter dem Rücken einer Krankenschwester, was sie nicht vor ihren Augen tun würden. Ich hatte viele solcher Hypochonder als Patienten, die selten irgendetwas während der regulären Mahlzeiten aßen. Aber wenn man etwa Nahrung für sie in einer Schublade versteckt, essen sie sie bei Nacht oder heimlich. Aber so etwas geschieht aus einem ganz anderen Motiv: Sie tun es, weil sie den Wunsch haben, etwas zu verheimlichen. Der wirkliche Patient wird sich dagegen oft gegenüber seiner Krankenschwester oder seinem Arzt damit rühmen – wenn diese nicht den Kopf über ihn schütteln –, wie viel er getan oder gegessen hat, oder wie weit er gegangen ist. Doch kommen wir nun auf echte Krankheiten zurück.

Sich kurz und bündig auszudrücken, ist bei Kranken nötig

Bei Kranken sind vor allem Kürze und Entschiedenheit nötig. Sorgt dafür, dass Ihr Eure Gedanken ihnen gegenüber kurz und entschieden ausdrückt. Welche Zweifel und Bedenken Ihr auch habt, dürft Ihr ihnen gegenüber nie äußern, nicht einmal bei Kleinigkeiten (insbesondere dann nicht, würde ich meinen). Behaltet Euren Zweifel für Euch, Eure Entscheidung dagegen tut ihnen kund. Bei Leuten, die laut denken, zeigt sich der ganze Gedankengang wie bei Homer unmittelbar bei seiner Entstehung. Sie teilen alles mit, was sie zu einer bestimmten Schlussfolgerung geführt und von ihr weggeführt hat. Solche Leute sollten nie mit Kranken zu tun haben.

Es ist auch notwendig, Ruhe auszustrahlen

Nach schwierigen Entbindungen haben Frauen mir erzählt, dass ihre Stärke von der Entschlossenheit des Arztes und der Krankenschwester abhing.

Wenn einer von beiden verraten hätte, dass in ihrem Fall irgendetwas ungewöhnlich oder zweifelhaft gewesen sei, hätten sie das Gefühl gehabt, es wäre "mit ihnen vorbei" gewesen.

Ich habe dasselbe bei akuten Krankheiten erlebt, wenn der Ausgang – Leben oder Tod – auf des Messers Schneide stand. Wenn der Arzt auch nur im geringsten Mangel an Entschiedenheit verriet, wenn die Krankenschwester auch nur im Geringsten ihre Ruhe oder Selbstbeherrschung verlor, dann neigte sich das Zünglein an der Waage in Richtung Tod.

Unschlüssigkeit ist für die Patienten am schmerzhaftesten

Unschlüssigkeit ist das, was alle Patienten am meisten fürchten. Anstatt sie bei anderen zu akzeptieren, werden sie lieber alle Informationen sammeln und ihre eigene Entscheidung treffen. Wenn bei anderen ein Sinneswandel eintritt, sei es hinsichtlich einer Operation oder das Umschreiben eines Briefes, so verletzt dies immer den Patienten mehr, als wenn er dazu veranlasst wird, sich über die schlimmste oder schwierigste Entscheidung selbst klar zu werden. Darüber hinaus ist in sehr vielen Fällen die Vorstellungskraft während einer Krankheit viel aktiver und lebhafter als in gesundem Zustand. Wenn Ihr dem Patienten zu einer bestimmten Stunde eine Luftveränderung an einem gewissen Ort vorschlagt, in der nächsten Stunde aber einen anderen Ort, so hat er sich doch in jedem Fall sofort bereits eine Vorstellung davon gemacht, Bewohner des einen Ortes zu sein. Er ist in Gedanken über das ganze Anwesen gegangen, und Ihr habt ihn dadurch, dass Ihr seine Vorstellung durch eine andere verdrängt, so ermüdet, als ob Ihr ihn tatsächlich über beide Orte geführt hättet.

Verlasst vor allem das Krankenzimmer schnell und kommt schnell herein, nicht plötzlich, nicht ungestüm. Aber lasst den Patienten nicht ermüdet darauf warten, dass Ihr außerhalb des Zimmers seid oder dass Ihr darin seid. Präzision und Bestimmtheit in Euren Bewegungen, genauso wie bei Euren Worten, sind im Krankenzimmer nötig, so nötig wie Abwesenheit von Hast und geschäftigem Treiben. Wenn Ihr Euch völlig in der Gewalt habt, so wird dies dafür sorgen, dass Ihr mit Sicherheit beide Fehler, Trödeln wie auch Hast, vermeidet.

Ein Patient sollte sich darum nicht zu kümmern brauchen

Wenn ein Patient nicht nur für seine eigene Pünktlichkeit, Ausdauer, Bereitschaft oder Ruhe sorgen muss, sondern auch für die seiner Krankenschwester (egal, ob das für einen oder all diese Punkte zutrifft), so ist er viel besser ohne diese Krankenschwester dran als mit ihr – wie wertvoll und angenehm ihre Dienste auch sonst für ihn sein mögen, und wie wenig er auch in der Lage sein mag, diese selbst zu leisten.

Vorlesen

Was das Vorlesen im Krankenzimmer betrifft, so ertragen es nach meiner Erfahrung Patienten, die zu krank sind, selbst zu lesen, selten, dass man ihnen vorliest. Kinder, Augenkranke und ungebildete Personen oder auch Patienten, die aufgrund irgendwelcher technischer Probleme Schwierigkeiten mit dem Lesen haben, sind Ausnahmen. Leute, die es mögen, dass man ihnen vorliest, sind im Allgemeinen nicht allzu schwer krank. Dagegen hat die Anstrengung, beim Vorlesen zuzuhören, bei Fieberkrankheiten, oder wenn das Gehirn sehr irritierbar ist, oft zu einem Delirium geführt. Ich spreche hier mit großer Zurückhaltung, denn nahezu überall ist der Eindruck verbreitet, dass man die Kranken *schont*, wenn man ihnen vorliest.

Lest den Kranken langsam, deutlich und stetig vor

Zwei Dinge sind jedenfalls sicher:
Erstens: Wenn es etwas gibt, was einem Kranken vorgelesen werden *muss*, tut es langsam. Die Leute denken oft, das richtige Vorgehen sei, es in möglichst kurzer Zeit hinter sich zu bringen, um den Kranken dabei möglichst wenig zu ermüden. Sie schnattern, sie lesen plötzlich drauf los und galoppieren durch den Text. Es gibt keinen größeren Fehler. Houdin[4], der Zaube-

[4] Jean-Eugène Robert-Houdin (1805-1871) war ein berühmter Magier, der das Pariser Publikum begeisterte. Nicht zu verwechseln mit Harry Houdini (1874-1929).

rer, sagt, das Verfahren, eine Geschichte kurz erscheinen zu lassen, sei, sie langsam zu erzählen. So ist es, wenn man Kranken vorliest.

Die Kranken hätten es lieber, wenn man ihnen etwas erzählt, als wenn man es ihnen vorliest

Ich habe oft gehört, wie ein Patient zu einem solch ungeschickten Vorleser sagte: "Lies es mir nicht vor, erzähle es mir."*

(* Kranke Kinder werden, wenn sie nicht zu schüchtern sind, es zu sagen, immer diesen Wunsch äußern. Sie werden es stets lieber haben, wenn man ihnen eine Geschichte *erzählt*, als dass man sie ihnen vorliest.)[5]

Ohne sich dessen bewusst zu sein, ist es dem Patienten klar, dass das Erzählen die Sprache regulieren wird, so dass der Erzähler nicht plötzlich drauf los liest, unterschiedlich schnell liest, über einen Teil hinüberhuscht, anstatt ihn, wenn er unwichtig ist, völlig wegzulassen, oder an einer anderen Stelle nuschelt. Wenn der Vorleser seine eigene Aufmerksamkeit schweifen lässt und dann aufhört, um für sich selbst zu lesen, oder wenn er bemerkt, dass er das falsche Stück gelesen hat, dann ist es mit der Chance für den armen Patienten, nicht darunter zu leiden, völlig vorbei. Ganz wenige Menschen nur wissen, wie man Kranken vorliest; sehr wenige lesen genauso angenehm vor, wie sie sprechen. Beim Lesen singen sie, sie zögern, sie stottern, sie hasten, sie nuscheln; beim Sprechen tun sie nichts von all dem. Wenn man dem Kranken laut vorliest, sollte man dies immer ziemlich langsam und überaus deutlich tun, aber man sollte dabei nicht übertreiben. Ebenso sollte man ziemlich gleichmäßig vorlesen, aber nicht in Singsang verfallen, und ziemlich laut, aber nicht überlaut – und vor allem nicht zu lang. Seid Euch sehr wohl darüber im Klaren, was Euer Patient zu ertragen vermag.

[5] Ursprünglich Fußnote, in der Übersetzung aufgenommen in den Text.

Lest nie dem Kranken nur dann und wann einzelne Stücke vor

Zweitens: Die sonderbare Gewohnheit, im Krankenzimmer für sich selbst zu lesen, und dem Patienten die Stellen laut vorzulesen, die ihn – oder öfter den Leser selbst – erheitern werden, ist eine unerklärliche Gedankenlosigkeit. Was, *denkt* ihr, denkt der Patient in der Zwischenzeit, während Ihr nicht vorlest? Denkt Ihr, dass er sich daran erfreut, was Ihr ihm genau in der Zeit, in der es Euch erfreut, vorgelesen habt, während Ihr weiter für Euch lest? Denkt Ihr, dass seine Aufmerksamkeit bereit ist für etwas anderes, genau dann, wenn es Euch gefällt, weiter vorzulesen? Ob der Kranke oder Gesunde, dem so vorgelesen wird, nichts oder etwas anderes tut, während ihm auf diese Weise vorgelesen wird – dass ein solcher Vorleser auf sich selbst bezogen ist und nicht genug beobachtet, ist gleichermaßen schwierig zu verstehen, obwohl sehr oft derjenige, dem vorgelesen *wird*, zu liebenswürdig ist zu sagen, wie sehr es ihn stört.

Leute im Stockwerk über dem Kranken

Noch eines – die leichte Bauweise, in der die meisten modernen Häuser errichtet sind, führt dazu, dass man jeden Schritt auf der Treppe und den Gängen im ganzen Haus spürt; je höher das Stockwerk, desto stärker die Erschütterung. Es ist kaum zu glauben, wie sehr die Kranken darunter leiden, dass sie jemanden im Stockwerk über sich haben. In den solide gebauten alten Häusern, zu denen zum Glück die meisten Hospitäler gehören, sind Lärm und Erschütterung vergleichsweise unbedeutend. Aber in leicht gebauten Häusern sind sie eine ernste Ursache für Leiden, besonders bei Irritierbarkeit, die Merkmal mancher Krankheiten ist. Viel besser ist es, solche Patienten im Dachgeschoß unterzubringen, auch wenn die Treppen sie zusätzlich ermüden, wenn man nicht sicherstellen kann, dass das Zimmer über ihnen unbewohnt bleibt. Man kann andernfalls einen Unruhezustand herbeiführen, den kein Opium unterdrücken wird. Missachtet nicht die Warnung, wenn ein Patient Euch mitteilt, dass "jeder Schritt über ihm ihm durch Mark und Bein geht". Denkt daran, dass jedes Geräusch, das der Patient nicht *sehen* kann, ihn plötzlich überrascht und daher genau diese Eigenschaft hat, und ich bin davon überzeugt, dass Patienten mit solchen besonders reizbaren Nerven wirklich weniger leiden, wenn andere Personen bei ihnen im selben Zimmer sind, als wenn diese sich im Stockwerk darüber aufhalten oder nur durch dünne Wände von ihnen getrennt sind. Jedes Opfer, um bei diesen Fällen ihre Ruhe sicherzustellen, ist die Mühe wert, denn keine Luft, wie gut auch immer, und keine Betreuung, wie sorgfältig auch immer, wird ohne Ruhe bei solchen Fällen irgendetwas bewirken.

Musik

Die Wirkung von Musik auf Kranke ist bisher kaum je beachtet worden. In der Tat ist es aufgrund der hohen Kosten, wie sie zurzeit anfallen, völlig ausgeschlossen, sie allgemein einzusetzen. Ich will an dieser Stelle nur bemerken, dass Windinstrumente, wie auch die menschliche Stimme, und Saiteninstrumente, die einen andauernden Klang hervorbringen können, im Allgemeinen eine wohltuende Wirkung haben – während das Klavier wie auch solche Instrumente, die *keinen* andauernden Klang hervorbringen können, die entgegengesetzte Wirkung haben. Das schönste Klavierspiel wird dem Kranken schaden, während ein Lied wie "Home, sweet home"[6] oder "Assisa à piè d'un salice"[7] auf einer ganz gewöhnlichen Drehorgel sie spürbar beruhigen wird – und das ganz unabhängig von damit verbundenen Gedanken.

Musik bereitet Gesunden, die aktiv sein *sollten*, Freude am tätigen Leben, ohne dass sie es verdient haben. Musik für Kranke, die nicht aktiv sein *können*, bereitet Freude und beseitigt die nervöse Gereiztheit, wie sie aufgrund der erzwungenen Untätigkeit entsteht.

---

[6] 1823 fand die Erstaufführung von John Howard Paynes' Oper "Clari, or The Maid of Milan" in London statt, für die Sir Henry Rowley Bishop (1786-1855) das Lied "Home, sweet home" komponierte. Der Text geht auf Payne selbst zurück.

[7] Dieses Lied, dessen Titel sich mit "Sitzend am Fuße einer Weide" übersetzen lässt, stammt aus Rossinis Oper "Otello" (1816), einer Bearbeitung von Shakespeares "Othello".

Kapitel 5
Abwechslung

Abwechslung ist ein Beitrag zur Genesung

Niemand außer einer alten Krankenschwester oder einem alten Patienten könnte es sich recht vorstellen, wie stark die Nerven dadurch leiden, dass die Kranken während eines langen auf ein oder zwei Zimmer beschränkten Krankenlagers immer nur dieselben Wände, dieselbe Decke, dieselbe Umgebung sehen.

Schon oft hat man angeführt, dass Menschen, die an heftigen Schmerzattacken leiden, heiterer sind als Menschen, die an einer Nervenschwäche leiden. Man hat das der Lebensfreude der ersten Gruppe in den anfallsfreien Intervallen zugeschrieben. Ich glaube eher, man wird die Mehrzahl heiterer Patienten unter denen finden – woran sie auch leiden mögen –, die nicht auf ein Zimmer beschränkt sind, die Mehrzahl bedrückter Patienten dagegen unter denen, die lange Zeit der Monotonie der immer gleichen Gegenstände um sich herum ausgesetzt sind.

In der Tat leidet das Nervensystem darunter ebenso sehr wie die Verdauungsorgane an eintöniger Nahrung über lange Zeit, wie *zum Beispiel* bei dem Soldaten, der einundzwanzig Jahre lang "gekochtes Rindfleisch" essen muss.

Farbe und Form tragen zur Genesung bei

Die Wirkung, welche schöne Gegenstände, die Verschiedenartigkeit von Gegenständen und insbesondere leuchtende Farben bei Krankheit entfalten, erfährt kaum jemals eine Würdigung.

Wird so etwas verlangt, nennt man es üblicherweise "Hirngespinste" von Patienten. Und oft haben die Patienten zweifellos "Hirngespinste", *zum Beispiel*, wenn sie zwei einander widersprechende Dinge verlangen. Aber viel öfter sind ihre (sogenannten) "Hirngespinste" überaus wertvolle Hinweise auf das, was für ihre Genesung notwendig ist. Und es wäre gut, wenn Krankenschwestern diese (sogenannten) "Hirngespinste" genau beobachten würden.

Heftigstes Leiden wurde, wie ich bei Fiebern gesehen habe (und gespürt, als ich selbst Fieberpatientin war), dadurch verursacht, dass der Patient (in einer Hütte) nicht aus dem Fenster sehen und nur auf die Knorren im Holz blicken konnte. Ich werde nie das Entzücken von Fieberpatienten über einen Strauß Blumen mit leuchtenden Farben vergessen. Ich erinnere mich (bei meiner eigenen Krankheit), dass mir ein kleiner Strauß wilder Blumen gesandt wurde, und von diesem Moment an schritt meine Genesung rascher voran.

So etwas ist keine Einbildung

Manche Leute sagen, dass diese Wirkung eine rein geistige sei. Dies ist nicht so. Es besteht auch eine Wirkung auf den Körper. So wenig wir wissen, auf welche Art und Weise wir durch Form, Farbe und Licht beeinflusst werden – wir wissen zumindest, dass sie tatsächlich eine Wirkung auf den Körper haben.

Formenvielfalt und leuchtende Farben der Dinge, die Patienten dargeboten werden, tragen tatsächlich zur Genesung bei.

Aber es muss sich um eine *langsame* Abwechslung handeln – wenn Ihr *zum Beispiel* einem Patienten zehn oder zwölf Kupferstiche nacheinander zeigt, so ist die Wahrscheinlichkeit zehn zu eins, dass er kalt und ohnmächtig, fiebrig oder sogar krank wird. Hängt jedoch jeweils einen Kupferstich ihm gegenüber an die Wand, jeden Tag, jede Woche oder jeden Monat einen neuen, und er wird entzückt sein über die Abwechslung.

Blumen

Torheit und Unwissenheit – zu oft üben sie die Oberherrschaft im Krankenzimmer aus – lassen sich nicht besser verdeutlichen als durch das folgende Beispiel: Während die Krankenschwester den Patienten in verdorbener Atmosphäre schmoren lässt, deren bester Bestandteil Kohlensäure ist, versagt sie ihm ein Glas mit Schnittblumen oder einen Blumentopf mit der Behauptung, dies sei ungesund. Nun hat aber noch niemand jemals eine "Überfüllung" eines Zimmers oder Krankensaals mit Blumen gesehen. Und die Kohlensäure, die sie nachts abgeben, würde keine Fliege vergiften. Nein, in überfüllten Räumen nehmen sie in Wirklichkeit Kohlensäure auf und geben Sauerstoff ab. Auch Schnittblumen zersetzen Wasser und geben Sauerstoff ab. Es trifft zu, dass es bestimmte Blumen gibt, *zum Beispiel* Lilien, deren Geruch eine depressive Wirkung auf das Nervensystem haben soll. Man erkennt sie leicht am Geruch und kann sie vermeiden.

Wirkung des Körpers auf den Geist

Über die Wirkung des Geistes auf den Körper werden derzeit ganze Bände geschrieben, und man spricht viel darüber. Vieles davon ist richtig. Aber ich wünschte, dass etwas mehr über die Wirkung des Körpers auf den Geist nachgedacht würde. Ihr, die Ihr glaubt, von Ängsten überwältigt zu sein, aber dazu fähig seid, jeden Tag durch die Regent Street oder nach draußen aufs Land zu gehen, Eure Mahlzeiten mit anderen zusammen in anderen Räumen einzunehmen etc. etc., Ihr wisst wenig davon, wie sehr Eure Ängste sich dadurch verringern; Ihr wisst wenig davon, wie sehr sie sich bei denen verstärken, die keine Abwechslung bekommen können, wie gerade die Wände ihrer Krankenzimmer voll ihres Kummers zu hängen scheinen, wie ihre Sorgen sie als Gespenster in ihren Betten heimsuchen; wie unmöglich es für sie ist, einem Gedanken, der sie verfolgt, zu entkommen, wenn ihnen nicht Abwechslung dabei eine gewisse Hilfe ist.

Kranke leiden bis zu einem Übermaß an geistiger wie an körperlicher Pein

Die Kranken selbst bemerken mit schmerzlicher Verwunderung, wie sehr quälende Gedanken in ihrer Vorstellung angenehme dominieren; sie überlegen hin und her; sie denken, dass sie undankbar seien, dass alles keinen Zweck habe. Tatsache ist, dass solche quälenden Eindrücke viel besser durch echtes Lachen – wenn Ihr es durch Bücher oder Unterhaltung hervorzurufen vermögt – verscheucht werden können als durch eine unmittelbare vernünftige Erörterung; oder wenn der Patient zu schwach zum Lachen ist, wünscht er sich einen Eindruck von der Natur. Ich habe schon erwähnt, wie grausam es ist, ihn auf eine tote Wand starren zu lassen. Bei vielen Erkrankungen, insbesondere bei der Genesung von fieberhaften Krankheiten, wird es dem Kranken vorkommen, als schneide die Wand ihm alle möglichen Fratzen. Blumen tun dies jedoch nie. Form und Farbe werden Euren Patienten von seinen quälenden Vorstellungen besser befreien als jedes Argument.

Ein Patient kann sein Bein, wenn es gebrochen ist, genauso wenig bewegen, wie er seine Gedanken ändern kann, wenn er keine Hilfe von außen in Form von Abwechslung erfährt. Das ist in der Tat eines der gravierendsten Leiden bei einer Krankheit, genauso wie die unbewegliche Lage eines der schlimmsten Leiden bei einem gebrochenen Körperglied ist.

Verhelft den Kranken zu Abwechslung in ihren Gedanken

Immer wieder muss man zu seiner Verwunderung erleben, wie gebildete Leute, die sich Krankenschwestern nennen, wie folgt handeln: Sie verschaffen sich selbst mehrmals am Tag Abwechslung sowohl mit Blick auf ihre Gegenstände als auch auf ihre Tätigkeiten. Während sie jedoch einen bettlägerigen leidenden Patienten pflegen (!), lassen sie ihn daliegen und die tote Wand anstarren. Dies geschieht, ohne dass sie Abwechslung in die Gegenstände bringen, die es ihm erlauben, auf andere Gedanken zu kommen; und es kommt ihnen auch nie in den Sinn, zumindest sein Bett zu verschieben, so dass er aus dem Fenster schauen kann. Nein, stets muss das Bett im dunkelsten, langweiligsten, entferntesten Winkel des Zimmers stehen!

Kranke wünschen sich inständig, "aus dem Fenster zu schauen"

Ich erinnere mich an einen Fall hierzu: Ein Mann erlitt durch einen Unfall eine Wirbelsäulenverletzung, die nach langem Krankenlager mit dem Tod endete. Es handelte sich um einen Arbeiter – von seiner Veranlagung her hatte er nicht das mindeste von dem, was man "Naturbegeisterung" nennt –, aber er wünschte sich inständig, "noch einmal aus dem Fenster zu schauen". In der Tat nahm ihn seine Krankenschwester auf den Rücken, und es gelang ihr, ihn einen Augenblick lang so zu heben, "dass er hinausschauen konnte". Die Folge für die arme Krankenschwester war eine ernste Erkrankung, die beinahe tödlich endete. Der Mann erfuhr davon nie, aber eine große Anzahl anderer Leute. Allerdings kam, soviel ich weiß, dadurch keiner zu der Überzeugung, dass das hungernde Auge ebenso verzweifelt nach Abwechslung verlangt wie der hungernde Magen nach Nahrung, und die darbende Kreatur in beiden Fällen in die Versuchung führt, zur Befriedigung ihrer Bedürfnisse zu stehlen. Kein anderes Wort als "Verzweiflung" könnte dies besser ausdrücken. Und wenn sie nicht dafür sorgen, dass der Patient vom Krankenbett aus eine "Aussicht" oder irgendeine Art von Abwechslung hat, drückt dies den Vorständen und Betreuern der Kranken ebenso das Siegel der Unwissenheit und Dummheit auf, wie wenn sie das Hospital nicht mit einer Küche ausstatten würden.

Und in keinem Fall lohnt sich diesbezüglich Umsicht so sehr wie bei Kranken. Dichter schwärmen über den "Zauber der Natur". Ich frage mich jedoch, ob nicht die intensivste Freude, die man je an der Natur hat, die eines Kranken ist, der einen sechs Zoll hohen Waldbaum aus einer Eichel oder aus einer Rosskastanie in einem Londoner Hinterhof zieht. Europa bietet so etwas vielleicht nie, selbst wenn man ein Leben lang auf Reisen ist.

Unter Gesunden ist der Irrtum weit verbreitet, Kranke könnten, wenn sie nur wollten, "mit etwas mehr Selbstbeherrschung" "quälende Gedanken verscheuchen", die "ihre Krankheit verschlimmern" etc. Glaubt mir, fast *jeder* Kranke, der sich anständig benimmt, übt in jedem Augenblick seines Tagesablaufs mehr Selbstbeherrschung, als Ihr jemals erfahren werdet, bis Ihr selbst krank seid. Fast jeder Schritt durch das Zimmer ist für ihn eine Qual, und ebenso fast jeder Gedanke, der sein Gehirn kreuzt; und wenn er zu sprechen vermag, ohne wild zu werden, und herschauen kann, ohne unfreundlich zu sein, dann übt er Selbstbeherrschung.

Angenommen, Ihr wart die ganze Nacht auf – und anstatt dass man Euch erlauben würde, Eure Tasse Tee zu Euch zu nehmen, rät man Euch, Ihr solltet "Selbstbeherrschung üben". Was würdet Ihr sagen? Nun sind die Nerven des Kranken immer in dem Zustand, in dem Ihr Euch befindet, nachdem Ihr die ganze Nacht auf wart.

Die Wirkung von Farbe auf den Körper[1]

Wir wollen annehmen, dass für die Kost des Kranken gesorgt ist. Dann wird ein solcher Zustand seiner Nerven am häufigsten dadurch gelindert werden, dass man ihnen eine angenehme Aussicht bietet, ihnen klug durch Blumen* Abwechslung verschafft und für hübsche Dinge sorgt.

(* Niemand, der Kranke beobachtet hat, kann die Tatsache bezweifeln, dass manche durch den Anblick scharlachroter Blumen angeregt werden, sich jedoch durch den Anblick von tiefem Blau erschöpft fühlen etc.)

Licht selbst wird oft zu einer Erleichterung führen. Die Sehnsucht nach der "Rückkehr des Tages", welche die Kranken so beständig bekunden, ist im Allgemeinen nichts anderes als die Sehnsucht nach Licht, die Erinnerung an die Erleichterung, die der Anblick einer Vielfalt von Gegenständen dem gequälten kranken Gemüt bringt.

Bietet dem Kranken für mangelnde Handarbeit Ersatz[2]

Noch einmal – jeder Mann und jede Frau hat eine gewisse Menge an Handarbeit zu tun, mit Ausnahme einiger vornehmer Damen, die sich nicht einmal selbst anziehen, und die, was die Nerven betrifft, eigentlich zur selben Kategorie zu zählen sind wie die Kranken. Nun könnt ihr Euch nicht vorstellen, wie groß für Euch die Erleichterung durch Handarbeit ist – und wie groß die Reizbarkeit, an der viele Kranken leiden, durch den Entzug von Handarbeit.

Etwas Näharbeit, ein wenig Schreiben, ein wenig Saubermachen wäre für die Kranken die größte Erleichterung, wenn sie dazu in der Lage sein

[1] Diese Überschrift steht im Original vor einer mit einem Sternchen gekennzeichneten Fußnote. Die Fußnote wurde mit Klammern in den Text aufgenommen.

[2] Diese Zwischenüberschrift der deutschen Übersetzung steht im Original als Randnote des vorhergehenden Absatzes.

sollten; solche Tätigkeiten *sind* die größte Erleichterung für Euch, obwohl Ihr es nicht wisst. Lesen bringt nicht diese Erleichterung, obwohl es oft das einzige ist, was Kranke tun können. Berücksichtigt Ihr dies – das heißt, behaltet Ihr im Sinn, dass Ihr all die Abwechslung bei Tätigkeiten habt, die Kranke nicht haben können –, so denkt auch daran, für alle Abwechslung, die ihnen Freude macht, zu sorgen.

Ich brauche wohl kaum zu erwähnen, dass ein Übermaß an Näharbeit, an Schreiben, an irgendeiner anderen fortdauernden Beschäftigung bei den Kranken dieselbe Reizbarkeit hervorruft wie das Fehlen von Handarbeit (als eine Ursache).

Kapitel 6
Nahrungsaufnahme

Mangelnde Aufmerksamkeit bei den Essenszeiten

Jeder, der sorgfältig Kranke beobachtet, wird mir beipflichten, dass Tausende von Patienten jährlich mitten im Überfluss verhungern. Man schenkt nämlich jenen Faktoren nicht genug Aufmerksamkeit, die es allein den Kranken ermöglichen, Nahrung zu sich zu nehmen. Manche drängen die Kranken, etwas zu tun, was für sie ganz unmöglich ist. Ein solcher Mangel an Aufmerksamkeit ist ebenso bemerkenswert wie einer auf Seiten der Kranken, sich nicht darum zu bemühen, etwas zu tun, wozu sie aber durchaus in der Lage wären.

Es ist beispielsweise für die große Mehrzahl sehr schwacher Patienten ganz unmöglich, irgendwelche feste Nahrung vor 11 Uhr morgens zu sich zu nehmen – und zwar auch dann nicht, wenn sie bis zu dieser Stunde gefastet haben und ihre Erschöpfung dadurch noch größer geworden ist. Denn schwache Patienten haben im Allgemeinen fiebrige Nächte und morgens einen trockenen Mund; und wenn sie mit einem solch trockenen Mund essen könnten, wäre es umso schlimmer für sie. Stündlich ein Löffel voll Fleischbrühe, Pfeilwurz und Wein sowie Eierpunsch wird ihnen zuführen, was sie zur Ernährung benötigen, und sie vor zu großer Erschöpfung bewahren, so dass sie zu einer späteren Stunde die für ihre Genesung notwendige feste Nahrung zu sich nehmen können. Und jeder Patient, der überhaupt schlucken kann, vermag diese flüssigen Dinge zu schlucken, wenn er nur will. Aber wie oft hören wir, dass ein Hammelrippchen, ein Ei, etwas Speck für den Patienten zum Frühstück bestellt wird, für den – wie ein Moment Überlegung es uns zeigen würde – es ganz unmöglich sein muss, solche Dinge zu dieser Stunde zu kauen.

Noch einmal – einer Krankenschwester ist aufgetragen, eine Tasse eines bestimmten Nahrungsmittels alle drei Stunden zu geben. Der Magen des Patienten verträgt es nicht. Versucht es in einem solchen Fall mit einem Esslöffel voll jede Stunde; wenn dies nicht zum Erfolg führt, mit einem Teelöffel voll jede Viertelstunde.

Ich glaube – und ich muss es aussprechen –, man verliert in der privaten Krankenpflege mehr Patienten durch Mangel an Sorgfalt und Scharfsinn in diesen wichtigen Details als in öffentlichen Krankenhäusern. Und ich denke, es gibt mehr von dem *herzlichen Einverständnis*[1] der gegenseitigen Unterstützung zwischen dem Arzt und seiner Oberschwester in den eben genannten Einrichtungen als zwischen dem Arzt und den Freunden eines Patienten im Privathaus.

Das Leben hängt bei der Nahrungsaufnahme oft von Minuten ab

Wenn wir nur die Folgen kennen würden, die bei sehr schwachen Patienten aufgrund von zehn Minuten Fasten oder Überfüllung eintreten können (ich nenne es Überfüllung, wenn sie infolge der Unpünktlichkeit der Krankenschwester gezwungenermaßen zu wenig Zeit zwischen der Nahrungsaufnahme und einer anderen Anstrengung verstreichen lassen), so würden wir sorgfältiger darauf achten, so etwas nie geschehen zu lassen. Sehr schwache Patienten haben oft nervös bedingte Schluckprobleme. Diese verstärken sich, wenn irgendetwas anderes ihre Kraft erfordert, so sehr, dass sie bis zur nächsten Ruhepause nichts zu sich nehmen können, es sei denn, sie bekommen ihr Essen pünktlich auf die Minute. Diese Minute wiederum muss so arrangiert werden, dass sie nicht mit einer Beschäftigung zusammenfällt, die für eine andere Minute geplant ist. So kann sich eine Unpünktlichkeit oder eine Verzögerung von zehn Minuten leicht als eine von zwei oder drei Stunden erweisen. Doch warum ist es nicht so einfach, auf die Minute pünktlich zu sein? Das Leben hängt doch oft buchstäblich von diesen Minuten ab.

In akuten Fällen, bei denen innerhalb weniger Stunden die Entscheidung über Leben und Tod fällt, werden diese Dinge so gut wie überall beachtet, insbesondere in Krankenhäusern – und die Zahl der Fälle ist groß, in denen ein Patient, wie geschehen, ins Leben zurückgerufen wurde, und zwar durch die außerordentliche Sorgfalt auf Seiten des Arztes oder der Kranken-

[1] Im Original: *entente cordiale*.

schwester – oder beiden – beim Anfordern und Darreichen von Nahrung mit genauer Auswahl der Minute und Pünktlichkeit.

Bei chronischen Fällen lässt man Patienten oft verhungern

Was jedoch chronische, monate- und jahrelang dauernde Fälle betrifft, bei denen der tödliche Ausgang oft letztendlich durch reines in die Länge gezogenes Verhungern verursacht wird, will ich die Beispiele, die ich kenne, lieber nicht aufzählen, bei denen ein wenig Scharfsinn und sehr viel Durchhaltevermögen aller Wahrscheinlichkeit nach den tödlichen Ausgang abgewendet hätten. Die Stunden zu berücksichtigen, während derer der Patient Nahrung aufnehmen kann, die häufig wechselnden Zeiten zu beachten, zu denen er besonders schwach ist, ebenso die sich ändernden Essenszeiten, um solche Schwächephasen vorauszusehen und zu verhindern – all dies, was Beobachtung, Scharfsinn und Hartnäckigkeit (und diese machen in der Tat eine gute Krankenschwester aus) verlangt, rettet vielleicht mehr Menschenleben als wir annehmen.

Nie darf man Essen beim Patienten stehenlassen

Lässt man das Essen, das der Patient nicht angerührt hat, von der einen Mahlzeit zur anderen in der Hoffnung stehen, er werde es in der Zwischenzeit zu sich nehmen, verhindert man einfach, dass er überhaupt Nahrung aufnimmt. Infolge eines solchen Mangels an Einsicht wurden Patienten buchstäblich unfähig, einzelne Speisen nacheinander zu sich zu nehmen. Lasst die Nahrung zur richtigen Zeit kommen, und, gegessen oder ungegessen, zur richtigen Zeit abtragen. Aber lasst nie "immer etwas beim Patienten stehen", wenn Ihr nicht wollt, dass er sich vor allem ekelt.

Andererseits wurde das Leben eines Patienten (seine Kräfte schwanden aus Mangel an Nahrung) durch folgende einfache Frage des Arztes gerettet: "Aber gibt es denn keinen Zeitpunkt, an dem Sie das Gefühl haben, essen zu können?" "Oh ja", antwortete er, "ich könnte immer etwas zu mir nehmen um ... Uhr und ... Uhr." Man ließ es auf den Versuch ankommen und hatte

Erfolg. Allerdings können Patienten dies nur ganz selten äußern; es ist an Euch, sie zu beobachten und es herauszufinden.

Der Kranke sollte lieber keine andere Nahrung sehen als seine eigene

Wenn möglich, sollte ein Patient nicht das Essen anderer sehen oder riechen, und auch keine größere Nahrungsmenge, als er selbst auf einmal zu sich nehmen kann. Nicht einmal hören sollte er, wie über Nahrung gesprochen wird, oder sie in rohem Zustand sehen. Ich kenne keine Ausnahme zu dieser obengenannten Regel. Sie nicht zu befolgen, führt immer zu einem mehr oder weniger stark ausgeprägten Unvermögen, Nahrung aufzunehmen.

In den Sälen des Krankenhauses ist es natürlich unmöglich, dies alles zu beachten, und in Einzelzimmern, wo der Patient ununterbrochen und genau überwacht werden muss, ist es oft nicht möglich, den Wärter oder die Wärterin abzulösen, so dass er seine oder sie ihre Mahlzeiten außerhalb der Krankenstation einnehmen kann. Aber es trifft nichtsdestoweniger zu, dass in solchen Fällen – auch wenn der Patient sich dessen nicht bewusst ist –, die Fähigkeit, Nahrung zu sich zu nehmen, dadurch eingeschränkt wird, dass man sieht, wie der Wärter während seiner Beobachtung Mahlzeiten einnimmt. In manchen Fällen sind sich die Kranken dessen bewusst und beklagen sich. In einem Fall, an den ich mich jetzt erinnere, hielt man den Patienten für bewusstlos, aber er beschwerte sich, sobald er wieder sprechen konnte.

Denkt jedoch daran: Die überaus große Pünktlichkeit in gut organisierten Hospitälern und die Regel, dass während der Patientenmahlzeiten nichts auf der Station getan werden soll, wiegen das unvermeidbare Übel, dass man Patienten an einem Ort beisammen hat, zu einem großen Teil auf. Man kann oft beobachten, dass die Privatkrankenschwester die ganze Zeit im Krankenzimmer abstaubt oder Unruhe verbreitet, während der Patient isst oder zu essen versucht.

Je eher ein Kranker während der Mahlzeit allein bleiben kann, desto besser. Das steht außer Frage. Und selbst wenn er gefüttert werden muss, sollte die Krankenschwester ihm nicht erlauben zu sprechen, oder selbst während des Essens zu ihm sprechen, insbesondere über die Kost.

Wenn jemand unter dem Druck seiner Berufstätigkeit gezwungen ist, sein Geschäft fortzusetzen, während er krank ist, so sollte es eine Regel sein, DIE SCHLECHTERDINGS KEINE AUSNAHME DULDET, dass niemand ihm geschäftliche Dinge übermittelt oder zu ihm spricht, während er seine Nahrung zu sich nimmt, oder interessante Angelegenheiten mit ihm weiter bis zum letzten Moment vor seinen Mahlzeiten bespricht, oder eine Verabredung mit ihm unmittelbar danach trifft, so dass er während des Essens aufgeregt ist.

Von der Befolgung dieser Regeln, insbesondere der ersten, hängt es oft ab, ob der Patient überhaupt dazu in der Lage ist, Nahrung zu sich zu nehmen, oder, wenn er liebenswürdig ist und sich dazu zwingt, dadurch in irgendeiner Weise genährt wird.

Was die Qualität der Krankenkost betrifft, kann man nicht sorgfältig genug sein

Eine Krankenschwester sollte niemals einem Patienten saure Milch, Fleisch oder Suppe, die schlecht geworden sind, ein faules Ei oder nicht ausreichend gekochtes Gemüse vorsetzen. Doch oft bringt man diese Dinge dem Kranken in einem Zustand, der für jede Nase und jedes Auge eindeutig erkennbar ist – mit Ausnahme der Krankenschwester. Hier zeigt sich die fähige Krankenschwester: Sie wird die verdorbene Speise nicht hereinbringen, sondern in ein paar Minuten etwas anderes zurechtmachen, um den Patienten nicht zu enttäuschen. Bedenkt, dass die Krankenküche der schwachen Verdauung Eures armen Patienten die halbe Arbeit abnehmen sollte. Aber wenn Ihr sie mit Euren schlechten Nahrungsmitteln noch mehr beeinträchtigt, so weiß ich nicht, was aus dem Patienten oder seiner Verdauung werden soll.

Wenn die Krankenschwester ein intelligentes Wesen ist, und nicht nur eine Person, die dem Patienten Speisen bringt und abträgt, sollte man sie in diesen Dingen von ihrer Intelligenz Gebrauch machen lassen. Wie oft hat der Patient, wie wir wussten, den ganzen Tag lang überhaupt nichts gegessen, weil eine Mahlzeit unangetastet stehen blieb (zu dieser Zeit war er nicht dazu in der Lage zu essen), zu einem anderen Zeitpunkt war die Milch sauer, und zu einem dritten störte dann ein anderer Zwischenfall. Und es kam der Krankenschwester nie in den Sinn, aus dem Stegreif einen Ausweg zu ersinnen – es kam ihr nie in den Sinn, dass der Patient, weil er an diesem Tag noch keine feste Nahrung zu sich genommen hatte, zum Beispiel am Abend etwas Toast zusammen mit seinem Tee essen könnte, oder dass er eine Mahlzeit eine Stunde früher zu sich nehmen könnte. Ein Patient, der sein Mittagessen um 2 Uhr nachmittags nicht anrühren kann, wird es oft dankbar akzeptieren, wenn man es ihm um 7 Uhr abends bringt. Aber irgendwie denken Krankenschwestern nie "an diese Dinge". Man könnte meinen, dass sie sich nicht dazu verpflichtet fühlen, ihr Urteilsvermögen zu gebrauchen; sie überlassen es dem Patienten. Nun ist es für den Patienten besser – dessen bin ich mir ziemlich sicher –, wenn er eher erträgt, auf diese Weise vernachlässigt zu werden, als zu versuchen, seiner Krankenschwester beizubringen, wie sie ihn pflegen sollte, wenn sie dafür den Sachverstand nicht hat. Es bringt ihn aus der Ruhe, und wenn er krank ist, ist er nicht in der Lage, ihr etwas beizubringen, insbesondere nicht an ihm selbst. – Die obigen Bemerkungen beziehen sich viel stärker auf die Privatpflege als auf Krankenhäuser.

Die Krankenschwester muss bei der Krankenkost mit einer gewissen Methodik vorgehen

Ich würde zu der Krankenschwester sagen: Gehe bei der Krankenkost für Deinen Patienten nach einer durchdachten Methode vor. Bedenke, wie viel er gegessen hat, und wie viel er heute noch bekommen sollte. Im Allgemeinen besteht die einzige Regel bei der Krankenkost von Patienten in Privathäusern in der Gabe von dem, was die Krankenschwester vorrätig hat. Es trifft zu, dass sie ihm nicht geben kann, was sie nicht hat. Aber sein Magen wartet nicht, ob es ihr gelegen kommt oder ob sie sich gar in einer Zwangslage befindet. Wenn der Magen daran gewöhnt ist, heute zu einer bestimmten Stunde eine Anregung zu bekommen, und morgen bekommt er diese Anregung nicht, weil sie es unterlassen hat, die entsprechende Nahrung zu besorgen, so wird der Kranke darunter leiden. Sie muss immer ihren Einfallsreichtum einsetzen, um Mängel auszugleichen und Abhilfe in unvorhergesehenen Situationen zu schaffen, die auch bei den besten Organisatoren vorkommen werden, unter denen der Kranke aber nicht weniger leidet, weil "man nichts dagegen tun kann".

In Sachen Krankenkost muss die Krankenschwester einer gewissen Zeitplanung folgen

Also: Die Krankenschwester hat heute gewisse Nahrungsmittel nicht bekommen, die der Patient zu sich nehmen kann – warum sollte er deshalb heute vier Stunden darauf warten können, obwohl er gestern keine zwei Stunden warten konnte? Doch genau dies ist die einzige Logik, die man im Allgemeinen zu hören bekommt. Andererseits ist das entgegengesetzte Vorgehen, nämlich, dass die Krankenschwester dem Patienten etwas gibt, weil sie es bekommen *hat*, genauso verhängnisvoll. Wenn sie zufällig frisches Gelee oder frisches Obst hat, wird sie es ihm oftmals eine halbe Stunde nach dem Abendessen oder zum Abendessen geben, wenn er möglicherweise nicht zugleich auch noch die Fleischbrühe essen kann – oder, schlimmer noch, sie lässt es neben seinem Bett stehen, bis er durch den Anblick so angewidert ist, dass er es überhaupt nicht essen kann.

Achtet darauf, dass die Tasse des Patienten unten trocken bleibt

Ein ganz kleiner Hinweis – achtet darauf, nichts in die Untertasse des Patienten zu verschütten. Mit anderen Worten: Achtet darauf, dass der äußere Bodenrand seiner Tasse ganz trocken und sauber ist. Stellt Euch vor: Er muss jedes Mal, wenn er seine Tasse zum Mund führt, auch die Untertasse mitführen, oder aber die Flüssigkeit tropft auf das Betttuch, sein Nachtgewand, sein Kissen, oder, wenn er aufrecht sitzt, auf seine Kleidung und beschmutzt sie – Ihr habt keine Ahnung, was für einen Unterschied dieser winzige Mangel an Sorgfalt Eurerseits auf seine Behaglichkeit und sogar seine Bereitwilligkeit, Nahrung zu sich zu nehmen, haben wird.

Kapitel 7
Welche Nahrung?

Verbreitete Irrtümer, was die Krankenkost betrifft

Ich will ein paar Irrtümer zur Krankenkost erwähnen, die unter Frauen, die für Kranke verantwortlich sind, besonders weit verbreitet sind.

Fleischbrühe

Der eine Irrtum ist der, Fleischbrühe sei das nahrhafteste aller Nahrungsmittel. Nun, so unternehmt doch einen Versuch und verkocht ein Pfund Rindfleisch zu Fleischbrühe, lasst sie verdunsten und seht, was dann von Eurem Rindfleisch noch übrig ist. Ihr werdet herausfinden, dass bei Fleischbrühe kaum ein Teelöffel voll fester Nahrung in einer halben Pinte[1] Wasser enthalten ist, aber man kann Fleischbrühe gefahrlos bei fast jeder entzündlichen Krankheit geben. Dessen ungeachtet hat Fleischbrühe, wie auch der Tee, eine bestimmte Eigenschaft, die den Wiederherstellungsprozess fördert – wir wissen nicht, welche. Auf den Nährwert von Fleischbrühe kann man sich bei Gesunden oder Genesenden ebenso wenig verlassen wie da, wo viel Nahrung erforderlich ist.

Eier

Sodann – eine Redensart, mit der man immer wieder schnell bei der Hand ist, lautet, ein Ei und ein Pfund Rindfleisch seien von der Ernährung her gleichwertig. Allerdings ist das keineswegs so. Man bemerkt auch selten, wie viele Patienten, insbesondere solche mit nervösem oder galligem Temperament, Eier nicht vertragen. Folglich widern alle Puddings, die mit Eiern

[1] Pinte, pint: englisches Hohlmaß, ca. 0,57 Liter oder ⅛ Gallone.

hergestellt sind, solche Patienten an. Ein Ei, in Wein gerührt, ist oft die einzige Form, in der sie diese Art von Nahrung zu sich nehmen können.

Fleisch ohne Gemüse[2]

Noch einmal – wenn der Patient das Stadium erreicht hat, in dem er Fleisch essen kann, so nimmt man an, dass ihm Fleisch zu geben das einzige sei, was er für seine Genesung nötig habe. Es hat sich gezeigt, dass durch Skorbut verursachte wunde Stellen dagegen in der Tat unter Kranken auftraten, die in England mitten im Überfluss lebten. Dies ließ sich auf keine andere Ursache zurückführen als die folgende: Da die Krankenschwester allein auf Fleisch vertraute, hatte sie nämlich zugelassen, dass der Patient eine beträchtliche Zeit lang kein Gemüse zu sich nahm. Letzteres war so schlecht gekocht, dass er es immer unberührt liegengelassen hatte.

Pfeilwurz

Die Pfeilwurz ist ein anderes Nahrungsmittel, von dem die Krankenschwester viel hält. Sie ist als ein Mittel für die Gabe von Wein und als ein schnell hergestelltes Stärkungsmittel recht brauchbar. Aber sie ist nichts weiter als Stärke und Wasser. Mehl ist sowohl nahrhafter als auch weniger gärungsanfällig, und man sollte ihm dort, wo es verwendet werden kann, immer den Vorzug geben.

Milch, Butter, Rahm usw.

Des Weiteren: Milch und Zubereitungen aus Milch sind höchst wichtige Nahrungsmittel für Kranke. Butter ist die leichteste Form von tierischem Fett, und obwohl es an Zucker und manch anderen in der Milch enthaltenen Bestandteilen mangelt, ist sie sowohl als solche sehr wertvoll als auch des-

[2] Im Original kein neuer Absatz. Die Randnote steht weiter unten im Text.

halb, weil sie den Patienten in die Lage versetzt, mehr Brot zu essen. Mehl, Hafer, Grütze, Gerste und dergleichen sind in jeder ihrer Zubereitungen, wie schon gesagt, allen Zubereitungen von Pfeilwurz, Sago, Tapioka und dergleichen vorzuziehen. Rahm ist bei vielen chronischen Erkrankungen durch überhaupt kein anderes Nahrungsmittel zu ersetzen. Er scheint in der gleichen Weise wie Fleischbrühe zu wirken und ist für die meisten viel leichter verdaulich als Milch. Er ist in der Tat selten unbekömmlich. Käse ist für Kranke nicht generell gut verdaulich, aber er ist ein reines Nahrungsmittel zum Ersatz verlorener Körpersubstanz. Ich habe wirklich nicht wenige Kranke gesehen, deren heftiges Verlangen nach Käse zeigte, wie sehr sie ihn nötig hatten.*

*** Intelligentes Verlangen besonderer Kranker nach besonderen Nahrungsmitteln[3]**

Bei ernährungsbedingten Krankheiten – wie durch Skorbut verursachte Ruhr oder auch Durchfall –, verlangt der Magen des Kranken zwar oft nach Speisen, die er dann auch verdaut, von denen manche aber sicherlich in keinen Diätplan aufgenommen würden, der je für Kranke erstellt wurde, insbesondere nicht für solche Kranke. Zu diesen gehören Obst, eingelegtes Gemüse, Marmeladen, Pfefferkuchen, Fett von Schinken oder Speck, Talg, Käse, Butter und Milch. Von diesen Fällen habe ich nicht einzelne, nicht im zweistelligen Bereich liegende, sondern Hunderte gesehen. Doch der Magen des Patienten hatte recht und das Buch unrecht. Die begehrten Nahrungsmittel ließen sich in diesen Fällen hauptsächlich in die beiden Rubriken Fette und Pflanzensäuren einordnen.

Es gibt häufig einen deutlichen Unterschied zwischen Männern und Frauen auf diesem Gebiet der Krankenkost. Die Verdauung geht bei Frauen im Allgemeinen langsamer vor sich.

Aber wenn frische Milch ein so wertvolles Nahrungsmittel für den Kranken ist, macht die kleinste Veränderung oder Säure sie von allen Nah-

[3] Diese Überschrift und die folgenden beiden Abschnitte befinden sich im Original in einer Fußnote.

rungsmitteln vielleicht zum schädlichsten. Durchfall ist häufig die Folge, wenn man frische Milch auch nur im Geringsten sauer werden lässt. Die Krankenschwester sollte deshalb hierin äußerste Sorgfalt walten lassen. In großen Einrichtungen für Kranke, sogar für die ärmsten, wird höchste Sorgfalt geübt. Wenham-Lake-Eis[4] wird genau für diesen Zweck jeden Sommer verwendet, während der Patient in Privathäusern vielleicht nie einen Tropfen Milch kostet, der nicht sauer ist, solange die heiße Witterung andauert. So wenig versteht die Schwester in der Privatpflege, wie notwendig solche Sorgfalt ist. Doch wenn Ihr bedenkt, dass der einzige Tropfen wirklicher Ernährung im Tee Eurer Patienten der Tropfen Milch ist, und wie sehr fast alle englischen Patienten auf ihren Tee angewiesen sind, werdet Ihr sehen, dass es sehr wichtig ist, Euren Patienten diesen Tropfen Milch nicht vorzuenthalten. Mit Buttermilch ist es etwas völlig anderes: Sie ist häufig sehr nützlich, insbesondere bei fiebrigen Krankheiten.

Süßigkeiten

Wenn man Diätregeln festsetzt, verliert man aufgrund der Mengen an "fester Nahrung" in verschiedenen Nahrungsmitteln ständig aus den Augen, was der Patient benötigt, um verlorene Körpersubstanz wieder zu ersetzen, was der Patient zu sich nehmen kann und was nicht. Man kann den Patienten nicht nach einem Buch ernähren, man kann den menschlichen Körper nicht zusammensetzen, wie wenn man ein Rezept zusammenstellen würde – so viele "kohlenstoffhaltige" Teile, so viele "stickstoffhaltige" Teile werden die vollkommene Diät für den Patienten bilden. Die Beobachtung der Krankenschwester wird den Arzt wesentlich unterstützen – die "Vorlieben" des Patienten wiederum werden die Krankenschwester wesentlich unterstützen. Zucker ist beispielsweise eine der nahrhaftesten aller Speisen: reiner Kohlenstoff und in manchen Büchern besonders empfohlen. Aber die große Mehrzahl aller Patienten in England, Jung und Alt, männlich und weiblich, reich

---

[4] In der frühen Viktorianischen Zeit wurde Eis aus Amerika importiert. Wenham Lake war bekannt für Eis von guter Qualität. Vgl. London Canal Museum: The Ice Trade. Norway's Ice to London, https://www.canalmuseum.org.uk/ice/iceimport.htm (aufgerufen: 04.09.2020).

und arm, im Kranken- wie im Privathaus, mag keine süßen Speisen – und während ich nie jemanden gekannt habe, der, als er gesund war, Süßigkeiten nicht mochte und doch während seiner Krankheit an ihnen Gefallen fand, kenne ich dagegen viele, die sie mögen, wenn sie gesund sind, die aber während einer Krankheit alles Süße meiden würden, sogar Zucker im Tee. Sie haben dann eine Abneigung gegen süßen Pudding und süße Getränke; die belegte Zunge mag fast immer, was scharf oder beißend schmeckt. Skorbutpatienten sind eine Ausnahme. Sie sehnen sich oft nach süßen Speisen und Marmeladen.

Gelee[5]

Gelee ist ein anderes Nahrungsmittel, das bei Krankenschwestern und Freunden von Kranken sehr beliebt ist. Auch wenn man es in fester Form essen könnte, würde es nicht nähren. Die größte Torheit aber ist, ⅛ Unze Gelatine in Wasser aufzulösen, bis eine bestimmte Menge erreicht ist, und sie dann dem Kranken zu geben, als ob die schiere Masse Ernährung bedeuten würde. Man weiß nun, dass Gelee nicht nährt, und dass es dazu neigt, Durchfall zu verursachen. Darauf zu bauen, dass es den Schwund an Substanz ersetzt, den die Krankheit bei der individuellen Verfassung des Körpers hervorgerufen hat, bedeutet einfach, den Kranken hungern zu lassen, obwohl er scheinbar ernährt wird. Wenn man 100 Teelöffel Gelee den Tag über geben würde, hätte man einen Teelöffel Gelatine gegeben, und dieser Teelöffel voll hat überhaupt keinen Nährwert.

Nichtsdestoweniger enthält Gelatine eine große Menge an Stickstoff, der einer der wirksamsten Nahrungsbestandteile ist. Auf der anderen Seite kann man Fleischbrühe als ein Beispiel für großen Nährwert bei Krankheit wählen, und diese geht mit einem sehr geringen Gehalt an Stickstoff in fester Form einher.

---

[5] In Kapitel 7 wird unter "Gelee" Gelatine verstanden, die in Wasser aufgelöst ist, und nicht Marmelade ohne Fruchtstücke.

Fleischbrühe

Dr. Christison[6] führt aus, dass "jeder von der Bereitwilligkeit überrascht sein wird, mit der" bestimmte Gruppen von "Patienten häufig verdünnten Fleischsaft oder Fleischbrühe wiederholt zu sich nehmen, während sie alle andere Nahrung ablehnen." Das ist besonders bemerkenswert in "Fällen von gastrischem Fieber, die", wie er sagt, über Wochen oder sogar Monate "wenig oder nichts außer Fleischbrühe oder verdünntem Fleischsaft" zu sich genommen hatten, und doch enthält eine Pinte Fleischbrühe kaum ¼ Unze von etwas anderem als Wasser. – Das Ergebnis ist so bemerkenswert, dass er fragt, welches die Wirkungsweise sei. "Nicht einfach ein Nährmittel – ¼ Unze des nahrhaftesten Stoffs kann nicht annähernd den täglichen Schwund und die tägliche Abnutzung der Gewebe ersetzen, unter welchen Umständen auch immer." "Möglicherweise", sagt er, "gehört sie einer neuen Klasse von Heilmitteln an."

Man hat beobachtet, dass eine kleine Menge Fleischbrühe, die zu anderen Nahrungsmitteln hinzugefügt wurde, deren Kraft weit überproportional zu der hinzugefügten Menge fester Substanz erhöht.

Der Grund dafür, warum Gelee nicht nahrhaft, Fleischbrühe jedoch nahrhaft für die Kranken sein soll, ist ein noch ungeklärtes Rätsel, aber es zeigt deutlich, dass sorgfältige Krankenbeobachtung der einzige Schlüssel zum besten Diätplan ist.

Beobachtung, nicht Chemie muss über die Krankenkost entscheiden

Bis jetzt hat die Chemie nur wenig Einsicht in die richtige Ernährung von Kranken geliefert. Alles, was die Chemie uns anführen kann, ist die Menge an "kohlenstoffhaltigen" oder "stickstoffhaltigen" Bestandteilen, die man in verschiedenen Nahrungsmitteln ermitteln kann. Sie hat uns Listen von Substanzen gegeben, die zur Ernährung verwendet werden, und sie nach ihrem Gehalt des einen oder anderen dieser Bestandteile angeordnet, aber das ist auch alles. In der großen Mehrzahl der Fälle wird der Magen des Patienten

[6] Dr. Robert Christison (1797-1882), Medizinprofessor an der Universität von Edinburgh.

von anderen Auswahlprinzipien geleitet als lediglich von der Menge an Kohlenstoff oder Stickstoff in der Nahrung. Ohne Zweifel hat die Natur wie auch in anderen Dingen ganz eindeutige Regeln, damit man sich an ihr orientieren kann, aber diese Regeln lassen sich nur durch die allergenaueste Beobachtung am Krankenbett bestimmen. Sie lehrt uns dort, dass lebendige Chemie, die Chemie der Wiederherstellung, etwas anderes ist als die Chemie im Labor. Organische Chemie ist nützlich wie jedes Wissen, wenn wir der Natur Auge in Auge gegenüberstehen, aber daraus folgt keineswegs, dass wir im Labor überhaupt einen der Wiederherstellungsprozesse, die während einer Krankheit vor sich gehen, erschließen würden.

Noch einmal – der Nährwert von Milch und von Zubereitungen aus Milch wird sehr stark unterschätzt. Eine halbe Pinte Milch nährt fast so gut wie ein Viertelpfund Fleisch. Aber dies ist nicht die ganze oder beinahe die ganze Frage. Die zentrale Frage ist, was der Magen des Patienten sich verfügbar machen oder woraus er Nahrung ziehen kann, und dies vermag allein der Magen des Patienten zu beurteilen. Die Chemie kann dies nicht erschließen. Der Magen des Patienten muss sein eigener Chemiker sein. Die Diät, die den Gesunden gesund erhält, wird den Kranken töten. Dasselbe Rindfleisch, das am nahrhaftesten unter allen Fleischsorten ist und welches den Gesunden ernährt, ist das am wenigsten nahrhafte von allen Nahrungsmitteln für den Kranken, dessen halbtoter Magen nichts davon *in sich aufnehmen und verfügbar machen*, das heißt, keine Nahrung daraus machen kann. Andererseits verlieren Gesunde bei einer Diät von Fleischbrühe schnell ihre Kraft.

Hausgemachtes Brot

Ich kannte Patienten, die viele Monate lang lebten, ohne Brot anzurühren, weil sie das Brot vom Bäcker nicht essen konnten. Es handelte sich vor allem, aber nicht ausschließlich, um Patienten vom Land. Hausgemachtes Brot oder braunes Brot ist ein sehr wichtiges Nahrungsmittel für viele Patienten. Man kann dadurch den Gebrauch von Abführmitteln völlig überflüssig machen. Haferkuchen ist ein anderes solches Mittel.

Gründliche Beobachtung kam bisher bei der Krankendiät kaum zum Tragen

Ausschau danach zu halten, welche Meinungen der Patientenmagen äußert, ist eher die Aufgabe von allen, die festlegen müssen, was der Patient essen soll, als dass sie "Analysen von Nahrungsmitteln" lesen. Vielleicht ist es nach der Luft, die er atmen soll, das Wichtigste, mit dem er versorgt werden muss.[7]

Wenn nun der Mediziner den Patienten nur einmal am Tag oder sogar nur ein- bis zweimal pro Woche sieht, kann er dies unter Umständen kaum ohne die Hilfe des Patienten selbst oder von denen, unter deren Beobachtung der Patient ständig steht, bestimmen. Der Mediziner kann höchstens beurteilen, ob der Patient bei diesem Besuch schwächer oder stärker als beim vorigen ist. Ich würde deshalb sagen, dass die vergleichsweise allerwichtigste Aufgabe der Krankenschwester ist – nachdem sie sich um die Luft des Patienten gekümmert hat –, mit Sorgfalt die Auswirkungen seiner Ernährung zu beobachten und dem betreuenden Arzt darüber Bericht zu erstatten.

Kaum zu ermessen ist der Vorteil, der von einer solchen *gründlichen* und genauen Beobachtung in diesem fast völlig vernachlässigten Zweig der Krankenpflege mit Sicherheit erwachsen würde, oder die Hilfe, die sie dem Mediziner bringen würde.

Tee und Kaffee

Weise Menschen haben viel zu viel gegen den Tee gesagt, und törichte Menschen geben Kranken viel zu viel Tee. Sieht man das natürliche und fast ohne Ausnahme bestehende Verlangen der englischen Kranken nach ihrem "Tee", so kann man sich des Gefühls nicht erwehren, die Natur wisse, was Sache ist. Aber ein wenig Tee oder Kaffee stellt sie genauso wieder her wie eine große Menge, und eine große Menge Tee und vor allem Kaffee be-

---

[7] In Kapitel 9 nennt Florence Nightingale das Licht als das Zweitwichtigste nach der Luft, hier ist es die Krankenkost.

einträchtigt ihr geringes Verdauungsvermögen. Doch weil die Krankenschwester sieht, wie eine oder zwei Tassen Tee oder Kaffee ihren Patienten wiederherstellen, glaubt sie, dass drei oder vier Tassen die doppelte Wirkung entfalten würden. Dies ist keineswegs der Fall; sicher ist dagegen, dass man bisher nichts entdeckt hat, was man dem englischen Patienten als Ersatz für seine Tasse Tee geben könnte; er kann ihn zu sich nehmen, wenn er nichts anderes zu sich nehmen kann, und er kann oft nichts anderes zu sich nehmen, wenn er keinen zu sich genommen hat.

Ich wäre sehr froh, wenn diejenigen, die den Tee schmähen, darlegen würden, was man denn einem englischen Patienten nach einer schlaflosen Nacht statt Tee geben könnte. Wenn Ihr ihm um fünf oder sechs Uhr morgens Tee gebt, wird er danach sogar manchmal einschlafen, was ihm vielleicht seine einzigen zwei oder drei Stunden Schlaf innerhalb von vierundzwanzig Stunden verschafft. Zugleich lautet die Regel, dass man Kranken nie Tee oder Kaffee nach fünf Uhr nachmittags geben sollte. Schlaflosigkeit in den frühen Nachtstunden ist allgemein die Folge von Erregung, und diese wird durch Tee oder Kaffee gesteigert; Schlaflosigkeit, die bis zum frühen Morgen andauert, kommt häufig durch Erschöpfung, und sie wird durch Tee gemildert.

Die einzigen mir bekannten englischen Patienten, die Tee ablehnten, waren Typhuskranke, und das erste Anzeichen, dass es ihnen besser ging, war ihr erneutes Verlangen nach Tee. Im Allgemeinen wird die trockene und schmutzige Zunge immer Tee gegenüber Kaffee bevorzugen, und sie wird sicherlich Milch ablehnen, außer zusammen mit Tee. Kaffee ist ein besseres Mittel zur Wiederherstellung als Tee, aber er beeinträchtigt die Verdauung stärker. Lasst den Geschmack des Kranken entscheiden. Ihr werdet einwenden, dass der Patient bei großem Durst sich aufgrund seines heftigen Verlangens dafür entscheidet, *sehr viel* Tee zu trinken, und dass Ihr nichts dagegen tun könnt. Aber seid versichert, dass in diesen Fällen der Patient Verdünnungsmittel für ganz andere Zwecke benötigt, als um den Durst zu löschen; er will sehr viel zu trinken bekommen, nicht nur Tee, und der Arzt wird verordnen, was er zu sich nehmen soll, Gerstenwasser[8] oder Limonade, oder Sodawasser und Milch, je nachdem, um welchen Fall es sich handelt.

Man empfiehlt häufig Menschen unmittelbar vor einer sehr erschöpfenden Tätigkeit – sei es aufgrund der Art des Dienstes oder weil sie nicht in geeigneter Verfassung dazu sind –, bevor sie gehen, ein Stück Brot zu essen. Ich wünschte, diese Ratgeber würden es selbst ausprobieren, ein Stück Brot durch eine Tasse Tee oder Kaffee oder Fleischbrühe zu ersetzen, um sich zu stärken. Dann würden sie feststellen, dass Brot eine sehr armselige Annehmlichkeit ist. Wenn Soldaten sich hungrig auf den Weg zu erschöpfendem Dienst machen müssen, wenn Krankenschwestern hungrig zu ihren Patienten gehen müssen, ist es ein heißes Stärkungsmittel, das sie sich wünschen und zu sich nehmen sollten, bevor sie gehen, kein kalter Bissen Brot. Und die Folgen dessen, dass dies nicht beachtet wurde, waren schrecklich. Wenn sie etwas Brot *zu* einer heißen Tasse Tee zu sich nehmen können, umso besser, aber nicht *stattdessen*. Brot nährt besser als fast alles andere – diese Tatsache hat wahrscheinlich den Irrtum verursacht. Dass es sich um einen verhängnisvollen Irrtum handelt, daran besteht kein Zweifel. Obwohl wenig über dieses Thema bekannt ist, scheint das Beste für die obengenannten Gegebenheiten zu sein, was unmittelbar und mit der geringsten Anforderung an die Verdauung "verfügbar wird". Brot benötigt zwei oder drei Assimilationsprozesse, bevor es wie der menschliche Körper wird.

Gemäß der fast einstimmigen Aussage englischer Männer und Frauen konnten sie stark erschöpfende Tätigkeiten, wie zum Beispiel lange Reisen zu Pferd ohne Unterbrechung oder mehrere durchwachte Nächte in Folge, am besten mit einer gelegentlichen Tasse Tee – und mit nichts sonst! – aushalten.

Lasst die Erfahrung, nicht die Theorie, darüber wie über alles andere entscheiden.

Lehmann, zitiert von Dr. Christison, behauptet, dass bei Gesunden und Aktiven "der Aufguss von einer Unze geröstetem Kaffee täglich die Abnutzung", die im Körper vor sich geht, "um ein Viertel vermindert", und Dr.

---

[8] Gerstenwasser, barley-water: ein Getränk, bei dessen Zubereitung abgekochte Gerste verwendet wurde. Es kam als Linderungsmittel bei fieberhaften Krankheiten zum Einsatz. Vgl. OED, http://dictionary.oed.com, Begriff "barley-water" (aufgerufen: 29.10.2020).

Christison fügt hinzu, dass Tee dieselbe Eigenschaft hat. Nun beruht dies auf einem tatsächlich durchgeführten Experiment. Lehmann wiegt den Mann und ermittelt den Sachverhalt über das Gewicht. Er wird nicht durch irgendeine "Analyse" von Nahrungsmitteln hergeleitet.[9] Alle Erfahrungen mit Kranken zeigen dasselbe.

Wenn man Kaffee für die Kranken macht, ist es absolut notwendig, ihn in Bohnen zu kaufen und zu Hause zu mahlen. Sonst kann man damit rechnen, dass er *zumindest* eine gewisse Menge von Chicorée beinhaltet. Dies ist nicht eine Frage des Geschmacks oder der Bekömmlichkeit von Chicorée. Es geht darum, dass Chicoree überhaupt keine der Wirkungen hat, weshalb man Kaffee gibt. Und deshalb kann man ihn dann ebenso gut nicht geben.

Noch einmal: Alle Waschfrauen, Leiterinnen von Milchbauernhöfen, Oberschwestern (ich meine nur die vom guten alten Schlag, Frauen, die viel harte Handarbeit mit der geistigen Leistung verbinden, die notwendig ist, um das Tagesgeschäft so zu arrangieren, dass keine Tätigkeit eine andere behindert) legen nach meiner Beobachtung großen Wert darauf, teuren Tee zu trinken. Dies wird extravagant genannt. Doch diese Frauen sind in keiner anderen Beziehung "extravagant". Und sie haben darin recht. Nur echter Tee aus Teeblättern enthält das gewünschte Stärkungsmittel, das man nicht in Tee aus Schlehenblättern findet.

Die Hausherrinnen, die sich nicht einmal ein einziges Mal am Tag einen Überblick über ihr eigenes Haus verschaffen können, sind nicht fähig dazu, diese Frauen zu beurteilen. Denn sie selbst sind ganz offensichtlich unfähig zu den organisatorischen Leistungen (keine kleine Aufgabe), die notwendig sind, um einen großen Krankensaal oder Milchbauernhof zu leiten.

---

[9] Dr. Julius Lehmann untersuchte bei Personen mit festgesetzter Diät den Unterschied des Urinvolumens und der ausgeschiedenen Menge an Phosphat, Natriumchlorid und Harnstoff im Urin zuerst ohne, und dann nach Trinken von Kaffee. Nach dem Trinken von Kaffee befand sich weniger Phosphat, Natriumchlorid und Harnstoff im Urin. Vgl. LEHMANN (1853), Ueber den Kaffee als Getränk in chemisch-physiologischer Hinsicht, S. 205-217, S. 275-290.

Kakao

Kakao wird Kranken oft statt Tee oder Kaffee empfohlen. Aber unabhängig von der Tatsache, dass kranke Engländer ganz allgemein Kakao nicht mögen, hat er eine ganz andere Wirkung als Tee oder Kaffee. Er stammt aus einer öligen, stärkehaltigen Nuss, die überhaupt keine stärkende Wirkung hat, sondern nur das Fett vermehrt. Daher macht man sich nur über die Kranken lustig, wenn man ihn einen Ersatz für Tee nennt. Was seine wiederherstellende Kraft betrifft, so könntet Ihr ihnen genauso gut Kastanien anstatt Tee anbieten.

Die Menge

Ein fast überall verbreiteter Irrtum unter Krankenschwestern betrifft die Menge an Nahrung, insbesondere an Getränken, die sie ihren Patienten anbieten. Angenommen, ein Patient bestellte vier Unzen Branntwein am Tag, wie soll er ihn zu sich nehmen, wenn Ihr durch Verdünnen vier Pinten daraus macht? Ebenso verhält es sich mit Tee und Fleischbrühe, mit Pfeilwurz, Milch usw. Ihr habt nicht die Nahrhaftigkeit erhöht, Ihr habt nicht die wiederherstellende Kraft dieser Nahrungsmittel gesteigert, indem Ihr die Menge vergrößert habt. Ihr habt sehr wahrscheinlich beides vermindert, und zwar sowohl dadurch, dass Ihr der Verdauung des Patienten mehr zu tun gegeben habt, als auch dadurch, dass – und dies ist das Wahrscheinlichste von allem – der Patient die Hälfte des ihm Verordneten stehen lässt, weil er die Menge nicht schlucken kann, die Ihr nach Eurem Belieben daraus gemacht habt. Es erfordert sehr gute Beobachtung und Sorgfalt (und die trifft man kaum an), um zu entscheiden, was nicht zu dick oder stark für den Patienten ist, ohne ihm zugleich mehr zu geben als die Menge, die er zu schlucken vermag.

Kapitel 8
Bett und Bettzeug

Fiebrigkeit – ein Symptom des Bettens

Einige Worte über Bettstellen und Bettzeug, hauptsächlich mit Blick auf diejenigen Patienten, die vollständig oder fast vollständig ans Bett gefesselt sind:

Man hält im Allgemeinen Fiebrigkeit für ein Symptom des Fiebers – in neun von zehn Fällen ist es ein Symptom des Bettens.

Der Patient nimmt ständig seine eigenen Ausdünstungen, die Tag für Tag und Woche für Woche sein ungelüftetes Bettzeug durchtränken, wieder in seinen Körper auf. Wie sollte es auch anders sein? Schaut Euch das Bett an, in dem der Patient gewöhnlich liegt.

Unsauberkeit des gewöhnlichen Bettzeugs

Wenn ich nach einem Beispiel Ausschau halten würde, um zu zeigen, was man *nicht* tun soll, würde ich als Muster ein gewöhnliches Bett in einem Privathaus nehmen: ein hölzernes Bettgestell, zwei oder sogar drei Matratzen über Tischhöhe aufgetürmt, ein Vorhang vor den Bettpfosten am Gestell befestigt – nur ein Wunder könnte je ein solches Bett und Bettzeug gründlich trocknen oder lüften. Der Patient ist zwangsläufig einem Wechsel von kalter Feuchtigkeit – nachdem sein Bett gemacht ist – und warmer Feuchtigkeit – bevor es gemacht ist – ausgesetzt. In beiden Fällen ist sie mit organischer Materie gesättigt, und zwar ab dem Zeitpunkt, an dem man die Matratzen unter ihn legt, bis man sie auseinandernimmt – wenn dies überhaupt jemals geschieht.

Wärmt eben darum das Nachtgewand immer vorab am Feuer, wenn es nach dem Waschen des Patienten unumgänglich ist, es dem Patienten auch wieder anzuziehen. Das Nachthemd, das er getragen hat, ist zwangsläufig zu einem gewissen Grade feucht. Es wird nun dadurch kalt, dass es einige

Minuten nicht getragen wird. Das Feuer wird es trocknen und gleichzeitig lüften. Das ist hier viel wichtiger als bei sauberen Sachen.

Wenn Ihr bedenkt, dass ein gesunder Erwachsener durch die Lunge und die Haut innerhalb von 24 Stunden mindestens drei Pinten[1] Feuchtigkeit ausdünstet, getränkt mit organischer, in Fäulnis übergehender Materie, dass während einer Krankheit diese Menge oft stark vergrößert ist und immer eine schädlichere Qualität besitzt als bei Gesunden – fragt Euch nur selbst als nächstes: Wo geht all diese Feuchtigkeit hin? Vorwiegend in das Bettzeug, weil sie nirgendwo sonst hin kann. Und sie bleibt dort, weil kaum versucht wird, es irgendwie anders zu lüften, abgesehen vielleicht von einem wöchentlichen Wechsel der Betttücher.

Lüftet die schmutzigen Leintücher, nicht nur die sauberen

Eine Krankenschwester wird, bis sie geradezu kribbelig wird, große Sorgfalt darauf verwenden, durch Lüften saubere Betttücher von sauberer Feuchtigkeit zu befreien – aber schmutzige Betttücher von schädlicher Feuchtigkeit zu befreien, das kommt ihr überhaupt nie in den Sinn. Davon abgesehen: Die gefährlichsten uns bekannten Ausdünstungen stammen von den Ausscheidungen der Kranken – und diese stellt man zumindest zeitweise dort ab, wo sie zwangsläufig ihre Ausdünstungen in die Unterseite des Betts abgeben. Der Raum unter dem Bett wird jedoch nie gelüftet; so wie wir die Dinge arrangiert haben, ist es unmöglich. Ist es nicht unumgänglich, dass ein solches Bett immer mit Ausdünstungen gesättigt ist, und ist es nicht immer ein Mittel, um dem Organismus des unglücklichen Patienten, der in ihm liegt, diese von Ausscheidungen herrührende Materie wieder zuzuführen, während die Natur doch die Krankheit ausdrücklich dazu bestimmt hat, diese Materie aus dem Körper zu entfernen?

Ich verliere jedes Mal fast den Mut, wenn ich höre, dass die gute Hausfrau jeder gesellschaftlichen Klasse sagt: "Ich versichere Ihnen, man hat in diesem Bett gut geschlafen", und man nur hoffen kann, dass es nicht der Wahrheit entspricht. Wie? Ist das Bett bereits mit den Ausdünstungen von

---

[1] 3 Pinten entsprechen etwa 1,7 Litern.

jemand anderem gesättigt, bevor mein Patient kommt und seine eigene Feuchtigkeit da hinein ausdünstet? Gab es überhaupt keine Gelegenheit, es zu lüften? Nein, keine einzige. "Jede Nacht wurde darin geschlafen."

Eiserne Bettstellen mit Sprungfedern sind am besten

Der einzige Weg, einen wirklichen Patienten tatsächlich zu pflegen, besteht darin, ein *eisernes* Bettgestell mit einem Rost aus Sprungfedern zu beschaffen, die bis zur Matratze luftdurchlässig sind (natürlich ohne einen Vorhang vor den Bettpfosten). Es sollte sich um eine dünne Haarmatratze handeln, und das Bett nicht über 3½ Fuß breit sein.

Behaglichkeit und Sauberkeit von *zwei* Betten

Wenn der Patient völlig an das Bett gefesselt ist, sollte man *zwei* solcher Bettgestelle haben. Jedes Bett sollte "gemacht", also vollständig mit Matratze, Betttüchern, Decken usw. versehen sein. Der Patient kann dann zwölf Stunden in jedem Bett verbringen; auf keinen Fall soll er seine Betttücher mitnehmen. Das gesamte Bettzeug sollte jeweils in der Zwischenzeit die anderen zwölf Stunden über zum Lüften aufgehängt werden. Natürlich gibt es viele Fälle, wo dies überhaupt nicht durchführbar ist – und noch viel mehr Fälle, wo es nur annäherungsweise möglich ist. Ich spreche hier von dem Ideal der Krankenpflege, und davon, was man tatsächlich getan hat. Aber über die Art des Bettgestells kann es keinen Zweifel geben, ob man nun eines oder zwei bereitstellen kann.

Das Bett soll nicht zu breit sein

Ein Vorurteil lautet, ein breites Bett sei besser – ich glaube, hier handelt es sich wirklich um ein Vorurteil. All die Erfrischung, die man einem Patienten zukommen lässt, indem man ihn von einer Seite des Betts zur anderen bewegt, lässt sich viel wirksamer dadurch erreichen, dass man ihn in ein frisches Bett legt, und ein Patient, der tatsächlich sehr krank ist, nimmt im Bett nicht viel zusätzlichen Platz in Anspruch. Aber man wendet ein, es sei kein Platz da, um ein Tablett auf einem engen Bett abzustellen. Keine gute Krankenschwester wird überhaupt jemals ein Tablett auf einem Bett abstellen. Wenn der Patient sich auf die Seite drehen kann, isst er viel bequemer von einem Tisch am Bettrand; und ein Bett sollte auf gar keinen Fall jemals höher sein als ein Sofa. Sonst fühlt sich der Patient "von der Menschheit nicht mehr erreichbar"; er kann nichts für sich selbst tun: nichts vermag er selbst zu bewegen. Wenn der Patient sich nicht drehen kann, ist ein Tisch über dem Bett besser. Ich brauche kaum zu betonen, dass das Bett des Patienten nie mit der Seite an der Wand stehen sollte. Eine Krankenschwester muss leicht an beide Bettseiten gelangen und jeden Körperteil des Patienten erreichen können, ohne sich zu strecken – dies ist unmöglich, wenn das Bett zu breit oder zu hoch ist.

Das Bett soll nicht zu hoch sein

Wenn ich einen Patienten in einem neun oder zehn Fuß hohen Raum auf einem vier oder fünf Fuß hohen Bett sehe, und sein Kopf bei aufrechtem Sitz in der Tat nur zwei oder drei Fuß von der Decke entfernt ist, dann frage ich mich: Hat man dies ausdrücklich geplant, um bei ihm dieses besonders beängstigende Gefühl zu hervorzurufen, das bei Kranken allgemein verbreitet ist, nämlich, als ob die Wände und die Decke sich über ihnen zusammenschließen würden, und sie sich wie ein Sandwich zwischen Fußboden und Decke eingepfercht fühlen – eine Vorstellung, die doch hier in der Tat nicht weit von der Wahrheit entfernt ist? Wenn darüber hinaus das Fenster nicht ganz bis zur Decke reicht, dann kann der Kopf des Patienten buchstäblich über die Schicht frischer Luft hinausgehoben sein, auch wenn das Fenster offen ist. Kann widersinniges menschliches Handeln darin noch weiter gehen, den von Gott geschaffenen Wiederherstellungsprozess aufzuheben? Tatsache ist, dass die Köpfe von Schlafenden oder Kranken nie höher liegen sollten als der Übergang zum Abzugsrohr des Kamins. Dies stellt sicher, dass ihnen die beste Luft zuströmt. Und wir wollen nicht annehmen, dass Ihr womöglich Euren Kamin mit einem Kaminbrett verschlossen habt.

Wenn ein Bett höher ist als ein Sofa, ist der Grad der Ermüdung, in und aus dem Bett zu gelangen, unterschiedlich groß. Für den Patienten (wenn er überhaupt hinein und heraus gelangen kann) dürfte dies sehr oft genau den entscheidenden Unterschied ausmachen, ob er in der Lage sein wird, ein paar Minuten lang körperliche Übungen zu machen, sei es an der frischen Luft oder in einem anderen Zimmer, oder nicht. Es ist wirklich sehr seltsam, dass die Leute weder dies bedenken, noch, wie viel öfter ein Patient, der 24 Stunden am Tag im Bett liegt, in und aus dem Bett gelangen muss als sie, die hoffentlich nur einmal in 24 Stunden ins Bett und heraus gelangen.

Auch nicht an einem dunklen Ort

Das Bett eines Patienten sollte immer an der hellsten Stelle des Zimmers stehen, und er sollte aus dem Fenster sehen können.

Auch nicht ein Bett mit vier Pfosten und Vorhängen

Ich brauche kaum zu bemerken, dass das alte Bett mit vier Pfosten und Vorhängen völlig inakzeptabel ist, sei es für Kranke oder Gesunde. An Bettstellen in Krankenhäusern ist in vieler Hinsicht weit weniger zu bemängeln als an denen in Privathäusern.

Die Anordnung des Bettzeugs kann oft zu Skrofeln führen

Nicht wenige der offensichtlich unerklärlichen Fälle von Skrofeln bei Kindern rühren, wie man mit gutem Grund annimmt, von der Gewohnheit her, mit dem Kopf unter dem Bettzeug zu schlafen und so bereits ausgeatmete Luft einzuatmen, die wiederum durch Ausdünstungen der Haut verunreinigt ist. Patienten geben sich manchmal einer ähnlichen Gewohnheit hin, und oftmals ist das Bettzeug so angeordnet, dass der Patient zwangsläufig mehr oder weniger von Ausdünstungen der Haut verunreinigte Luft einatmen muss. Eine gute Krankenschwester wird sorgfältig darauf achten. Es handelt sich sozusagen um ein wichtiges Teilgebiet des Lüftens.

Schwindsüchtige Patienten stecken häufig ihre Köpfe unter das Bettzeug, weil es die Heftigkeit der Hustenanfälle lindert, die durch einen Wechsel der Temperatur oder der Feuchtigkeit in unserem veränderlichen Klima hervorgerufen werden. Von allen Stellen, von denen man warme Luft aufnehmen kann, ist unser eigener Körper sicherlich die schlechteste. Und vielleicht brauchen wir uns nicht länger über den "schnellen Verfall" mancher schwindsüchtiger Patienten zu wundern, wenn Krankenschwestern zu dieser Praxis ermutigen. Ein gefaltetes seidenes Taschentuch, leicht über den Mund gelegt, ein Atemgerät, das Inhalieren von Heilmitteldämpfen oder lediglich von Dampf aus einem Becken mit kochendem Wasser, wird einen heftigen Hustenanfall ohne solche Gefahr lindern. Aber man muss Inhalationen sorgfältig durchführen, um den Patienten nicht der Feuchtigkeit auszusetzen.

Wunden durch Aufliegen

Die folgende Bemerkung dürfte sich lohnen, nämlich dass man dort, wo Wundliegen droht, nie eine Decke *unter* den Patienten legen sollte. Sie bleibt feucht und wirkt wie ein Breiumschlag.

Schweres und undurchdringliches Bettzeug

Benutzt nie etwas anderes als leichte wollene[2] Bettdecken, um die Kranken im Bett zuzudecken. Eine schwere undurchdringliche baumwollene Bettdecke ist schlecht, und zwar genau deshalb, weil sie die Ausdünstungen des Kranken festhält, während eine Wolldecke sie durchlässt. Schwache Patienten leiden stets unter schwerem Bettzeug, das sie oft davon abhält, überhaupt fest schlafen zu können.

[2] Im Original: Witney blankets, also wollene Decken, die in Witney, Oxfordshire, einem bedeutenden Zentrum des Wollhandels seit dem Mittelalter, hergestellt wurden.

Krankenschwestern meinen oft, nur der Kranke gehe sie etwas an, nicht das Krankenzimmer

Ich ließ einmal eine "sehr gute Krankenschwester" wissen, dass der Zustand, in dem das Zimmer ihres Patienten gehalten war, seine Schlaflosigkeit schon genügend erklärte, und sie antwortete in bester Laune, sie sei darüber überhaupt nicht überrascht – als ob der Zustand des Zimmers wie der Stand des Wetters völlig außerhalb ihrer Macht stünde. Nun, in welchem Sinne sollte man diese Frau "Krankenschwester" nennen?

Eine richtige Krankenschwester wird immer das Bett ihres Patienten selbst machen und dies nicht dem Hausmädchen überlassen. In gut organisierten Krankensälen macht die Oberschwester (oder "Sister") die Betten bei ihren schlimmsten Fällen selbst, und sie ist immer diejenige, die auf der Station die Betten am besten machen kann. Wenn Ihr bedenkt, wie wichtig der Schlaf für die Kranken ist, wie notwendig ein gut gemachtes Bett ist, damit sie schlafen können, so werdet Ihr diesen wesentlichen Teil Eurer Aufgaben *niemand anderem* überlassen. Aber eine achtlose Krankenschwester verdoppelt die Decken über der Brust des Patienten, anstatt dort lediglich das geringste Gewicht zu lassen – sie legt eine dicke warme Decke unter ihn –, sie dreht nicht die Matratze nach *jeder* Richtung jeden Tag; und der Patient würde es wohl vorziehen, wenn sein Bett von irgendjemand anderem gemacht würde.

Kissen

Ein Wort über Kissen: Jeder schwache Patient, welche Krankheit er auch immer haben mag, leidet mehr oder weniger an Atembeschwerden. Erstens: Das Gewicht des Körpers von der armen Brust wegzunehmen, die in diesem Zustand kaum ihre Arbeit verrichten kann, sollte deshalb das Ziel der Krankenschwester sein, wenn sie seine Kissen herrichtet. Was tut sie nun aber und welches sind die Folgen? Sie schichtet die Kissen wie eine Wand von Ziegelsteinen aufeinander. Der Kopf wird auf die Brust herabgedrückt. Und die Schultern werden nach vorne gedrückt, so dass sie den Lungen keinen Raum lassen, sich auszudehnen. In der Tat lehnen sich die Kissen an den

Patienten, nicht der Patient an die Kissen. Es ist nicht möglich, dafür eine Regel aufzustellen, weil man entsprechend dem Körperbau des Patienten unterschiedlich vorgehen muss. Aber das Ziel ist, mit den Kissen den Rücken *unterhalb* des Atemapparats zu unterstützen, den Schultern zu erlauben, zurückzufallen, und den Kopf zu stützen, ohne ihn nach vorn zu drücken. Das Leiden sterbender Patienten wird ungeheuer verstärkt, wenn man diese Punkte vernachlässigt. Und mancher Kranke, der zu schwach ist, seine Kissen selbst zurechtzurücken, steckt sein Buch oder irgendetwas anderes, was zur Hand ist, hinter den unteren Teil seines Rückens, um ihn zu stützen. Zweitens: Große Patienten leiden viel mehr als kleine, weil die langen Glieder an der Taille *ziehen*. Eine Vorrichtung, gegen die sie ihre Füße stemmen können, ist eine Erleichterung für alle.

Krankenstühle

Was ich oben über die beiden zu beachtenden Grundsätze, wie man Patienten im Bett Erleichterung verschafft, gesagt habe, gilt, wie ich hinzufügen muss, genauso, wenn die Patienten auf sind. Ich habe kaum jemals einen Krankenstuhl gesehen, der nicht so konstruiert war, dass er ausdrücklich beide Grundsätze verletzte – das heißt, er *erhöhte* den Zug der Glieder an der Taille, drückte zu viel an Gewicht auf die Achse der Wirbelsäule und verhinderte dabei jede Erleichterung für die Brust. Ein gewöhnlicher, *niedriger*, gut gepolsterter Armstuhl mit Kissen und einer Fußbank ist im Allgemeinen viel besser als jeder der komplizierten Krankenstühle. Schon die Idee, einen zu besteigen, erschreckt den Patienten. Sie sind alle zu hoch, der Sitz zu tief, und sie unterstützen Beine und Füße nicht, um die Knie anheben zu können, was im Allgemeinen für aufrecht sitzende Kranke eine große Erleichterung bedeutet. Es ist wesentlich, den Körper des Kranken an so vielen Stellen wie möglich zu unterstützen. Genau das ist es, was Krankenstühle *nicht* leisten, und wenn der Patient darin sitzt, kann er nicht heraus.

Kapitel 9
Licht

Licht ist für die Gesundheit wie auch für die Genesung unentbehrlich

Alle meine Erfahrungen mit Kranken führen uneingeschränkt zu der Schlussfolgerung: Ihr Bedürfnis nach Licht steht nur ihrem Bedürfnis nach frischer Luft nach;[1] nach einem stickigen Zimmer ist das, was sie am meisten schädigt, ein dunkler Raum, und es ist nicht nur Licht, sondern direktes Sonnenlicht, das sie benötigen. Ihr solltet, je nach Lage der Zimmer, den Patienten lieber in einen sonnigen Raum tragen, wenn es die Umstände erlauben, als ihn in einem sonnenabgewandten Zimmer bleiben zu lassen. Die Leute denken, die Sonne wirke nur auf die Stimmung. Das ist keineswegs der Fall. Die Sonne ist nicht nur ein Maler, sondern auch ein Bildhauer. Ihr gebt doch zu: Sie bewirkt, dass ein Foto entsteht. Ohne hier eine wissenschaftliche Erörterung zu beginnen, müssen wir doch akzeptieren, dass Licht genauso wirkliche und greifbare Auswirkungen auf den menschlichen Körper hat. Aber das ist noch nicht alles: Wer hat noch nicht die reinigende Wirkung von Licht, insbesondere von direktem Sonnenlicht, auf die Luft eines Zimmers beobachtet? Was man hier beobachtet, ist eine Erfahrung, die jeder macht. Geht in ein Zimmer mit immer geschlossenen Läden (in einem Krankenzimmer oder einem Schlafzimmer sollten die Läden nie geschlossen sein) – und obwohl der Raum unbewohnt ist, obwohl die Luft nie durch das Atmen menschlicher Wesen verunreinigt wurde, werdet Ihr den stickigen, muffigen Geruch verdorbener Luft bemerken, *das heißt*, von Luft, die nicht durch die Wirkung der Sonnenstrahlen gereinigt ist. Der muffige Geruch von dunklen Zimmern und Ecken ist in der Tat sprichwörtlich. Ein heiteres Zimmer und der Nutzen des Lichts haben bei der Behandlung von Krankheiten größte Bedeutung.

---

[1] Hier spricht Florence Nightingale dem Licht den zweiten Rang nach der Luft zu; im Kapitel "Welche Nahrung" hatte sie bereits der Kost den zweiten Rang zugesprochen.

Lage, Blick und Sonnenlicht haben erstrangige Bedeutung für die Kranken

Eine sehr hohe Autorität für Krankenhausbauten hat die Ansicht geäußert, dass die Leute bei der Gebäudeplanung den Unterschied zwischen Krankensälen und Schlafsälen nicht genügend berücksichtigen. Ich gehe jedoch noch weiter und sage, gesunde Leute bedenken nie den Unterschied zwischen *Schlaf*zimmern und *Kranken*zimmern, wenn sie für die Kranken Vorkehrungen treffen. Für einen gesunden Schläfer hat es keine Bedeutung, welche Aussicht er vom Bett aus hat. Er sollte nie darin sein, außer wenn er schläft und in der Nacht. Die Lage hat für die Reinigung der Luft auch nicht sehr viel Bedeutung (vorausgesetzt, die Sonne bescheint das Schlafzimmer jeden Tag für einige Zeit), weil er nie in seinem Schlafzimmer sein sollte, außer zu den Stunden, in denen die Sonne nicht scheint. Aber bei Kranken verhält es sich genau umgekehrt, auch wenn sie genauso viele Stunden außerhalb ihrer Betten verbringen sollten wie Ihr in Euren, was sie wahrscheinlich nicht tun. Deshalb sollten sie dazu in der Lage sein – wenn Ihr ihnen nichts anderes zeigen könnt –, von ihren Betten aus zumindest Himmel und Sonnenlicht zu sehen, ohne sich aufzurichten oder sich im Bett zu drehen. Ich versichere Euch: Das kommt, wenn es für ihre Genesung nicht das Allerwichtigste ist, diesem doch sehr nahe. Und als eine Eurer allerersten Maßnahmen solltet Ihr danach sehen, wie die Betten Eurer Kranken stehen. Wenn sie aus zwei Fenstern sehen können anstatt aus einem, desto besser. Noch einmal: Die Morgensonne und die Mittagssonne – die Stunden, zu denen die Kranken ziemlich sicher nicht auf sein werden – sind, wenn man eine Wahl treffen muss, wichtiger für sie als die Nachmittagssonne. Vielleicht könnt Ihr sie am Nachmittag aus dem Bett aufstehen lassen und ans Fenster setzen, wo sie dann die Sonne sehen können. Aber die beste Regel ist, ihnen möglichst direktes Sonnenlicht zu verschaffen, vom Aufgang der Sonne bis zu ihrem Untergang.

Ein anderer großer Unterschied zwischen einem *Schlaf*zimmer und einem *Kranken*zimmer ist, dass der *Schläfer* zu Beginn der Nacht einen sehr großen Vorrat an frischer Luft zur Verfügung hat, wenn sein Zimmer den ganzen Tag lang offen stand, wie es der Fall sein sollte – der *Kranke* hat dagegen keinen, weil er den ganzen Tag die Luft in demselben Zimmer eingeatmet und sie durch seine eigenen Ausdünstungen verunreinigt hat. Deshalb ist viel mehr Sorgfalt nötig, um einen ständigen Luftaustausch im Krankenzimmer aufrechtzuerhalten.

Man braucht wohl kaum hinzuzufügen, dass es akute Krankheitsfälle gibt (insbesondere einige Fälle von Augenkrankheiten, und Fälle, in denen das Auge aufgrund der Krankheit empfindlich ist), bei denen gedämpftes Licht notwendig ist. Aber ein dunkles, nach Norden hin gelegenes Zimmer ist selbst in diesen Fällen nicht akzeptabel. Man kann immer durch Rollläden und Vorhänge gedämpftes Licht einfallen lassen.

Schwere, dicke, dunkle Fenster- oder Bettvorhänge sollte man jedoch kaum jemals für Kranke – um welche Art von Krankheit es sich auch handelt – in diesem Land verwenden. Ein leichter weißer Vorhang am Kopfende des Betts ist im Allgemeinen alles, was notwendig ist, und ein grüner Rollladen am Fenster, der nur dann heruntergelassen wird, wenn es nötig ist.

Ohne Sonnenlicht lassen wir Körper und Geist degenerieren

Einer der größten Beobachter menschlicher (nicht physiologischer) Dinge sagt in einer anderen Sprache: "Wo Sonne ist, da ist Gedanke." Die ganze Physiologie läuft darauf hinaus, dies zu bestätigen. Wo die Schattenseite tiefer Täler sich befindet, dort gibt es Kretinismus. Wo es Keller und unbeschienene Seiten enger Gassen gibt, dort trifft man degenerierte und schwächliche Vertreter des Menschengeschlechts an – Geist und Körper degenerieren gleichermaßen. Bringt die bleiche welkende Pflanze und das bleiche dahinsiechende menschliche Geschöpf in die Sonne, und beide werden, wenn ihr Zustand nicht zu weit fortgeschritten ist, Gesundheit und Lebensfreude wiedererlangen.

Fast alle Patienten liegen mit dem Gesicht dem Licht zugewandt

Es ist auffallend zu beobachten, dass fast alle Patienten mit ihrem Gesicht dem Licht zugewandt liegen, genau wie Pflanzen immer zum Licht hin emporwachsen; ein Patient wird sogar beklagen, dass es ihm Schmerzen bereitet, "auf dieser Seite zu liegen". "Aber warum *liegen* Sie dann auf dieser Seite?" Er weiß es nicht, aber wir wissen es – weil es nämlich die Seite zum Fenster hin ist. Ein Arzt, der mit der Mode geht, hat vor kurzem in einem Regierungsbericht veröffentlicht, dass er seine Patienten das Gesicht immer vom Licht wegdrehen lässt. Ja, aber die Natur ist stärker als Ärzte, die mit der Mode gehen, und sie wendet, verlasst Euch darauf, die Gesichter zurück und *hin* zu solchem Licht, so gut sie kann. Geht durch die Säle eines Krankenhauses, erinnert euch an die Lage von Patienten, die Ihr in Privathäusern gesehen habt, und zählt, wie viele Kranke Ihr je gesehen habt, die mit ihrem Gesicht zur Wand hin lagen.

Kapitel 10
Sauberkeit von Zimmern und Wänden

Sauberkeit von Teppichen und Möbeln

Es kann doch nicht notwendig sein, einer Krankenschwester zu sagen, sie selbst solle sauber sein oder sie solle ihren Patienten sauber halten – wenn man sieht, dass der größere Teil der Krankenpflege darin besteht, Sauberkeit zu halten. Kein Lüften kann ein Zimmer oder einen Krankensaal frisch machen, wenn man nicht peinlich genau auf Sauberkeit achtet. Wenn der Wind nicht mit einer Geschwindigkeit von zwanzig Meilen pro Stunde durch die Fenster weht, werden staubige Teppiche, schmutzige Täfelungen und muffige Vorhänge und Möbel unzweifelhaft Modergeruch von sich geben. Ich wohnte in einem großen und teuer eingerichteten Haus in London, wo ich die einzige ständige Bewohnerin in zwei sehr vornehmen Zimmern mit gegenüberliegenden Fenstern war, und doch konnte man aufgrund der oben genannten schmutzigen Gegebenheiten durch Öffnen der Fenster diese Zimmer niemals von stickigem Geruch befreien. Aber nachdem der Teppich und die Vorhänge vollständig aus den Zimmern entfernt worden waren, wurden die Räume so frisch, wie man es sich nur wünschen konnte. Es ist völliger Unsinn zu behaupten, man könne in London ein Zimmer nicht sauber halten. Viele unserer Krankenhäuser beweisen genau das Gegenteil.

Staub wird heutzutage nie entfernt

Kein einziges Staubkörnchen wird entfernt oder kann jemals entfernt oder wirklich beseitigt werden bei der derzeitigen Abstaubmethode. "Abstauben" bedeutet heutzutage nichts anderes, als bei geschlossenen Türen und Fenstern den Staub von einem Abschnitt des Zimmers zum anderen zu wedeln. Wozu Ihr das tut, leuchtet mir nicht ein. Ihr solltet besser den Staub liegen lassen, wenn Ihr ihn nicht vollständig fortschafft. Denn von da an, wo ein Zimmer ein Zimmer zu sein beginnt, bis zu dem Zeitpunkt, wo es keines mehr ist, verlässt kein Staubatom je wirklich sein Umfeld. Ein Zimmer sauber zu machen, heißt heutzutage nichts anderes, als ein Ding von einem Ort wegzuschaffen, den es, indem es dastand, sauber gehalten hatte – hin zu einem anderen und schmutzigeren. Saubermachen, indem man abstaubt, ist nur bei Bildern oder Dingen aus Papier zulässig. Der einzige mir bekannte Weg, um Staub – die Plage aller Liebhaber frischer Luft – zu *entfernen*, ist, alles mit einem feuchten Tuch zu wischen. Und alle Möbel sollten so beschaffen sein, dass man sie ohne Schädigung mit einem feuchten Tuch abwischen kann, und so poliert, dass man sie, ohne andere zu schädigen, feucht machen kann. "Abstauben", wie man es heute praktiziert, bedeutet in Wirklichkeit, Staub gleichmäßiger in einem Zimmer zu verteilen.

Wie ein Zimmer *abgestaubt* wird

Wenn Ihr gerne Eure Möbel dadurch säubert, dass Ihr Eure sauberen Kleider auf Euren schmutzigen Stühlen oder Sofa auslegt, so ist dies sicherlich ein Weg. Nachdem ich viele Jahre lang mit immer größerem Erstaunen Zeuge jener morgendlichen Verrichtung war, die "Zimmer säubern" genannt wird, kann ich beschreiben, woraus sie besteht: Von den Stühlen, Tischen oder dem Sofa, auf dem die "Sachen" während der Nacht gelegen haben, und die deshalb vergleichsweise sauber von Staub oder Ruß sind, werden die armen "*Sachen*", die "etwas abbekommen" haben, entfernt und auf andere Stühle, Tische, Sofas gestellt, auf deren staubige oder rußige Oberfläche Ihr Euren Namen mit dem Finger schreiben könntet. Die *andere* Seite der Sachen ist deshalb jetzt gleichmäßig schmutzig oder staubig. Das Hausmädchen staubt dann alles ab, oder zumindest einige Sachen, die nicht außerhalb ihrer Reichweite liegen, mit einem Ding, das "Staublappen" genannt wird – der Staub wirbelt hoch und legt sich gleichmäßiger als vor der Operation. Das Zimmer wurde nun "in Ordnung gebracht".

Fußböden

Was Fußböden betrifft, so ist der einzige mir bekannte wirklich saubere Fußboden der Berliner *Lack*fußboden, der jeden Morgen nass und trocken

gescheuert wird, um den Staub zu entfernen. Das französische *Parkett* ist immer mehr oder weniger staubig, obwohl es hinsichtlich Sauberkeit und Gesundheit unserem absorbierenden Fußboden unendlich überlegen ist.
Für ein Krankenzimmer ist ein Teppich vielleicht das am wenigsten Zweckmäßige, was man überhaupt hätte erfinden können. Wenn dort ein Teppich liegen muss, so besteht die einzige Sicherheit darin, ihn zwei- oder dreimal pro Jahr abzunehmen anstatt einmal. Ein schmutziger Teppich verseucht buchstäblich das Zimmer. Und wenn Ihr die riesige Menge an organischer Materie von den Füßen der hereinkommenden Leute bedenkt, mit der er zwangsläufig durchtränkt wird, dann überrascht dies in keiner Weise.

Fußböden scheuern

Es ist sehr zu beanstanden, Fußböden von Krankenzimmern zu scheuern, und zwar aus folgendem Grund: In jedem vielbewohnten Schulzimmer oder Krankensaal macht sich beim Scheuern des Fußbodens ganz deutlich ein Geruch bemerkbar, der sich von Wasser und Seife stark unterscheidet. Es wird nämlich organische Materie abgegeben, mit der die absorbierenden Fußböden von den Füßen und der Atmung der Bewohner durchtränkt sind.

Dies ist eine Ursache von Erysipelen in Krankenhäusern.

Trockener Schmutz ist vergleichsweise unschädlich. Nasser Schmutz dagegen wird gefährlich.

Ungereinigte Städte in Gegenden mit trockenem Klima wurden durch die Wasserversorgung geradezu zu einer Seuchenquelle.

Ärzte haben das Scheuern in Krankenhäusern verboten. Und Krankenschwestern haben es ganz früh am Morgen getan, um nicht entdeckt zu werden.

Was sollte also getan werden?

Was das Krankenzimmer betrifft, sollte man immer den Arzt fragen, ob und zu welcher Zeit er den Fußboden gescheuert haben möchte. Wenn man den Patienten transportieren kann, so wird es wahrscheinlich am besten sein, den Fußboden nur dann zu scheuern, wenn man ihn in ein anderes Zimmer bringen kann, und man den Raum durch Feuer und Öffnen der

Fenster trocknet, bevor er zurückkehrt. Man muss deshalb einen trockenen Tag und keinen feuchten wählen.

Aber ein Krankenzimmer im Privathaus (wo man nicht so viel ein- und ausgeht wie in einem Krankensaal im Krankenhaus) wurde vollkommen sauber gehalten, indem man den Fußboden mit einem feuchten Tuch wischte und mit einer Bodenbürste trocknete.

Alle Möbel wurden auf dieselbe Weise mit einem in heißem Wasser ausgewrungenen Tuch abgewischt und das Zimmer so von Staub befreit.

Dies geschah aus Anlass einer Operation.

In mehr als einem Krankenhaus wurde dieser Zweck dadurch erreicht, dass man die Fußböden ebnete, sie mit "trocknendem" Leinsamenöl sättigte und gut einrieb, sie (lediglich um des Aussehens willen) färbte und Bienenwachs und Terpentin verwendete.

Der Fußboden wurde mit einer Bürste gesäubert, über die ein Tuch gezogen war. Und wenn man etwas Widerliches verschüttet hatte, wurde es sofort mit Seife und Wasser weggewischt, und die Stelle getrocknet.

Ich hoffe, der Tag wird kommen, an dem in England absorbierende Fußböden überhaupt nicht mehr in Gebrauch sind, sei es in Schulzimmern, Irrenanstalten, Krankenhäusern oder Häusern.

Tapezierte, mit Kalk verputzte und mit Ölfarbe angestrichene Wände

Was die Wände betrifft, so ist die tapezierte Wand die schlechteste; die zweitschlechteste ist die verputzte. Aber die verputzte Wand kann man durch häufiges Tünchen mit Kalk unschädlich machen. Tapeten muss man häufig erneuern. Glasierte Tapete ist weit weniger gefährlich. Aber die gewöhnliche Schlafzimmertapete ist alles, was sie *nicht* sein sollte.

Die Atmosphäre in gestrichenen und tapezierten Zimmern lässt sich leicht unterscheiden

Wer seine Sinne daran gewöhnt hat, eine für Kranke und Kinder geeignete von einer nicht geeigneten Atmosphäre zu unterscheiden, könnte blind *bei sonst gleichen Umständen*[1] den Unterschied zwischen der Luft in alten gestrichenen und der in alten tapezierten Zimmern benennen. Letztere wird immer muffig sein, auch wenn alle Fenster offenstehen.

Die enge Verbindung zwischen Lüftung und Sauberkeit zeigt folgendes: Eine normale leichte Tapete bleibt viel länger sauber, wenn ein Arnott-Ventilator[2] im Kamin angebracht ist, als es sonst der Fall wäre.

Die beste Wand, die es nun noch gibt, ist die mit Ölfarbe gestrichene. Von dieser kann man die animalischen[3] Überreste abwaschen.*

Sie sind es, die ein Zimmer muffig machen.

* Wie Ihr Eure Wand auf Kosten Eurer Kleider sauber halten könnt[4]

Wenn Ihr gerne Eure schmutzige Tür oder einen Teil Eurer schmutzigen Wand abwischen wollt, indem Ihr Euer sauberes Kleid oder Euren Schal dort an einen Haken hängt, so ist dies sicherlich ein Weg, und zwar der gebräuchlichste, und im Allgemeinen der einzige, die Tür oder auch die Wand in einem Schlafzimmer zu säubern.

[1] Im Original findet sich hier die lateinische Redewendung *caeteris paribus*.

[2] Neil Arnott (1788-1874), schottischer Arzt und Naturphilosoph, erfand einen rauchfreien Ofen und den Arnott-Ventilator. Dieser wurde im Kamin angebracht, um erhitzte und unreine Luft entweichen zu lassen.

[3] Der Begriff "animalisch" bezieht sich auf Körperfunktionen und -vorgänge, die der Mensch mit Tieren als niederen Lebewesen gemeinsam hat. Florence Nightingale geht es in den "Notes on Nursing" insbesondere um Ausdünstungen und Abscheidungen.

[4] Diese Überschrift und dieser Abschnitt stehen im Original als Fußnote.

Die beste Art von Wand für ein Krankenzimmer

Die beste Wand für ein Krankenzimmer oder einen Krankensaal, die man herstellen könnte, besteht aus reinem weißen, nicht absorbierendem Zement oder Glas oder glasierten Kacheln, wenn man dafür sorgen würde, dass sie gut genug aussehen.

Luft kann genauso wie Wasser verunreinigt werden. Wenn Ihr ins Wasser blast, verunreinigt Ihr es mit der animalischen Materie Eures Atems. Genauso verhält es sich mit der Luft. Die Luft ist immer unrein in einem Zimmer, dessen Wände und Teppiche mit animalischen Ausdünstungen durchtränkt sind.

Mangelnde Sauberkeit in Zimmern und Krankensälen – wogegen Ihr Vorkehrungen treffen müsst –, kann nun auf dreierlei Art und Weise entstehen.

Unreine Luft von draußen

Erstens: Von draußen kommt schmutzige Luft, verunreinigt durch Abwasserkanäle, Ausdünstungen von schmutzigen Straßen, Rauch, Anteile von nicht verbranntem Brennmaterial, Stroh und Pferdemist.

Die beste Art von Wand für ein Haus

Wenn die Leute nur die Außenwände ihrer Häuser mit einfachen oder gebrannten Kacheln bedecken würden, was für eine unermessliche Verbesserung würde dies hinsichtlich Licht, Sauberkeit, Trockenheit, Wärme und folglich Wirtschaftlichkeit bedeuten. Der Wasserstrahl einer Feuerspritze würde dann wirksam die Außenseite eines Hauses abwaschen. Diese Art und Weise, *Wände zu errichten*, würde gemeinsam mit dem Pflastern dazu beitragen, die Gesundheit in Städten zu verbessern.

Schmutzige Luft von drinnen

Zweitens: Schmutzige Luft kommt von drinnen, von Staub, den Ihr oft von einer Stelle an die andere schiebt, aber nie entfernt. Und dies erinnert mich an etwas, was eine *unerlässliche Voraussetzung*[5] sein sollte: Habt so wenige vorspringende Leisten in Eurem Zimmer oder Krankensaal wie möglich. Duldet auch unter keinem Vorwand eine nicht sichtbare Leiste. Dort sammelt sich Staub an und wird nie weggewischt. Dies ist eine sichere Methode, die Luft zu verunreinigen. Davon abgesehen werden animalische Ausdünstungen Eurer Insassen sich in Euren Möbeln festsetzen. Und wenn Ihr Eure Möbel nie ordentlich säubert, wie können dann Eure Zimmer oder Krankensäle anders als muffig sein? Lüftet, wie es Euch gefällt – die Zimmer werden nie angenehm sein. Zudem gibt es eine beständige sogenannte *Zersetzung* bei allen außer bei polierten und glasierten Gegenständen – *zum Beispiel* wird für die Färbung bestimmter grüner Tapeten Arsen verwendet. Genau in dem Staub nun, der in solcherart grün tapezierten Zimmern herumliegt, hat man eindeutig Arsen nachgewiesen. Ihr seht: Euer Staub ist alles andere als harmlos; dennoch werdet Ihr solchen Staub auf Euren Leisten für Monate, in Euren Zimmern für immer herumliegen lassen.

Dazu kommt noch: Feuer füllt den Raum mit Kohlenstaub.

Schmutzige Luft vom Teppichboden

Drittens: Schmutzige Luft kommt auch vom Teppich. Sorgt daher bei Teppichen vor allem dafür, dass in ihnen nicht der animalische Schmutz von den Füßen der Besucher bleibt. Fußböden sind genauso schlecht, wenn nicht das Gefüge des Holzes aufgefüllt und poliert ist. Der bereits erwähnte Geruch vom Fußboden eines Schulzimmers oder Krankensaals allein könnte, wenn Feuchtigkeit die organische Materie herauszieht, mit der der Boden durchtränkt ist, genug sein, um uns vor dem Unheil zu warnen, das hier vor sich geht.

---

[5] Im Original: *sine qua non*.

Gegenmittel

Man kann nun die Außenluft nur durch Verbesserungen auf dem Gebiet der öffentlichen Hygiene und durch die Beseitigung von Rauch sauber halten. Schon die Ausgaben für Seife, die man durch diese eine Verbesserung sparen würde, lassen sich kaum berechnen.

Die Innenluft kann man nur durch außerordentliche Sorgfalt in der obengenannten Art und Weise sauber halten, nämlich indem man die Wände, Teppiche, Möbel, Leisten etc. von organischer Materie und Staub (Staub, der zum großen Teil aus dieser organischen Materie besteht), von denen sie durchtränkt werden – und das ist es, was das Zimmer in Wirklichkeit muffig macht –, befreit.

Ohne Sauberkeit kann das Lüften nicht seine volle Wirkung entfalten, und ohne Lüften bekommt man keine gründliche Sauberkeit.

Nur wenige Leute, welche Klasse der Gesellschaft auch ihr sozialer Hintergrund sei, haben irgendeine Ahnung von der enormen Sauberkeit, die im Krankenzimmer vonnöten ist. Denn vieles von dem hier Gesagten bezieht sich weniger auf das Krankenhaus als auf das Krankenzimmer im Privathaus. Der verqualmte Kamin, die staubigen Möbel, die Nachtgeschirre, die nur einmal pro Tag geleert werden, sorgen oft dafür, dass in den besten Privathäusern die Luft für die Kranken ständig verunreinigt ist.

Die Gesunden haben die merkwürdige Angewohnheit zu vergessen, dass das, was für sie nur eine unbedeutende, geduldig "zu ertragende" Unannehmlichkeit darstellt, für die Kranken eine die Genesung verzögernde Leidensquelle ist, wenn sie nicht sogar den Tod beschleunigt. Gesunde sind kaum jemals länger als höchstens acht Stunden im selben Zimmer. Sie können sich immer eine Abwechslung verschaffen, und sei es auch nur für ein paar Minuten. Auch während der angenommenen acht Stunden können sie ihre Haltung oder ihre Lage im Raum verändern. Der Kranke aber, der nie sein Bett verlässt, der nicht durch irgendeine eigene Bewegung die Luft, das Licht oder die Wärme um sich herum verändern kann, der keine Ruhe bekommen oder sich aus dem Rauch, dem Geruch oder dem Staub entfernen kann – er wird durch das, was für Euch die unbedeutendste Kleinigkeit ist, tatsächlich vergiftet oder niedergeschlagen.

"Was man nicht heilen kann, muss man ertragen", ist der allerschlimmste und gefährlichste Leitsatz für eine Krankenschwester, der jemals aufgestellt wurde. Geduld und Resignation sind bei ihr nur andere Ausdrücke für Achtlosigkeit oder Gleichgültigkeit – verachtenswert im Hinblick auf sie selbst, schuldhaft im Hinblick auf ihre Kranken.

Kapitel 11
Sauberkeit des einzelnen Patienten

Vergiftung über die Haut

Bei nahezu allen Krankheiten ist die Funktion der Haut mehr oder weniger gestört; und bei vielen überaus bedeutenden Krankheiten erleichtert sich die Natur fast völlig über die Haut. Dies ist insbesondere bei Kindern der Fall. Aber was über die Haut ausgeschieden wird, bleibt auf ihr liegen, wenn es nicht durch Waschen oder durch die Kleidung entfernt wird. Jede Krankenschwester sollte sich dieser Tatsache ständig bewusst sein – denn: Lässt sie zu, dass ihre Kranken ungewaschen bleiben, oder dass sie ihre mit Schweiß oder anderen Ausscheidungen gesättigte Kleidung anbehalten, so greift sie genauso schädigend in die natürlichen, in gesundem Zustand ablaufenden Prozesse ein, wie wenn sie dem Patienten eine Dosis langsam wirkenden Gifts über den Mund verabreichen würde. Über die Haut vergiftet man ihn nicht weniger sicher als über den Mund – die Wirkung tritt nur langsamer ein.

Lüftung und Sauberkeit der Haut sind gleich wichtig

Die große Erleichterung und Behaglichkeit, die Kranke nach sorgfältigem Waschen und Trocknen der Haut erfahrungsgemäß verspüren, ist eine der alltäglichsten Beobachtungen, die man am Krankenbett macht. Aber man darf nicht vergessen: Diese dadurch eingetretene Behaglichkeit und Erleichterung sind nicht alles. Sie sind in der Tat nicht mehr als ein Zeichen dafür, dass die Lebenskräfte entlastet wurden, indem man etwas Bedrückendes entfernt hat. Die Krankenschwester darf es deshalb nie aufschieben, sich um die Sauberkeit des einzelnen Patienten zu kümmern, und sei es unter dem Vorwand, alles dadurch Gewonnene sei etwas Erleichterung, die man ihm genauso gut später verschaffen könne.

In allen gut organisierten Krankenhäusern sollte man darauf achten, und man tut es im Allgemeinen auch. Aber bei Kranken in Privathäusern wird es so gut wie überall vernachlässigt.

Genauso wie es notwendig ist, die Luft bei einem Kranken durch Aufrechterhalten ungehinderter Ventilation häufig zu erneuern, um krankhafte Ausdünstungen von Lunge und Haut zu beseitigen, so ist es erforderlich, die Poren der Haut von allen Ausscheidungen freizuhalten, die sie verstopfen würden. Das Lüften wie auch das Sauberhalten der Haut haben ziemlich genau denselben Zweck – nämlich, schädliche Materie vom Organismus so schnell wie möglich zu entfernen.

Bei all diesen Verrichtungen – wenn man die Haut mit einem Schwamm säubert, sie wäscht und reinigt – sollte man sorgfältig darauf achten, dass nicht eine zu große Oberfläche auf einmal entblößt wird, um das Schwitzen, welches das Übel in anderer Form erneut aufkommen lassen würde, in Grenzen zu halten.

Die verschiedenen Arten, Kranke zu waschen, brauchen hier nicht näher erläutert zu werden – umso weniger, als die Ärzte bestimmen sollten, welche man anzuwenden hat.

Bei mehreren Arten des Durchfalls, der Ruhr usw., bei denen die Haut hart und rau ist, ist die Erleichterung durch Waschen mit viel weicher Seife unermesslich groß. In anderen Fällen wird das Säubern mit Schwamm und lauwarmem Seifenwasser, dann mit lauwarmem Wasser und Abtrocknen mit einem warmen Handtuch verordnet werden.

Jede Krankenschwester sollte sorgfältig darauf achten, ihre Hände tagsüber sehr oft zu waschen. Wenn sie ihr Gesicht auch wäscht, umso besser.

Nun ein Wort zur Reinlichkeit an und für sich.

Abdampfen und Reiben der Haut

Vergleicht, wie schmutzig das Wasser ist, wenn Ihr Euch in kaltem Wasser ohne Seife gewaschen habt, wenn Ihr Euch in kaltem Wasser mit Seife gewaschen habt, und wenn Ihr Euch in heißem Wasser mit Seife gewaschen habt. Ihr werdet feststellen, dass es im ersten Fall kaum irgendwelchen Dreck entfernt hat, im zweiten etwas mehr, und im dritten sehr viel mehr.

Haltet dagegen Eure Hand für eine oder zwei Minuten über eine Tasse heißen Wassers, so werdet Ihr allein durch Reiben mit dem Finger ganze Flocken von Schmutz oder schmutziger Haut entfernen. Nach einem Dampfbad könnt Ihr Euren ganzen Körper auf diese Weise rein schälen. Was ich meine, ist, dass Ihr Eure Haut nicht wirklich säubert, wenn Ihr sie nur mit Wasser wascht oder mit einem nassen Schwamm abwischt. Nehmt ein raues Handtuch, taucht eine Ecke in sehr heißes Wasser – wenn man etwas Weingeist dazugibt, wird sich die Wirkung verstärken – und reibt dann, als ob Ihr das Handtuch mit Eurem Finger in Eure Haut reiben würdet. Die schwarzen Flocken, die abfallen, werden Euch überzeugen, dass Ihr zuvor nicht sauber gewesen seid, egal, wie viel Seife und Wasser Ihr auch verwendet habt. Diese Flocken sind es, die beseitigt werden müssen. Und Ihr könnt Euch mit einem Becher heißen Wassers und Reiben wirklich sauberer halten, als mit einer ganzen Apparatur von Bad, Seife und Schwamm, ohne zu reiben. Es ist ein großer Unsinn zu behaupten, dass irgendjemand schmutzig sein müsse. Man hat Patienten auf diese Weise auf einer langen Seereise genauso sauber gehalten, als ob alles Zubehör wie zu Hause zur Hand gewesen wäre, obwohl man ein Becken voll Wasser nicht entbehren und die Patienten nicht aus ihren Kojen holen konnte.

Das Waschen mit einer großen Menge Wasser führt nicht nur zu Sauberkeit, sondern hat noch ganz andere Wirkungen. Die Haut nimmt Wasser auf, sie wird weicher, und man kann von ihrer Beschaffenheit her besser schwitzen. Mit Seife und weichem Wasser zu waschen, ist deshalb auch aus anderen Gesichtspunkten als der Sauberkeit wünschenswert.

Weiches Wasser

Das Wasser jedoch muss weich sein. Die Leute bedenken dies allerdings nur wenig. Sie denken hauptsächlich daran, dass hartes Wasser ihre Hände rissig macht, nicht aber daran, dass es Trunkenheit, Unsauberkeit und Verdauungsstörungen fördert. Man achtet sehr wenig darauf, dass die von Chirurgen Tag für Tag häufiger verwendeten "nassen Umschläge" völlig gegensätzliche Wirkungen entfalten: Sie vergiften nämlich die Wunde, wenn man sie mit sehr hartem Wasser bereitet. Dagegen reinigen und heilen sie die

Wunde, wenn man sie mit weichem Wasser bereitet. Ist das Wasser hart, lohnt es sich, destilliertes Wasser für jeden nassen Umschlag zu verwenden. Für jede Krankenwaschung lohnt es sich, Regenwasser zu sammeln, Dampf von einem Kocher kondensieren zu lassen oder Wasser zu kochen, was oft die Härte um die Hälfte bis zu drei Viertel vermindert. Seife und *hartes* Wasser machen die Haut Eures Patienten in Wirklichkeit schmutzig. Das Öl in der Seife, die Ausdünstungen der Haut und der Kalk im Wasser bilden nämlich zusammen eine Art Firnis auf der Haut, der, wenn man reibt, in den obengenannten schwarzen Flocken abfällt.

Weiches oder filtriertes Wasser zu verwenden, wenn man Tee oder Getränke zubereitet, Gemüse kocht oder Arzneien herstellt, ist sehr wichtig. Eine achtlose Krankenschwester nimmt zuweilen das Wasser vom Waschtisch für den letztgenannten Zweck. Sie könnte es oft genauso gut unterlassen, die Arznei überhaupt zu geben.

Kapitel 12
Schwatzhaft ausgesprochene Hoffnungen und Ratschläge

Rat geben an Kranke

Der Kranke an seine Ratgeber:

"Meine Ratgeber! – Ihr Name ist Legion.[1] * * * Auf die eine oder andere Weise scheint es eine Bestimmung des allumfassenden Schicksals zu sein, dass jeder Mann, jede Frau und jedes Kind das besondere Vorrecht genießt, mir Rat zu erteilen. Warum? Genau das ist es, was ich wissen will." Und das ist es, was ich ihnen zu sagen habe. Mir wurde geraten, zu jedem bekannten Ort inner- und außerhalb Englands zu gehen, jede Art von Übung mit Hilfe jeder Art von Karren, Wagen, die es gibt – ja, und sogar einer Schaukel (!) und eisernen Hanteln (!) – auszuüben, alle verschiedenen Arten von Stimuli, die jemals erfunden worden sind, aufzunehmen. Und dies, nachdem diejenigen, die das *beste* Rüstzeug haben, es zu wissen – nämlich Mediziner –, nach langer und genauer Beobachtung erklärt haben, dass jede Reise außer Frage stehe, jede Art der Bewegung, welche auch immer, verboten sei, und nachdem sie Essen und Trinken genau festgelegt hatten. Was würden meine Ratgeber sagen, wenn sie die betreuenden Ärzte wären, und ich, ihr Patient, verhielte mich gegen ihren Rat, und würde stattdessen den Rat des gelegentlichen Ratgebers annehmen? Aber das Einzigartige im Denken von Legion ist dieses: Es kommt ihnen niemals in den Sinn, dass jeder andere genau dasselbe tut, und dass ich, der Patient, notgedrungen in reiner Selbstverteidigung sagen *muss* wie Rosalinde[2]: "Ich könnte es nicht alles aushalten."[3]

---

[1] Ihr Name ist Legion bedeutet in Anspielung auf die Bibel (Markus V, 9): Sie sind unzählbar. Die drei nachfolgenden Sterne stehen im Original. Damit dürfte Florence Nightingale die große Zahl von Ratgebern im Schriftbild unterstrichen haben.

[2] Hier spielt Florence Nightingale auf Shakespeares "Wie es Euch gefällt" an.

[3] Hier könnte es sich um ein Zitat einer Bearbeitung von Shakespeares "Wie es Euch gefällt" aus dem 19. Jahrhundert handeln, einen Ausspruch von Rosalinde, die überaus viel Aufmerksamkeit erfährt. Vgl. SKRETKOWICZ (1996), Florence Nightingale's Notes on Nursing, S. 135, Anm. 2.

Schwatzhaft ausgesprochene Hoffnungen sind der Ruin des Kranken

Es mag scheinen, dass "Schwatzhaft ausgesprochene Hoffnungen" eine seltsame Überschrift sei. Aber ich glaube wirklich, es gibt kaum eine größere Sorge, die Kranke zu ertragen haben, als die unheilbaren Hoffnungen ihrer Freunde. Es gibt keine einzige Gewohnheit, gegen die ich mich mit mehr Nachdruck lang und breit aussprechen könnte – und zwar aufgrund tatsächlicher persönlicher Erfahrung, weil ich nämlich deren Auswirkungen im Verlauf von Erkrankungen sowohl auf andere wie auch auf mich selbst beobachtet habe. Ich möchte alle Freunde, Besucher und Betreuer von Kranken ganz dringend auffordern, von diesem häufig unternommenen Versuch abzulassen, den Kranken "aufzuheitern", indem man ihre Gefährdung gering nennt und die Wahrscheinlichkeit ihrer Genesung übertreibt.

Heute sagt der betreuende Arzt den Kranken, die wirklich das Verlangen danach haben, die Wahrheit über ihren Zustand sehr viel eher, als es früher der Fall war.

Wie groß ist also die Dummheit, um es milde auszudrücken, wenn der Freund – und sei er vielleicht sogar ein Mediziner – glaubt, seine nach einer flüchtigen Beobachtung gegebene Beurteilung habe für den Patienten Gewicht. Denn dies steht der Beurteilung des betreuenden Arztes entgegen, die dieser vielleicht nach Jahren der Beobachtung gegeben hat, nachdem er von jeder Hilfe zur Diagnosestellung Gebrauch gemacht hat, vom Stethoskop, der Untersuchung von Puls, Zunge etc., und sicherlich nach viel längerer Beobachtung, als sie der Freund möglicherweise hat ausüben können.

Angenommen, der Patient besitzt gesunden Menschenverstand: Wie kann die "günstige" Beurteilung – wenn man sie überhaupt eine Beurteilung nennen kann – des gelegentlichen Besuchers ihn "aufheitern", wenn sie von der der erfahrenen Ärzte abweicht? Zweifelsohne kann sich die letztere, wie so häufig, als falsch erweisen. Aber welche wird am wahrscheinlichsten falsch sein?

Der Patient will nicht über sich selbst sprechen

Tatsache ist, dass der Patient* durch diese wohlmeinenden, überaus ermüdenden Freunde überhaupt nicht "aufgeheitert" wird. Im Gegenteil: Er ist niedergeschlagen und erschöpft. Wenn er sich einerseits dazu aufrafft, jedem aufeinanderfolgenden Mitglied dieser allzu zahlreichen Verschwörung, deren Name Legion ist, zu sagen, warum er nicht der gleichen Meinung ist wie sie – in welcher Hinsicht es ihm schlechter geht, welche Symptome es gibt, von denen sie nichts wissen –, ist er ermüdet, anstatt "aufgeheitert", und seine Aufmerksamkeit ist auf sich selbst gerichtet. Im Allgemeinen wollen Patienten, die wirklich krank sind, nicht über sich selbst sprechen. Hypochonder schon, aber ich sage wiederum, wir sind nicht beim Thema "Hypochonder".

* Absurde statistische Vergleiche, die vernünftige Leute in der gewöhnlichen Unterhaltung zum Wohl der Kranken gezogen haben[4]

Es gibt natürlich Fälle – etwa bei der ersten Geburt –, in denen eine Versicherung des Arztes oder einer erfahrenen Krankenschwester die geängstigte, leidende Frau mit sehr viel Erfolg aufheitert, indem man ihr sagt, dass an ihrem Fall nichts ungewöhnlich sei und sie nichts zu fürchten brauche als Schmerz für ein paar Stunden. Das ist ein Ratschlag einer ganz anderen Art. Es ist der Ratschlag aus Erfahrung gegenüber völliger Unerfahrenheit. Aber der Ratschlag, auf den wir uns beziehen, ist der Ratschlag aus Unerfahrenheit gegenüber bitterer Erfahrung, und im Allgemeinen läuft es auf nichts anderes hinaus, als dass *ihr* denkt, ich werde von der Schwindsucht genesen, weil irgendjemand irgendjemanden irgendwo kennt, der vom Fieber genesen ist.

Ich habe gehört, wie man mit Verachtung über einen Arzt gesprochen hat, dessen Patient – leider! – nicht genesen ist, weil der Patient eines ande-

[4] Im Original stehen der Randspaltentext "Absurde statistische Vergleiche ..." und die zugehörigen beiden Absätze in einer Fußnote, die sich auf ein Sternchen nach "Patient" in der ersten Zeile des vorigen Absatzes bezieht. Diese Fußnote wurde in den Text der Übersetzung eingegliedert.

ren Arztes, eines *anderen* Geschlechts, eines *anderen* Alters, von einer *anderen* Krankheit an einem *anderen* Ort genesen ist. Ja, dies ist wirklich wahr. Wenn Leute, die diese Vergleiche anstellen, nur wüssten (doch es ist ihnen egal), mit welcher Sorgfalt und Genauigkeit solche Vergleiche gemacht werden müssen (und gemacht werden), um überhaupt irgendeinen Wert zu besitzen, so würden sie sich ihre Worte sparen. Vergleicht man die Todesfälle eines Krankenhauses mit denen eines anderen, so sind irgendwelche Statistiken, die nicht jeweils Alter, Geschlecht und Krankheit aller Fälle angeben, zu Recht als absolut wertlos einzuschätzen. Es scheint unnötig, dies zu erwähnen. Es scheint unnötig zu sagen, dass man keinen Vergleich zwischen alten Männern mit Wassersucht und jungen Frauen mit Schwindsucht ziehen kann. Doch man hört, dass die klügsten Männer und die klügsten Frauen solche Vergleiche ziehen und dabei Geschlecht, Alter, Krankheit und Ort – in der Tat *alle* Bedingungen, die für die Frage wesentlich sind – völlig ignorieren. Es ist das reinste *Geschwätz*!

Absurde Tröstungen, die zum Wohl der Kranken vorgebracht werden

Wenn andererseits, was viel häufiger der Fall ist, der Patient nichts sagt außer dem Shakespeareschen "Oh!", "Ah!", "Jawohl!" und "Fürwahr!", um der Unterhaltung über sich schneller zu entkommen, bedrückt ihn der Mangel an Anteilnahme. Er fühlt sich einsam inmitten der Freunde. Er spürt, wie gut es ihm tun würde, wenn eine einzige Person da wäre, zu der er einfach und offen sprechen könnte, ohne dass er dieses Schauerbad einfältiger Hoffnungen und Ermutigungen auf sich lenken würde; ein Mensch, dem gegenüber er seine Wünsche und Anweisungen aussprechen könnte, ohne dass diese Person ständig sagen würde: "Ich hoffe, dass es Gott gefallen wird, Dir noch zwanzig Jahre zu geben", oder "Du hast ein langes Leben voller Tätigkeit vor Dir". Wie oft sehen wir am Ende von Biographien oder von Fällen, die in medizinischen Veröffentlichungen beschrieben sind, "nach einer langen Krankheit starb A ziemlich plötzlich" oder "unerwartet, sowohl für ihn selbst als auch für andere". "Unerwartet" für andere, vielleicht, die es nicht gesehen haben, weil sie nicht hingeschaut haben; aber in keiner Weise "unerwartet für ihn selbst", wie ich mich berechtigt zu glauben fühle, sowohl von dem solchen Geschichten innewohnenden Zeugnis, als auch von der Beobachtung ähnlicher Fälle her. Es gab jeden Grund zu erwarten, dass A sterben würde, und er wusste es; aber er erachtete es als sinnlos, auf diesem Wissen gegenüber seinen Freunden zu beharren.

Mit diesen Bemerkungen beziehe ich mich weder auf Akutfälle, die ein rasches Ende finden, noch auf "nervöse" Fälle.

In den ersteren besteht sehr selten viel Interesse an der eigenen Gefahr. In Erzählungen, seien es Novellen oder Biographien, wird diese Art des Totenbetts als beinahe engelgleich in geistiger Klarheit beschrieben. Meine Erfahrungen am Sterbebett waren leider sehr zahlreich, und ich kann nur sagen, dass ich so etwas selten oder nie gesehen habe. Gleichgültigkeit, außer gegenüber seinem körperlichen Leiden, oder hinsichtlich einer Pflicht, die der Sterbende zu erfüllen wünscht, ist der bei weitem üblichere Zustand.

Der "nervöse Fall" andererseits hat eine Freude daran, sich und anderen eine fiktive Gefahr auszumalen.

Aber der langandauernde chronische Fall, der selbst zu gut weiß, wie es um ihn bestellt ist, und dem von seinem Arzt gesagt wurde, dass er nie wieder am aktiven Leben teilnehmen werde, der fühlt, dass er jeden Monat etwas aufgeben muss, was er im Vormonat noch tun konnte – verschont solche Leidenden mit Eurem Hoffnungsgeschwätz. Ihr könnt nicht wissen, wie sehr Ihr sie beunruhigt und erschöpft. Solche wirklich Leidenden können es nicht ertragen, über sich selbst zu sprechen, und noch weniger, etwas zu erhoffen, was sie keinesfalls erwarten können.

So auch, was alle Ratschläge betrifft, mit denen solche Kranke so verschwenderisch überschüttet werden – sie sollen von mancher Beschäftigung ablassen, oder etwa einen anderen Arzt, ein anderes Haus, Klima, eine andere Pille, ein anderes Puder oder Spezifikum ausprobieren. Ich sage nichts über diese Widersprüchlichkeit, denn diese Ratgeber sind sicherlich dieselben Personen, die die Kranken dazu aufforderten, nicht der Prognose ihres eigenen Arztes zu glauben, denn "Ärzte irren sich immer", aber einem anderen Arzt zu glauben, denn "dieser Arzt hat immer recht". Sicherlich sind es auch diese Ratgeber, die dem Kranken neue Beschäftigung bringen, während sie ihn auffordern, seine bisherige aufzugeben.

Erstaunliche Annahmen von Ratgebern der Kranken

Man staunt über das Gesicht, mit dem Freunde – Laien wie Ärzte – hereinkommen und den Patienten mit Empfehlungen, das eine oder das andere zu tun, beunruhigen. Dabei haben sie doch genauso wenig Kenntnisse, was die Durchführbarkeit, oder sogar die Sicherheit für ihn betrifft, wie wenn sie jemandem körperliche Übungen empfehlen würden, ohne zu wissen, dass er sein Bein gebrochen hat. Was würde der Freund sagen, wenn *er* der behandelnde Arzt wäre, und der Patient sollte *seine* Anordnungen missachten, und die Empfehlungen des anderen annehmen, weil irgendein *anderer* Freund aufgetaucht ist, weil jemand, irgendjemand, niemand etwas, irgendetwas, nichts empfohlen hatte? Aber die Leute denken nie an so etwas.

Die Ratgeber sind heutzutage die gleichen wie vor zweihundert Jahren

Eine berühmte historische Persönlichkeit hat über die Gemeinplätze berichtet, mit denen jeder Anwesende ihn nacheinander jeweils am Vorabend einer bedeutenden Beschlussfassung mit fast denselben Worten überschüttete, und zwar für eine Dauer von sechs Monaten. Die Persönlichkeit stellt dazu fest, dass es am wenigsten lästig war, darauf immer dasselbe zu antworten, nämlich, man könne nicht annehmen, ein solcher Beschluss würde ohne genügende vorherige Überlegung gefasst. Patienten, die jeden Tag über Jahre hinweg von jedem Freund oder Bekannten die eine oder andere entweder brieflich oder *mündlich*[5] zugefügte Marter dieser Art ertragen, empfehle ich dieselbe Antwort. Diese könnte man ihnen in der Tat ersparen, wenn solche Freunde und Bekannte nur einen Augenblick bedenken würden, dass der Patient wahrscheinlich solchen Rat mindestens fünfzig Mal zuvor gehört hat, und dass er, wäre er realisierbar gewesen, schon lange ausgeführt worden wäre. Aber solche Überlegungen scheinen keine Chance zu haben. Seltsam, aber wahr, dass die Leute sich in diesen Dingen genauso verhalten wie vor einigen hundert Jahren!

[5] Im Original: *viva voce*, also gesprochen im Gegensatz zu brieflich.

Mich erinnern diese Gemeinplätze, die ihre Schmiere auf der heiteren, aufrichtigen, beständigen Hingabe an die Pflicht zurücklassen – was man so oft sieht, wenn es mit Leidenden bergab geht –, an die schleimige Spur, welche die Schnecken auf der sonnigen, südlichen, mit Früchten behangenen Gartenwand zurücklassen.

Ratschläge, die den Kranken verhöhnen

Kein Hohn ist so hohl wie die Ratschläge, mit denen die Kranken überschüttet werden. Es macht für den Kranken keinen Sinn, etwas zu sagen, denn was der Ratgeber will, ist *nicht*, die Wahrheit über den Zustand des Patienten zu kennen, sondern es so zu drehen, dass sein eigenes Argument unterstützt wird, was auch immer der Kranke sagen mag. Dieses wird – man muss es wiederholen – ohne irgendeine Erkundigung über den wirklichen Zustand des Patienten vorgebracht. "Aber ich wäre unverfroren und unanständig, wenn ich eine solche Erkundigung anstellen würde", sagt der Ratgeber. Das ist wahr, aber noch viel unverfrorener ist es, seinen Rat zu geben, wenn man nichts über die Wahrheit wissen kann und zugibt, dass man sich auch nicht danach erkundigen konnte.

Zu Krankenschwestern sage ich: Dies sind die Besucher, die Eurem Patienten Schaden zufügen. Wenn Ihr hört, dass man zu ihm sagt, 1. dass ihm nichts fehle, und dass er eine Aufmunterung brauche, 2. dass er dabei sei, Selbstmord zu begehen, und dass er will, dass man einschreite, 3. dass er das Werkzeug von jemandem sei, der ihn zu einem Zweck benutze, 4. dass er auf niemanden hören werde, sondern hartnäckig seinen eigenen Weg gehe, und 5. dass er wieder pflichtbewusst werden solle und dass er die göttliche Vorsehung herausfordere – dann solltet Ihr wissen, dass Euer Patient all den Schaden erleidet, den ein Besucher ihm zufügen kann.

Wie wenig man die wirklichen Leiden von Krankheit kennt oder versteht! Wie wenig kann ein gesunder Mensch, sogar eine *Frau*, sich in das Leben eines Kranken hineinversetzen!

Mittel, um Kranken eine Freude zu machen

Ihr, die Ihr Euch um die Kranken kümmert oder sie besucht, versucht, ihnen eine Freude zu machen. Besinnt Euch darauf, ihnen zu sagen, was sie tatsächlich erfreut. Wie oft bei solchen Besuchen muss der Kranke die Unterhaltung bestreiten, seine Vorstellungskraft und sein Erinnerungsvermögen anstrengen, während Ihr den Besucher, der ganz in seine eigenen Sorgen vertieft ist und keinerlei Anstrengung unternimmt, sich zu erinnern oder sich etwas vorzustellen, für den Kranken halten würdet. "Oh! Mein Lieber! Ich muss an so vieles denken, ich habe wirklich völlig vergessen, ihm dies mitzuteilen; davon abgesehen dachte ich, er wüsste es", sagt der Besucher zu einem anderen Freund. Wie könnte "er es wissen"? Verlasst Euch darauf: Die Leute, die dies sagen, sind in Wirklichkeit diejenigen, die selbst an wenig "denken" müssen. Es gibt viele Menschen, die mit ihren Aufgaben überladen sind und es doch immer fertigbringen, in ihrem Kopf ein Briefkästchen voller Dinge zu lassen, um sie "dem Kranken" zu erzählen.

Ich sage nicht, dass Ihr ihm Eure Sorgen vorenthalten sollt – ich glaube, dass es gut für ihn ist und auch gut für Euch; aber wenn Ihr ihm erzählt, was Euch Sorgen bereitet, so könnt Ihr sicher daran denken, ihm auch etwas Erfreuliches zu erzählen.

Ein Kranker hat so große Freude daran, gute Neuigkeiten zu hören: zum Beispiel von einer Liebe und Liebeswerben, das gerade auf ein gutes Ende zusteuert. Wenn Ihr ihm nur erzählt, wann die Hochzeit stattfindet, kommt er um das halbe Vergnügen, wovon er doch, weiß Gott, so wenig hat; und ich wette zehn zu eins, Ihr habt ihm sogar von einer Liebesgeschichte mit traurigem Ende erzählt.

Ein Kranker hat auch ungeheure Freude an irgendeiner guten *Sache*, einem entschiedenen oder praktischen Erfolg des Rechts. Er hat Bücher, Erzählungen, Grundsätze, Vorschriften und Theorien in Hülle und Fülle; anstatt ihm einen Ratschlag zu geben, den er schon mindestens fünfzigmal gehört hat, erzählt ihm doch von einer guten Tat, die wirklich praktischen Erfolg gehabt hat – dies ist wie ein Tag Gesundheit für ihn.[6]

---

[6] Der folgende Absatz steht im Original in einer Fußnote, die in der Übersetzung in den Text integriert ist.

* Ein kleines Lieblingstier ist oft eine hervorragende Gesellschaft für den Kranken, insbesondere für die langen chronischen Fälle. Ein Vogel in einem Käfig ist manchmal die einzige Freude für einen Kranken, der jahrelang auf sein Zimmer beschränkt ist. Wenn er das Tier selbst füttern und sauber halten kann, sollte er immer dazu ermutigt und dabei unterstützt werden. Ein Kranker, der von der Pflege durch eine Krankenschwester und einen Hund berichtete, bevorzugte unermesslich die des Hundes: "Vor allem, er *redete* nicht."

Ihr habt keine Vorstellung davon, wie stark sich Kranke mit unvermindertem Denkvermögen, die jedoch wenig Kraft haben, etwas zu tun, danach sehnen, von einer guten praktischen Tat zu hören, wenn sie daran nicht mehr teilhaben können.

Beachtet diese Dinge, insbesondere bei Invaliden. Bedenkt, wie enttäuschend und unvollkommen ihr Leben für sie ist. Ihr seht sie daliegen, mit elenden Unannehmlichkeiten, denen sie nicht entrinnen können, außer durch den Tod – und Ihr seid nicht imstande, daran zu denken, ihnen etwas zu erzählen, was ihnen so viel Freude bereiten würde, oder zumindest eine Stunde lang Abwechslung.

Sie wollen nicht, dass Ihr weinerlich seid und mit ihnen jammert. Sie mögen es, wenn Ihr frisch, aktiv und interessiert seid, aber sie können Geistesabwesenheit nicht ertragen, und sie haben den Rat und das Predigen so satt, das sie von allen hören, wen auch immer sie sehen.

Es gibt keine bessere Gesellschaft füreinander als Babys und Kranke. Natürlich müsst Ihr dafür sorgen, dass keiner von beiden darunter leiden wird, was durchaus möglich ist. Wenn Ihr meint, die "Luft im Krankenzimmer" sei schlecht für das Baby, dann ist sie auch schlecht für den Kranken, und deshalb werdet Ihr natürlich dafür sorgen, dass sie für beide besser wird.

Die ganze geistige Atmosphäre des Kranken hellt sich dadurch auf, dass er "das Baby" sieht. Und ein sehr junges Kind wird, wenn es nicht verwöhnt ist, sich im Allgemeinen erstaunlich leicht an die Art eines Kranken anpassen, wenn die Zeit, die sie zusammen verbringen, nicht zu lang ist.

Wenn Ihr wüsstet, wie unfassbar Kranke an den fassbaren Ursachen für Elend leiden, würdet Ihr Euch mehr Mühe mit all diesen Dingen geben. Ein kleines Kind, das man auf das Krankenbett legt, tut dem auf diese Weise leidenden Kranken mehr Gutes als all Eure Beredsamkeit. Eine gute Nachricht wird dasselbe leisten. Vielleicht befürchtet Ihr, ihn zu "stören". Ihr sagt, es gebe ja keinen Trost für die gegenwärtige Ursache seiner Beschwerden. Das ist völlig vernünftig. Der Unterschied besteht darin: Wenn er gezwungen ist zu handeln, "stört" ihn nicht in diesem Augenblick mit einem anderen Gegenstand, über den er nachdenken müsste; helft ihm zu tun, was er tun will. Aber wenn er das *getan* hat, oder wenn nichts getan werden *kann*, dann "stört" ihn auf jeden Fall. Ihr werdet mit mehr Erfolg unfassbares Leiden von fassbaren Ursachen lindern, indem Ihr ihm "die Neuigkeiten" mitteilt, ihm "das Baby" zeigt oder ihm etwas Neues zum Nachdenken oder Anschauen gebt, als durch alle Logik auf der Welt.

Man hat mit vollem Recht gesagt, dass Kranke und Invaliden darin wie Kinder sind, dass sie Ereignisse nicht im richtigen *Verhältnis* zueinander sehen. Nun ist es Eure Aufgabe als Besucher, für sie dieses richtige Verhältnis wiederherzustellen – ihnen zu zeigen, was der Rest der Welt gerade tut. Wie könnten sie es auch sonst herausfinden? Sie lassen sich im Vergleich zu Kindern viel leichter eines Besseren belehren. Und Ihr werdet finden, dass die unbegreifliche Intensität des Leidens aufgrund von Lieblosigkeit, von Mangel an Mitgefühl etc. mit ihrem neu erwachten Interesse an den großen Abläufen in der Welt verschwindet. Aber dann müsst Ihr dazu fähig sein, ihnen wirklich Bedeutendes mitzuteilen, nicht Klatsch.

Zwei neue Patientenklassen, die eine Eigenheit dieser Generation sind[7]

MERKE: Es gibt zwei Arten von Patienten, die leider jeden Tag häufiger werden, insbesondere unter Frauen der reicheren Stände, für die all diese Bemerkungen in der Hauptsache nicht anwendbar sind: 1. Diejenigen, die ihre Gesundheit als Ausrede benutzen, um nichts zu tun, und zur selben Zeit behaupten, dass ihre Fähigkeit, nichts zu tun, ihr einziger Kummer sei. 2. Diejenigen, die sich dadurch schlechte Gesundheit zugezogen haben, dass sie zu sehr nach Vergnügungen trachteten, die sie und ihre Freunde äußerst unglücklich geistige Betätigung nannten. Ich kenne kaum einen größeren

[7] Dieser Absatz steht in kleinerer Schrift am Ende des Kapitels.

Schaden, der einem zugefügt werden kann, als der zu oft gegebene Rat an die erste Art von Patienten, weiter dahinzuvegetieren, oder die Bewunderung, die der zweiten Art für "Schneid" gezollt wird.

Kapitel 13
Kranke beobachten

Was nützt die Frage: "Geht es ihm besser?"

Selten hat man eine dümmere oder allgemeinere Frage gestellt als die folgende: "Geht es ihm besser?" Stellt sie dem betreuenden Arzt, wenn Ihr wollt. Aber wem sonst würdet Ihr sie stellen, wenn Ihr tatsächlich eine Antwort auf Eure Frage haben wollt? Bestimmt nicht dem flüchtigen Besucher; sicherlich nicht der Krankenschwester, solange ihre Beobachtungsgabe so wenig trainiert wird wie derzeit. Was Ihr wollt, sind doch Tatsachen, nicht Meinungen – denn wer könnte wirklich eine Meinung von Wert haben im Hinblick darauf, ob es dem Patienten besser oder schlechter geht, außer eben dem Arzt, der ihn beständig betreut, oder der Krankenschwester, die wirklich beobachtet?

Die wichtigste praktische Lektion, die man Krankenschwestern geben kann, besteht darin, ihnen beizubringen, was man beobachtet, wie man beobachtet, welche Symptome eine Besserung anzeigen, welche das Gegenteil, welche Symptome Bedeutung haben, welche nicht, welche ein Beweis für Vernachlässigung sind – und welcher Art von Vernachlässigung.

All dies sollte einen Teil, und zwar einen wesentlichen Teil der Ausbildung jeder Krankenschwester ausmachen. Wie wenige gibt es gegenwärtig – ob beruflich qualifiziert oder nicht –, die tatsächlich überhaupt wissen, ob es irgendeinem Kranken, den sie vielleicht sogar versorgen, besser oder schlechter geht.

Die Unbestimmtheit und Ungenauigkeit der Information, die man als Antwort auf diese häufig missbrauchte Frage "Geht es ihm besser?" erhält, wäre lächerlich, wenn sie nicht peinlich wäre. Die einzige vernünftige Antwort (beim gegenwärtigen Stand des Wissens über Krankheit) hieße: "Wie soll ich das wissen? Ich kann nicht sagen, wie es ihm ging, als ich nicht bei ihm war."

Ich kann hier nur einige wenige Beispiele von Antworten aufführen, die ich hörte – Antworten, die von Freunden und Krankenschwestern gegeben wurden und von Ärzten und Chirurgen direkt am Krankenbett des Patienten akzeptiert wurden, wobei der Patient jedem einzelnen Wort hätte widersprechen können, dies aber nicht tat – manchmal aus Liebenswürdigkeit, oft aus Schüchternheit, am häufigsten aber aus Schwäche!

"Wie oft hatte er Stuhlgang, Schwester?" "Einmal, mein Herr." Das heißt im Allgemeinen, das Nachtgeschirr wurde einmal ausgeleert, nachdem es aber vielleicht sieben- oder achtmal benutzt worden ist.

"Meinen Sie, der Patient ist viel schwächer als vor sechs Wochen?" "Oh nein, mein Herr; Sie wissen, es ist sehr lange her, seit er aufgestanden ist und sich angekleidet hat, und er kann jetzt das Zimmer durchqueren." Das bedeutet, die Krankenschwester hat nicht bemerkt, dass er, während er vor sechs Wochen aufrecht im Bett saß und sich beschäftigte, jetzt still daliegt und nichts tut; dass er, obwohl er "das Zimmer durchqueren kann", nicht fünf Sekunden lang stehen kann.

Ein anderer Patient, der gut isst, der stetig, wenn auch langsam vom Fieber genest, der aber nicht gehen oder stehen kann, wird dem Arzt so vorgestellt, als ob er überhaupt keine Fortschritte machen würde.

Mangel an Wahrheit ist die Folge mangelnder Beobachtung

Es ist sehr viel schwieriger, die Wahrheit zu sagen, als die Leute im Allgemeinen glauben. Es gibt den *einfachen* Mangel an Beobachtung, und den *in Verbindung stehenden*; in Verbindung stehend heißt: gepaart mit Einbildungskraft. Beide Beobachter mögen gleichermaßen beabsichtigen, die Wahrheit zu sagen. Die Information des ersteren ist einfach mangelhaft, die des zweiten aber viel gefährlicher. Auf eine Frage zu etwas, das sich vielleicht jahrelang vor seinen Augen abspielte, gibt der erste bei seiner Antwort überaus mangelhafte Informationen, oder er sagt, er weiß es nicht. Er hat es nie beobachtet. Und die Leute glauben einfach, er sei dumm.

Der zweite hat genauso wenig beobachtet, aber die Einbildung tritt sofort hinzu, und er beschreibt das Ganze nur aus seiner Einbildung heraus, wobei er die ganze Zeit vollkommen davon überzeugt ist, dass er es gesehen oder gehört habe; oder er wiederholt eine ganze Unterhaltung, als ob es Informationen wären, die man ihm gegeben hätte, während es in Wirklichkeit nur das ist, was er selbst zu jemand anderem gesagt hat. Das ist der häufigste Fall von allen. Diese Leute bemerken nicht einmal, dass sie etwas *nicht* bemerkt haben, oder sie erinnern sich nicht daran, dass sie es vergessen haben.

An Gerichtshöfen glaubt man anscheinend, jeder könne "die Wahrheit, und nichts als die Wahrheit" sagen, wenn man es nur beabsichtigt. Es bedarf jedoch vieler Fähigkeiten in Verbindung mit Beobachtung und Gedächtnis, um "die ganze Wahrheit" und "nichts als die Wahrheit" zu sagen.

"Ich weiß, ich schwindle schrecklich; aber glauben Sie mir, Fräulein, ich merke nie, dass ich geschwindelt habe, bis man es mir sagt", lautete eine tatsächlich gemachte Bemerkung. Die meisten Leute haben nicht die leiseste Ahnung davon, dass eine solche Handlungsweise auf viel mehr Gebieten Anwendung findet als sie denken.

Die Übereinstimmung von Zeugenaussagen, die so oft als letztgültiger Beweis angeführt wird, bedeutet unter Umständen nichts weiter, als dass eine Person ihre Geschichte sehr oft erzählt hat, wie jene sehr wohl wissen, die gewohnt sind, mit Leuten umzugehen, welche ihre Einbildungskraft spielen lassen, ohne zu beobachten.

Ich habe gehört, wie dreizehn Personen in der Aussage "übereinstimmten", dass eine vierzehnte, die nie ihr Bett verlassen hatte, jeden Morgen um sieben Uhr zu einer entfernten Kapelle ging.

Ich habe gehört, dass Leute in durchaus gutem Glauben behaupteten, ein Mann sei jeden Tag in das Haus, in dem sie wohnten, zum Essen gekommen, obwohl er dort nicht ein einziges Mal gegessen hatte; dass eine Person nie das Abendmahl genommen habe, obwohl sie bei der Kommunion zumindest zweimal an ihrer Seite gekniet hatten; dass nur eine Mahlzeit pro Tag aus der Krankenhausküche gekommen sei, obwohl – wie sie sechs Wochen lang sehen konnten – zwischen drei und fünf und bis zu sechs Mahlzeiten pro Tag bereitet wurden. Solche Beispiele ließen sich, wenn nötig, *ins Unendliche* vermehren.

Suggestivfragen sind nutzlos oder irreführend

Mit Fragen, wie man sie jetzt (aber in zu allgemeiner Form) an Patienten oder über sie stellt, würde man überhaupt keine Information über sie bekommen, selbst wenn die befragte Person jede Information geben könnte. Eine solche Frage wird im Allgemeinen als Suggestivfrage gestellt, und das besondere Merkmal dabei ist: Die Leute denken nie daran, wie die Antwort auf die Frage lauten muss, bevor sie sie stellen. Ein Beispiel: "Hatte er eine gute Nacht?" Nun, der eine Patient wird glauben, er hatte eine schlechte Nacht, wenn er nicht zehn Stunden durchgeschlafen hat. Ein anderer glaubt nicht, dass er eine schlechte Nacht hatte, wenn es Zeiten gab, in denen er hin und wieder dösen konnte. Tatsächlich erhielt man die gleiche Antwort bei zwei Patienten – einem, der fünf Mal 24 Stunden völlig ohne Schlaf verbrachte und daran verstarb, und einem anderen, der einmal nicht wie in einer normalen Nacht durchgeschlafen hatte. Warum kann man nicht die Frage stellen: Wie viele Stunden hat ... geschlafen? Und zu welchen Nachtstunden? Das ist wichtig, denn davon hängt es ab, welches Heilmittel man anwenden wird. Wenn der Patient zwei oder drei Stunden in den frühen Nachtstunden schläft und dann überhaupt nicht mehr, ist die Wahrscheinlichkeit zehn zu eins, dass er kein Schlafmittel braucht, sondern Nahrung oder ein Reizmittel, oder vielleicht auch nur Wärme. Wenn er andererseits unruhig ist und die ganze Nacht wach bleibt, um dann am Morgen schläfrig zu sein, so braucht er wahrscheinlich Mittel zur Beruhigung, entweder Ruhe, Kühlung oder Medizin, eine leichtere Kost, oder alle vier zusammen. Nun sollte man dies dem Arzt mitteilen. Wie könnte er sonst beurteilen, was man geben soll? "Ich habe die ganze Nacht überhaupt kein Auge zugetan" – eine solche Antwort wäre dann weniger häufig. Sie wird genauso oft gegeben, wenn der Sprecher mehrere Stunden geschlafen hat, wie wenn er überhaupt nicht geschlafen hat. Lügen, beabsichtigt und unbeabsichtigt, begegnen einem viel seltener als Antwort auf präzise Fragen als auf Suggestivfragen. Ein anderer häufiger Fehler ist die Frage, ob eine Ursache weiterhin bestehe, und nicht, ob die Wirkung weiterhin besteht, eine Wirkung, die vielleicht von einer sehr großen Zahl verschiedener Ursachen, nach denen man sich *nicht* erkundigt, hervorgebracht wird. Genauso ist es, wenn man fragt, ob in der vorigen Nacht Lärm auf den Straßen war, und man im Falle der Verneinung ohne viel Umstände berichtet, der Patient habe eine gute Nacht gehabt. Patienten werden durch diese Art von Suggestivfragen völlig überrumpelt und geben nur genau die Menge an Information, nach der gefragt wurde, auch wenn sie wissen, dass dies völlig in die Irre führt. Die Schüchternheit von Patienten zieht man selten mit in Betracht.

Wie wenige haben die Fähigkeit, mit Hilfe von fünf oder sechs gezielten Fragen den ganzen Krankheitsfall zu erschließen, ihn genau kennenzulernen und dann zu berichten, *wie* es um den Patienten steht.

Wie man ungenaue Informationen bekommt

Ich kenne einen äußerst klugen Arzt mit großer Poliklinik- und Krankenhauspraxis, der seine Untersuchung eines jeden Patienten ausnahmslos mit "Legen Sie den Finger auf die Stelle, wo es Ihnen weh *tut*", begann. Dieser Mann würde nie seine Zeit damit verplempern, ungenaue Informationen von der Krankenschwester oder dem Patienten einzuholen. Suggestivfragen führen immer zu ungenauer Information.

Vor kurzem hat man in einem aufsehenerregenden Prozess neun angesehenen Medizinern nacheinander die folgende Suggestivfrage gestellt: "Können Sie diese Symptome auf irgendetwas anderes als eine Vergiftung zurückführen?" Von den neun antworteten acht mit "Nein", ohne irgendeine Einschränkung zu machen. Im Kreuzverhör kam zutage: 1. Dass keiner von ihnen je einen Krankheitsfall von der Art der unterstellten Vergiftung gesehen hatte. 2. Dass keiner von ihnen je einen Fall einer solchen Krankheit gesehen hatte, auf die der Tod zurückzuführen war, wenn es sich nicht um einen Vergiftungstod handeln würde. 3. Dass keiner von ihnen sich überhaupt der wesentlichen Merkmale der Krankheit und der Bedingungen, auf die der Tod zurückzuführen war, bewusst war.

Nichts Stichhaltigeres kann man sicherlich anführen, um zu beweisen, was für einen Nutzen Suggestivfragen haben, und wozu sie führen.

Ich will lieber nicht sagen, wie viele Fälle ich kenne, in denen der Patient aufgrund der Methode, Suggestivfragen zu stellen, verstorben ist, und den betreuenden Personen das wesentliche Hauptmerkmal des Falles tatsächlich nicht bewusst war.

Was die Kost betrifft, die der Patient zu sich nimmt oder nicht zu sich nimmt

Es ist nutzlos, außer dem Schlaf jetzt alle einzelnen Situationen durchzugehen, in denen die Leute ein besonderes Talent dafür haben, ungenaue Informationen einzuholen. Was zum Beispiel die Kost betrifft, so denke ich oft, dass man die gebräuchlichste Frage "Wie ist Ihr Appetit?" nur stellen kann, weil der Fragende glaubt, dem Gefragten fehle in Wirklichkeit nichts, was sehr oft der Fall ist. Aber wenn ihm etwas fehlt, dann gilt für die Bemerkung das gleiche, was über den Schlaf gesagt worden ist: Bei einem Patienten, der keine zwei Unzen fester Nahrung pro Tag zu sich nehmen kann, dürfte man nämlich oft die *gleiche* Antwort bekommen wie bei einem, der nicht fünf Mahlzeiten pro Tag mit so viel Behagen wie gewohnt zu sich nimmt.

Noch einmal, die Frage "Wie ist Ihr Appetit?" wird oft gestellt, wenn als Frage "Wie ist Ihre Verdauung?" gemeint ist. Zweifellos hängen diese beiden Dinge oft voneinander ab. Aber sie sind völlig verschieden. Mancher Patient kann essen, wenn Ihr nur "seinen Appetit anregen" könnt. Der Fehler liegt darin, dass Ihr ihm nicht das gebracht habt, worauf er gerade Lust hat. Aber manch anderem Patient ist es einerlei, ob es sich um Trauben oder Rüben handelt – er findet alles gleichermaßen widerlich. Er würde versuchen, alles zu essen, was ihm guttun würde, aber alles "verschlimmert seinen Zustand". Hier liegt der Fehler im Allgemeinen in der Zubereitung. Es ist nicht sein "Appetit", der eine "Anregung" benötigt, es ist seine Verdauung, die der Schonung bedarf. Und gute Krankenküche wird der Verdauung die halbe Arbeit ersparen.

Es kann vier verschiedene Ursachen geben, von denen jede zu demselben Ergebnis führt, nämlich, dass der Patient aufgrund mangelnder Ernährung langsam verhungert:

1. Fehler in der Zubereitung,
2. Fehler bei der Auswahl der Kost,
3. Fehler bei der Auswahl der Zeiten für die Nahrungsaufnahme,
4. Mangel an Appetit beim Patienten.

Aber alle diese Ursachen sind im Allgemeinen in der einen pauschalen Erklärung enthalten, der Patient habe "keinen Appetit".

Sicherlich könnte man viele Leben retten, wenn man eine genauere Unterscheidung treffen würde, denn die Heilmittel sind so unterschiedlich wie die Ursachen. Das Heilmittel für die erste Ursache ist, besser zu kochen, für die zweite, andere Nahrungsmittel zu wählen, für die dritte, die Zeiten zu beachten, zu denen der Patient Nahrung nötig hat, und für die vierte, ihm zu zeigen, was er gerne isst, und das manchmal unerwartet. Aber keines dieser Heilmittel wird bei einem anderen der oben genannten Mängel genügen, soweit sie nicht zusammenhängen.

Man kann nicht oft genug wiederholen, dass Patienten im Allgemeinen entweder zu erschöpft sind, diese Dinge zu beachten, oder zu schüchtern, um darüber zu sprechen; es ist auch nicht gut, sie zu solchen Beobachtungen zu veranlassen, denn dies führt dazu, dass sie ihre Aufmerksamkeit auf sich selbst fixieren.

Noch einmal sage ich: Wozu *ist* die Krankenschwester oder der Freund denn da, wenn nicht dazu, anstatt des Patienten diese Dinge zu beachten?

Es ist wichtiger, dem Patienten Nachdenken zu ersparen als körperliche Anstrengung

Man nimmt im Allgemeinen an, die Krankenschwester sei dazu da, dem Kranken eigene körperliche Anstrengungen zu ersparen – ich würde eher sagen, sie sollte dazu da sein, ihm zu ersparen, sich um sich selbst Gedanken zu machen. Und ich bin mir ziemlich sicher: Würde man dem Patienten alle Gedanken um sich selbst ersparen und *nicht* die körperliche Anstrengung, hätte er viel gewonnen. Das Gegenteil ist normalerweise in Privathäusern der Fall. Im Krankenhaus wird dem Patienten dank der Regeln einer gut organisierten Einrichtung alle Angst genommen, und das übt oft eine so wohltuende Wirkung auf ihn aus.

"Kann ich irgendetwas für Sie tun?" sagt die gedankenlose Krankenschwester – und der unhöfliche Patient antwortet ausnahmslos "Nein" – der höfliche Patient "Nein, danke." Tatsache ist, dass ein echter Patient sich eher zufriedengibt, ohne dass er fast jede beliebige Sache bekommen hat, als dass er die Anstrengung auf sich nimmt, darüber nachzudenken, *was* die Krankenschwester unterlassen hat. Und gewiss ist es ihre Aufgabe, eine solche Anstrengung auf sich zu nehmen, nicht seine. So eine Frage ist ihrerseits bloße Trägheit unter dem Mantel der "Bereitwilligkeit". Sie möchte die Mühe auf den Patienten abwälzen, sich selbst zu pflegen.

Wie man ungenaue Informationen über Durchfall erhält

Nun denn: Manchmal fragt man folgendermaßen: Hat er Durchfall? Und die Antwort wird dieselbe sein, ob nun der Durchfall gerade in Cholera übergeht, ob er aufgrund einer unbedeutenden Unvorsichtigkeit nur in unbedeutendem Grade besteht und in dem Moment aufhören wird, in dem die Ursache beseitigt ist, oder ob es sich überhaupt nicht um Durchfall handelt, sondern einfach um erschlaffte Därme.

Es ist nutzlos, vielfach Beispiele dieser Art anzuführen. So lange man die Beobachtung so wenig kultiviert wie derzeit, glaube ich wirklich, dass es für den Arzt besser ist, die Freunde des Patienten überhaupt *nicht* zu sprechen. Sie werden ihn öfter in die Irre führen, als dass sie es nicht tun, und zwar, indem sie den Zustand des Patienten genauso oft als schlechter darstellen, als er tatsächlich ist, wie als besser.

Im Fall von Kindern hängt zwangsläufig *alles* von der genauen Beobachtung der Krankenschwester oder Mutter ab, die berichten muss. Und wie selten wird diese Bedingung, genau zu beobachten, erfüllt!

Es ist dies der wahre Prüfstein für eine Krankenschwester, ob sie ein krankes Kleinkind zu pflegen vermag. Nie kann sie *es* fragen: "Kann ich etwas für Sie tun?"

Wie man gründliche und rasche Beobachtung kultiviert

Ein berühmter Mann – berühmt freilich nur für törichte Dinge – hat uns erzählt, bei der Erziehung seines Sohnes sei eines der wichtigsten Ziele, bei ihm die Gewohnheit auszubilden, aufmerksam zu sein und dadurch genau zu beobachten und sicher wahrzunehmen – und unter den Maßnahmen für diesen Zweck befand sich der folgende Monatskursus: Er ging mit dem Sohn rasch an einem Spielzeugladen vorbei. Vater und Sohn beschrieben dann einander so viele Gegenstände, wie sie konnten, die sie im Vorbeigehen in den Schaufenstern erblickt hatten, und notierten diese mit Bleistift und Papier. Anschließend kehrten sie zurück, um ihre eigene Genauigkeit zu überprüfen. Der Junge schnitt immer am besten ab – *zum Beispiel* beschrieb er vierzig Gegenstände, wenn der Vater nur dreißig Gegenstände nannte, und er machte dabei kaum jemals einen Fehler.

Wie weise wäre so etwas als ein Teil der Erziehung für viel höhere Ziele! Gerade bei unserer Berufung zur Krankenschwester ist genau dieser Punkt wesentlich. Denn man kann mit Sicherheit sagen, dass zwar die Gewohnheit, rasch und korrekt zu beobachten, uns nicht von allein zu brauchbaren Krankenschwestern macht, aber dass wir ohne sie mit all unserer Hingabe unbrauchbar sein werden.

Die eine Krankenschwester, welche die Aufsicht über eine Anzahl Krankensäle führt, hat nicht nur all die kleinen Unterschiede in der Kost, die jeder Patient selbst auswählen darf, im Kopf, sondern weiß auch genau, was jeder Patient im Lauf jeden Tages zu sich genommen hat. Die andere Krankenschwester, die nur für einen einzigen Patienten verantwortlich ist, trägt seine Mahlzeiten Tag für Tag beinahe unberührt weg, und nimmt es nie zur Kenntnis.

Wenn Ihr feststellt, dass es Euch hilft, solche Dinge mit Bleistift auf einem Stück Papier niederzuschreiben, so tut dies auf jeden Fall. Vielleicht lähmt es öfter das Gedächtnis und die Beobachtung, als dass es sie verbessert. Aber wenn es Euch nicht auf die eine oder andere Weise gelingt, die Beobachtung zur Gewohnheit zu machen, solltet Ihr es lieber aufgeben, eine Krankenschwester zu sein, denn Ihr seid nicht dazu berufen, wie freundlich und besorgt Ihr auch sein mögt.

Sicherlich könnt Ihr zumindest lernen, mit dem Auge zu beurteilen, wie viel eine Unze fester Nahrung ist, und wie viel eine Unze Flüssigkeit. Ihr werdet feststellen, dass dies Eurer Beobachtung und Eurem Gedächtnis viel hilft; Ihr werdet dann zu Euch sagen: "A nahm etwa eine Unze von seinem Fleisch heute zu sich", und "B nahm dreimal in 24 Stunden etwa eine Viertel Pinte Fleischbrühe zu sich", anstatt zu sagen "B nahm den ganzen Tag nichts zu sich", oder "Ich gab A sein Mittagessen wie gewohnt".

Gute und schnelle Beobachtung ist für eine Krankenschwester wesentlich

Ich kenne mehrere unserer "Oberschwestern" im Krankenhaus, die wirklich vom alten Schlag sind. Sie könnten den Wein und die Medizin ihres Patienten mit dem Auge so genau wie mit dem Messglas bemessen, ohne sich je zu irren. Ich empfehle dies nicht – man muss sich seiner selbst dabei sehr sicher sein. Wenn eine Krankenschwester durch Übung Medizin mit dem Auge bemessen kann, ist sie sicherlich keine Krankenschwester, die nicht auch mit dem Auge ermessen kann, wie viel Nahrung (in Unzen) ihr Patient zu sich genommen hat. Nur deshalb erwähne ich es. In Krankenhäusern geben diejenigen, die die Speisen zerlegen, mit völlig ausreichender Genauigkeit jedem Patienten, ohne zu wiegen, seine 12 oder 6 Unzen Fleisch. Doch eine Krankenschwester wird oft Patienten haben, die jede Nahrung verabscheuen und keinerlei Willenskraft haben, gesund zu werden, die nur im Inhalt des Tellers stochern oder den Löffel in die Tasse tauchen, um die Krankenschwester zu täuschen. Und sie wird es abtragen, ohne je zu sehen, dass genau dieselbe Menge an Nahrung übrig ist, wie sie gebracht hat, und sie wird auch dem Arzt mitteilen, dass der Patient seine ganze Nahrung wie gewohnt gegessen hat, während alles, was sie hätte sagen sollen, war, dass sie seine Nahrung wie gewohnt abgetragen hat.

Nun, was für eine Art von Krankenschwester ist das?

Englische Frauen haben ein großes Talent, genau zu beobachten, aber wenig Übung

Es mag sein, dass es sich um eine zu allgemeine Behauptung handelt, und es klingt sicherlich wie ein Paradox: Ich glaube jedoch, man findet in keinem anderen Land wie in England, dass die Frauen so mangelhaft darin sind, schnell und genau zu beobachten, während sie besonders fähig dazu sind, durch Training zu guten Beobachterinnen zu werden. Die französische oder irische Frau nimmt Eindrücke zu schnell auf, um eine so genaue Beobachterin zu sein – die deutsche ist zu langsam, um eine ebenso gute Beobachterin zu sein, wie es die englische Frau sein könnte. Doch englische

Frauen geben sich die Blöße und setzen sich dem Vorwurf aus, der ihnen so oft von Männern gemacht wird, nämlich, dass man ihnen in manchem Handwerk, zu dem ihre Kraft durchaus genauso ausreicht, nicht trauen kann, und zwar aus Mangel an geübter und ständiger Beobachtung. In protestantischen wie auch katholischen Ländern, wo sowohl "nicht religiöse" als auch "religiöse" Frauen (mit durchschnittlicher Intelligenz, sicher nicht höher als die englischer Frauen), angestellt werden, um *zum Beispiel* Arzneien zu dispensieren[1], haben Männer, die für das Tun dieser Frauen verantwortlich waren, festgestellt (ohne Theorien über die "Mission" des Mannes und der Frauen aufzustellen), dass sie den Dienst von Frauen gegenüber dem von Männern bevorzugen, da Frauen genauer und sorgfältiger seien und weniger Fehler aus Unachtsamkeit begingen.

Nun sind sicherlich englische Frauen besonders fähig, dies zu erreichen.

Ich erinnere mich daran, dass ich als Kind die Geschichte von einem Unfall hörte. Sie wurde von einer Frau erzählt, die zwei Nichten losschickte, um eine "Flasche Sal volatile[2] aus ihrem Zimmer" zu holen. "Mary konnte sich nicht rühren", sagte sie, "Fanny rannte los und brachte eine Flasche, die nicht Sal volatile enthielt, und die nicht in meinem Zimmer war."

Nun begleitet im Allgemeinen jemanden diese Gewohnheit, nicht aufmerksam zu sein, sein Leben lang. Eine Frau wird gebeten, ein großes neues gebundenes rotes Buch zu holen, das auf dem Tisch beim Fenster liegt, und sie holt fünf kleine alte getäfelte braune Bücher, die im Regal beim Kamin liegen. Und dies, obwohl sie "dieses Zimmer in Ordnung gebracht hat", jeden Tag, vielleicht einen Monat lang, und die Bücher, die einen Monat lang an denselben Orten lagen, jeden Tag hätte wahrnehmen müssen, wenn sie nur eine Spur von Beobachtung an den Tag gelegt hätte.

Beobachtung aus Gewohnheit ist umso notwendiger, wenn irgendein plötzlicher Auftrag kommt. Wenn "Fanny" "die Flasche mit Sal volatile" "im Zimmer der Tante" jeden Tag, als sie dort war, beachtet hätte, hätte sie

---

[1] Zum Dispensieren von Arzneien gehört, Verschreibungen zu erhalten und zu lesen, zu prüfen, ob eine Verschreibung angemessen ist, ggf. eine Empfehlung an den verordnenden Arzt zu geben, die Arznei herauszusuchen, sie für die Ausgabe vorzubereiten und sie auszugeben.

[2] Sal volatile: Ammoniumcarbonat, insbesondere eine aromatische Lösung davon, das als Gegenmittel bei Ohnmacht angewendet wurde.

sie mit größerer Wahrscheinlichkeit auch gefunden, als sie plötzlich benötigt wurde.

Es gibt zwei Ursachen für diese Fehler aus Unachtsamkeit: 1. Ein Mangel an wacher Aufmerksamkeit; nur ein Teil des Auftrags wird überhaupt gehört. 2. Ein Mangel an Gewohnheit zu beobachten.

An eine Krankenschwester gerichtet, würde ich hinzufügen: Gib sorgfältig darauf acht, dass Du immer dieselben Dinge an dieselben Plätze stellst; Du weißt nicht, wie plötzlich Du an irgendeinem Tag gerufen werden könntest, um etwas zu finden, und Du könntest in Deiner Eile nicht in der Lage sein, Dich zu erinnern, wo Du selbst es hingestellt hast, wenn Dein Gedächtnis nicht gewohnt ist, den Gegenstand immer dort zu sehen.

Der Unterschied zwischen erregbaren und *akkumulierenden* Temperamenten

Einige wenige Fälle, in denen Krankenschwestern häufig bei der Beobachtung versagen, mögen an dieser Stelle erwähnt werden. Es gibt einen gut abgrenzbaren Unterschied zwischen dem erregbaren Temperament bei Patienten und dem, das ich das "akkumulierende" Temperament nennen werde. Der eine wird bei jedem schockierenden oder ängstigenden Ereignis sofort hochgehen, und danach ganz behaglich schlafen. Der andere wird bei demselben Schock ziemlich ruhig und sogar apathisch scheinen, und die Leute sagen "Er hat es kaum gemerkt", doch Ihr findet, dass er nach einiger Zeit langsam schwächer wird. Dieselbe Bemerkung gilt für die Wirkung von Schlaf- und Abführmitteln, die beim einen unmittelbar wirken, beim anderen nicht für vielleicht vierundzwanzig Stunden. Eine Reise, ein Besuch, eine ungewohnte Anstrengung wird den einen sofort in Mitleidenschaft ziehen, aber er erholt sich danach; der andere erträgt es zur entsprechenden Zeit anscheinend gut, und er stirbt, oder er ist sein Leben lang dadurch niedergeworfen. Die Leute sagen oft, wie schwierig es ist, mit dem erregbaren Temperament umzugehen – ich sage, wie schwierig ist der Umgang mit dem *akkumulierenden* Temperament. Beim ersten erlebt Ihr einen Ausbruch, den Ihr vorhersehen konntet, und alles ist vorüber. Beim zweiten wisst Ihr nie, wo Ihr steht – Ihr wisst nie, wann die Folgen vorbei sind. Und es bedarf Eurer genauesten Beobachtung, um zu erkennen, welches die Folgen wovon *sind* – denn die Konsequenzen folgen keineswegs unmittelbar auf das Vorhergehende – und ungenaue Beobachtung führt auf die völlig falsche Fährte.

Aberglaube ist die Frucht schlechter Beobachtung

Fast aller Aberglaube beruht auf einem Mangel an Wissen, schlechter Beobachtung, dem *danach, also deshalb*[3]; und schlechte Beobachter sind fast alle abergläubisch. Bauern haben gewöhnlich Viehkrankheit der Zauberei zugeschrieben. Man hat Hochzeiten dem Anblick einer Elster zugeschrieben, Todesfälle dem von dreien; und wie ich hörte, ziehen gar die gebildetsten Leute heutzutage im Hinblick auf die Kranken Schlussfolgerungen, die diesem Aberglauben sehr ähnlich sind.

Die Krankheitsphysiognomie[4] ist wenig bekannt

Eine weitere Bemerkung: Es gibt ohne Frage eine Physiognomie der Krankheit wie eine der Gesundheit. Dennoch ist von allen Körperteilen das Gesicht vielleicht dasjenige, das dem gewöhnlichen Beobachter oder dem gelegentlichen Besucher am wenigsten Aufschluss gibt, weil es von allen Körperteilen dasjenige ist, das außer dem Gesundheitszustand anderen Einflüssen am stärksten ausgesetzt ist. Und die Leute beobachten nie – oder

---

[3] Im Original: *post hoc, ergo propter hoc*: nach diesem, also wegen diesem; danach, also deshalb. Hier wird die Schlussfolgerung kritisiert, dass zwei Ereignisse nacheinander aufgetreten sind und daraus der Schluss gezogen wird, das zweite Ereignis sei aufgrund des ersten aufgetreten.

[4] Physiognomie: Die Kunst, aus der körperlichen Erscheinung eines Menschen, insbesondere aus seinen Gesichtszügen, seinen Charakter, seine Wesensart oder sein Temperament zu erschließen. Vgl. OGILVIE (1854), Imperial Dictionary, Bd. 2, S. 377. Im Deutschen wird heute mitunter "Physiognomie" vom Begriff der "Physiognomik" abgegrenzt. "Physiognomie" dient dann zur Bezeichnung der äußeren Erscheinung des Menschen, speziell der für einen Menschen charakteristischen Gesichtszüge, während "Physiognomik" die Deutung der Wesensart eines Menschen aus seiner körperlichen Erscheinung meint.

kaum jemals – genau genug, um zwischen verschiedenen Einwirkungen auf das Gesicht unterscheiden zu können, zwischen Einwirkungen von außen, kräftiger Gesundheit, zarter Haut, Neigung zu Verstopfung, Aufwallungen, Erröten und vielen anderen Dingen. Noch einmal: Das Gesicht zeigt oft als Letztes eine Auszehrung an. Ich sollte sagen: Die Hand ist ein viel sicherer Prüfstein als das Gesicht, gerade auch im Hinblick auf Fleisch, Farbe, Durchblutung etc. etc. Es ist wahr, dass es *einige* Krankheiten gibt, die sich überhaupt nur durch ein Merkmal im Gesicht verraten, *zum Beispiel* am Auge oder an der Zunge – wie große Reizbarkeit des Gehirns durch das Aussehen der Pupille. Aber wir reden von flüchtiger, nicht sehr genauer Beobachtung. Und kaum ein sehr genauer Beobachter wird zögern zu sagen, dass bei weitem mehr Unwahrheit als Wahrheit in den oft wiederholten Worten 'Er *sieht* gut *aus*', oder 'krank', oder 'besser' oder 'schlechter', steckt.

Erstaunlich ist die Art und Weise, mit der Leute auf die geringste Beobachtung – oder häufig gar auf überhaupt keine Beobachtung – etwas geben, oder auf irgendeine *Redensart*, die aufgrund der Erfahrungen auf dieser Welt – wenn die Welt denn irgendwelche Erfahrungen gemacht hätte – schon vor langer Zeit als völlig falsch bezeichnet worden wäre.

Ich kannte Patienten, die vor lauter Schmerzen, Erschöpfung und Schlafmangel an einer der langwierigsten und schmerzhaftesten Krankheiten, die man kennt, starben und trotzdem bis einige Tage vor ihrem Tod nicht nur die gesunde Farbe der Wangen, sondern das gefleckte Aussehen der Haut eines kräftigen Kindes behielten. Und viele Male habe ich gehört, wie diese unglücklichen Geschöpfe angefallen wurden mit "Ich bin froh zu sehen, wie gut Sie aussehen", "Ich sehe keinen Grund, warum Sie nicht bis zum Alter von 90 Jahren leben sollten", "Warum verschaffen Sie sich nicht ein wenig mehr Bewegung und Zeitvertreib?" und mit all den anderen Gemeinplätzen, die uns so vertraut sind.

Es gibt zweifellos eine Physiognomie der Krankheit. Die Krankenschwester soll sie lernen.

Die erfahrene Krankenschwester kann immer angeben, dass eine Person in der vorigen Nacht ein Schlafmittel genommen hat, und zwar anhand der scheckigen Gesichtsfarbe, wenn die depressive Reaktion eingesetzt hat – genau die Farbe, auf die der Unerfahrene als Beweis für Gesundheit hinweisen wird.

Noch eins: Es gibt eine Ohnmacht, die sich überhaupt nicht durch die Farbe verrät, oder bei welcher der Patient braun statt weiß wird. Zudem gibt es eine Ohnmacht anderer Art, die – das ist wahr – immer an der Blässe erkannt werden kann.

Aber die Krankenschwester unterscheidet selten. Sie wird ohne die geringsten Bedenken mit dem Patienten sprechen, der zu ohnmächtig ist, als dass er sich noch bewegen könnte, wenn er denn nicht blass ist, und wenn nicht – zum Glück für ihn – die Kehlkopfmuskeln betroffen sind und ihm die Stimme versagt.

Doch diese beiden Ohnmachten lassen sich vollkommen unterscheiden, nämlich anhand des bloßen Gesichtsausdrucks des Patienten.

Eigenheiten von Patienten

Noch einmal: Die Krankenschwester muss zwischen den individuellen Besonderheiten der Patienten unterscheiden. Der eine möchte gern all sein Leiden allein durchstehen und dabei so wenig betreut werden wie möglich. Ein anderer hat es gern, dass man ständig viel Aufhebens um ihn macht, ihn bemitleidet, und er immer jemanden um sich hat. Man könnte diese beiden Eigenarten viel mehr beachten und ihnen nachgeben, als es der Fall ist. Denn ebenso oft geschieht es, dass man dem ersten Patienten, der nichts wünscht als "allein gelassen" zu werden, geschäftige Zuwendung aufdrängt, wie dass man zulässt, dass der zweite sich vernachlässigt vorkommt.

Die Leute haben zweierlei Ansichten über die Krankenpflege: Die einen betrachten sie als störende und nutzlose Plage (was sie zu oft ist), so dass sie so wenig wie möglich davon bekommen wollen; die anderen betrachten sie als "Geheimnis". Wenn eine wirklich gute Krankenschwester dabei beobachtet wird, wie sie einen Patienten dazu bringt, aus eigenem Willen das zu tun, worin eine andere Krankenschwester völlig versagt hat, betrachten die Leute dies als "genial" oder als eine Art biologischer Trick, so wie er vor einigen Jahren gewöhnlich in London praktiziert wurde.

Nun, es gibt überhaupt kein "Geheimnis" bei der Sache. Gute Krankenpflege besteht einfach darin, die kleinen Dinge, die allen Kranken gemeinsam sind, zu beobachten, genauso wie diejenigen, die jedem einzelnen kranken Individuum eigen sind.

Manche Leute haben eine besondere Macht über Tiere. Sie können wilde Vögel in einem Wald um sich sammeln. Dies wurde einst für Zauberei gehalten und wird jetzt einer eigentümlichen Fähigkeit zugeschrieben, die wir nicht begreifen können, wie die des rechnenden Jungen.[5] Sie ist aber überhaupt nichts anderes als die sehr genaue Beobachtung der Gewohnheiten und der Instinkte der Vögel.

So steht es auch mit der "eigentümlichen Macht" der einen Krankenschwester über ihren Patienten, während es einer anderen an einer solchen Macht mangelt. Diese Macht besteht aus überhaupt nichts anderem als der sehr genauen Beobachtung dessen, was ihren Patienten betrifft, bei der ersteren, und einem Mangel an Beobachtung bei der letzteren.

In keinem Fall ist dies auffallender, als wenn man versucht, Patienten zum Essen zu bewegen. Ein Patient wird unter der einen Schwester aus Mangel an Nahrung schwächer; man unterstellt ihn einer anderen, und er nimmt unmittelbar Nahrung zu sich. Wie kommt dies? Die Leute sagen: "Oh! Sie übt Macht über ihre Patienten aus." Es handelt sich nicht um Machtausübung. Es ist die Art und Weise, wie sie ihn füttert, oder die Art und Weise, wie sie seinen Kopf bettet, so dass er bequem schlucken kann. Das Öffnen des Fensters wird den einen Patienten dazu befähigen, seine Kost zu sich zu nehmen, das Waschen seines Gesichts und der Hände einen anderen, lediglich das Auflegen eines nassen Handtuchs auf den Nacken einen dritten; ein vierter, der ein niedergeschlagener Selbstmörder ist, benötigt ein wenig Aufheiterung, um ihn in Essensstimmung zu versetzen. Die Krankenschwester muntert ihn auf, indem sie Abwechslung in seine Ideen bringt. Ich erinnere mich daran, dass, als ich sehr krank war, die Art und Weise, wie eine Krankenschwester den Löffel in meinen Mund schob, mich dazu befähigte zu schlucken, während ich dies nicht tun konnte, wenn ich von jemand anderem gefüttert wurde.

Es handelt sich lediglich um die Beachtung all dieser kleinen Dinge, es ist kein unbegreiflicher "Einfluss", der die eine Frau dazu befähigt, Leben

[5] Hier bezieht sich Florence Nightingale auf ein Wunderkind in Arithmetik. Vgl. SKRETKOWICZ (1996), Florence Nightingale's Notes on Nursing, S. 156, Anm. 13.

zu retten; es ist der Mangel an solcher Beobachtung, die eine andere daran hindert, hierfür die Mittel zu finden.

Sogar das Delirium, das den Patienten so weit außerhalb der Reichweite aller menschlichen Erleichterung zu rücken scheint, dass er schreit und nach Euch ruft, und Ihr ihm nicht verständlich machen könnt, dass ihr bei ihm seid, wird oft verstärkt durch einen unbeholfenen Laut oder eine unbeholfene Berührung – und doch, die Krankenschwester, die dies tut, begreift es nie.

Die Krankenschwester muss selbst beobachten, dass die Schwäche des Patienten zunimmt. Der Patient wird es ihr nicht mitteilen

Noch einmal: Wenige Dinge belasten einen an einer langen und unheilbaren Krankheit Leidenden so stark, wie die Notwendigkeit, von Zeit zu Zeit mit Worten festzuhalten – zur Information der Krankenschwester, die es andernfalls nicht sehen wird –, dass er dies oder das nicht tun kann, was er einen Monat oder ein Jahr zuvor tun konnte. Wozu ist eine Krankenschwester da, wenn sie diese Dinge nicht selbst beobachten kann? Dennoch kenne ich auch unter denen, und *vor allem* unter denen, die Geld und Stellung in den Besitz von allem brachten, was Geld und Stellung ihnen verschaffen konnten – und ich betone dies –, mehr Unfälle (tödlich, langsam oder schnell), die von diesem Mangel an Beobachtung unter Krankenschwestern herrühren als von fast allem anderen. Weil ein Patient vor einem Monat allein aus einem warmen Bad zu steigen vermochte – weil ein Patient vor einer Woche die Entfernung bis zu seiner Türschelle zurücklegen konnte, schließt die Krankenschwester daraus, dass er es auch jetzt kann. Sie hat nie die Veränderung beobachtet; und der Patient, in einem hilflosen Zustand der Erschöpfung alleingelassen, ist verloren, bis jemand zufällig hereinkommt. Und so etwas geschieht nicht, weil unerwartet ein Schlaganfall, eine plötzliche Lähmung oder Ohnmacht auftraten (obwohl man auch diese viel besser – zumindest, als es heutzutage geschieht – vorhersehen könnte, wenn wir nur *beobachten* würden). Nein, es nimmt seinen Lauf aufgrund der erwarteten, oder zu erwartenden, unvermeidlichen, sichtbaren, berechenbaren, ununterbrochenen Zunahme der Schwäche, die der Beobachtung von niemandem zu entgehen bräuchte.

Unfälle, die durch die mangelnde Beobachtung der Krankenschwester entstehen

Noch einmal: Ein Patient, der nicht allgemein ans Bett gefesselt ist, wird durch plötzlichen Durchfall, Erbrechen oder eine andere Krankheit dazu gezwungen, sein Bett für ein paar Tage zu hüten; er steht zum ersten Mal auf, und die Krankenschwester lässt ihn in ein anderes Zimmer gehen, ohne nach ein paar Minuten hereinzukommen, um nach ihm zu sehen. Es kommt ihr nie in den Sinn, dass er ziemlich sicher ohnmächtig oder kalt geworden ist, oder dass er etwas braucht. Sie sagt zu ihrer Entschuldigung: "Oh, er hat es nicht gern, wenn man ihn bemuttert." Ja, er sagte dies vor einigen Wochen; aber er sagte nie, dass er es nicht gern hat, wenn man ihn "bemuttert", wenn er in dem Zustand ist, in dem er sich jetzt befindet; und wenn er es täte, solltet Ihr einen Vorwand finden, um zu ihm hineinzugehen. Man hat mehr Patienten auf diese Weise verloren als überhaupt allgemein bekannt ist, nämlich durch Rückfälle, die dadurch hervorgerufen wurden, dass man die Patienten eine oder zwei Stunden ohnmächtig, kalt oder hungrig ließ, nachdem sie zum ersten Mal aufgestanden waren.

Ihr wisst nicht, wie gering die Widerstandskraft bei einem schwachen Patienten ist – wie er eher den Gewohnheiten der Krankenschwester nachgibt, obwohl sie bei ihm sicher zu Schmerzen führen und ihn den ganzen Tag über völlig niederwerfen werden, als dass er Einwände machen würde. Eine gute Krankenschwester bringt ihrem Patienten gute Gewohnheiten bei, wie zum Beispiel, sich zu verschiedenen Zeiten zu waschen und anzuziehen, um seine Kräfte zu schonen. Der Erfolg einer schlechten Krankenschwester bedeutet, dass der Patient ihre schlechten Gewohnheiten annimmt, ohne sich zu wehren. *Patienten tun, was von ihnen erwartet wird* – ob es zum Guten oder zum Schlechten führt. Sich daran zu erinnern, ist von gleicher Bedeutung.

Nimmt das Beobachtungsvermögen ab?

Momentan scheint man jedoch kaum Fortschritte dabei zu machen, das Beobachtungsvermögen zu verbessern. Sehr groß ist der Wissenszuwachs in der Pathologie – derjenigen Wissenschaft, die uns über die nach dem Tod sichtbaren Veränderungen, die durch die Krankheit am menschlichen Körper hervorgerufen wurden, unterrichtet –, unbedeutend ist der Zuwachs an Wissen dagegen in der Kunst, die Zeichen der Veränderung zu beobachten, während sie voranschreiten. Oder muss man nicht vielmehr fürchten, dass die Beobachtung als ein wesentlicher Teil der Heilkunde im Abnehmen begriffen ist?

Eine hohe ärztliche Autorität im Ausland (in einem Land, wo man die Pathologie als sogar noch weiter fortgeschritten ansieht als in unserem) sagt: Haben Sie etwas mit dem Stethoskop entdeckt? Dann ist es schon zu spät, um noch von Nutzen zu sein.

Wer von uns hat nicht schon fünfzigmal von dem einen oder anderen, einer Krankenschwester oder einem Freund des Kranken, ja, und auch von einem Freund, der Arzt ist, die folgende Bemerkung gehört: "So geht es A schlechter", oder "B ist tot." "Ich sah ihn am Vortag. Ich glaubte, dass es ihm so viel besser gehe; es gab ganz bestimmt kein Anzeichen, weshalb man eine so plötzliche (?) Veränderung hätte erwarten können." Ich habe nie gehört, dass irgendjemand – obwohl man es für viel natürlicher halten würde – gesagt hat: "Es *muss irgendwelche* Anzeichen gegeben haben, die ich hätte sehen müssen, wenn ich nur hingeschaut hätte; lasst mich den Versuch machen und mich erinnern, worin diese bestanden, so dass ich sie ein anderes Mal beachten kann." Nein, das ist es nicht, was die Leute sagen. Sie behaupten kühn, dass es nichts zu beobachten gab, nicht, dass ihre Beobachtung mangelhaft war.

Lasst Leute, die Krankheit und Tod beobachten müssen, zurückblicken und versuchen, sich ihrer Beobachtungen, die Anzeichen, die Rückfall, Anfall oder Tod vorausgegangen waren, bewusst zu werden, und lasst sie nicht behaupten, dass es keine gab, oder dass es nicht die *richtigen* waren.

Wenn der Tod herannaht, ist Blässe keineswegs ausnahmslos die Folge, wie wir es in Romanen finden

Nur wenige hatten je die Gelegenheit, die verschiedenen Gesichtszüge zu beobachten, die auftreten, wenn bestimmte Arten eines gewaltsamen Todes plötzlich herannahen; und da dieses Wissen wenig Nutzen bringt, erwähne ich es hier nur als das bestürzendste Beispiel dessen, was ich meine. Bei einem nervösen Temperament wird das Gesicht bleich (dies ist die einzige *anerkannte* Wirkung), beim sanguinischen violett, beim galligen Temperament wird es gelb oder nimmt jede Art von fleckiger Farbe an. Nun nimmt man im Allgemeinen an, dass Blässe das einzige Anzeichen fast jeder gewaltsamen Veränderung im menschlichen Wesen sei, ob durch Schreck, Krankheit oder irgendetwas anderes. Keine Beobachtung kann falscher sein. Zugegeben, es ist die einzige anerkannte Gesichtsfarbe, wie ich gesagt habe – zwingend erforderlich in Romanen, aber nirgends sonst.

Beobachtung der allgemeinen Verhältnisse

Es gibt zwei Geisteshaltungen, die gleich oft von richtigen Schlussfolgerungen wegführen: erstens eine mangelnde Beobachtung der Verhältnisse, und zweitens eine unausrottbare Gewohnheit, Durchschnittswerte zu ermitteln.

Erstens: Männer, deren Beruf – wie der von Medizinern – sie dazu verleitet, nur (oder aber doch hauptsächlich) fühlbare und dauerhafte organische Veränderungen wahrzunehmen, ziehen oft ebenso falsche Schlüsse wie diejenigen, die überhaupt nicht beobachten. Liegt zum Beispiel ein Krebs oder ein gebrochenes Bein vor, so muss der Chirurg nur einmal darauf schauen, und er weiß Bescheid. Es macht, um die Erkrankung zu erkennen, keinen Unterschied, ob er es am Morgen sieht, oder ob er es am Abend zuvor gesehen hätte. In welchem Zustand auch immer das gebrochene Bein ist oder wahrscheinlich sein wird: Es ist immer noch das gebrochene Bein, bis es zusammengewachsen ist. Ebenso verhält es sich mit vielen organischen Krankheiten. Ein erfahrener Arzt muss nur den Puls einmal fühlen, und er weiß, dass ein Aneurysma vorliegt, das früher oder später zum Tod führt.

Aber in der großen Mehrzahl der Fälle liegt nichts dieser Art vor; und die Fähigkeit, sich eine richtige Ansicht über den Ausgang zu bilden, hängt zwangsläufig völlig von einer Untersuchung aller Verhältnisse, in denen der Patient lebt, ab. Bei dem komplizierten Zustand, in dem sich die Gesellschaft in großen Städten befindet, wird der Tod, wie jeder mit viel Erfahrung weiß, viel seltener durch eine bestimmte organische Krankheit hervorgerufen als durch irgendein Leiden, das nach vielen anderen Krankheiten gerade das Maß der Erschöpfung, das für den Tod erforderlich ist, voll macht.

Es gibt nichts so Absurdes, nichts so Irreführendes wie das folgende Urteil, das man so oft hört: So-und-so hat keine organische Krankheit – es gibt keinen Grund, warum er nicht bis zu einem äußerst hohen Alter leben sollte. Manchmal wird die Klausel "vorausgesetzt, er hat Ruhe, gute Nahrung, gute Luft etc. etc. etc." hinzugefügt, manchmal nicht; das Urteil wird von dummen Leuten *ohne* die letztere Klausel wiederholt; oder es gibt keine Möglichkeit, die Bedingungen der letzteren Klausel zu erfüllen; und diese, der *einzige* wesentliche Teil des Ganzen, verliert ihre Wirkung.

Beobachter schauen zu sehr darauf, was für ihre Sinne erkennbar ist, nicht, was die Verhältnisse in sich schließen

Ich kenne zwei Fälle: Zum einen den eines Mannes, der vorsätzlich und wiederholt eine Verrenkung wieder verschob und von allen Chirurgen gehegt und gehätschelt wurde; zum anderen den, bei dem man verkündete, ihm fehle nichts, weil keine organische Veränderung erkennbar war, der aber im Lauf der Woche verstarb. In beiden Fällen war es die Krankenschwester, die den Ärzten sorgfältig und genau beschrieb, was sie sorgfältig und genau beobachtet hatte. Dadurch verhütete sie im einen Fall, dass ein Betrug weiter fortgesetzt wurde, und im anderen Fall, dass der Patient entlassen wurde, während er in Wirklichkeit im Sterben lag.

Aber man kann sogar noch weiter gehen und sagen, dass bei Krankheiten, die ihre Ursache in der schwachen oder unregelmäßigen Tätigkeit einer Körperfunktion haben, und nicht in einer organischen Veränderung, es ein ziemlich großer Zufall ist, wenn der Arzt, der den Fall nur einmal pro Tag und im Allgemeinen jeweils zur gleichen Zeit sieht, sich eine andere als eine verkehrte Vorstellung von seinem wirklichen Zustand machen kann. Mitten am Tag, wenn ein solcher Patient durch Licht und Luft, seinen Tee, seine Fleischbrühe und seinen Brandy, durch Wärmflaschen an seinen Füßen, durch Waschen und sauberes Bettzeug erfrischt worden ist, kann man kaum glauben, dass es sich um dieselbe Person handelt, wie sie am selben Morgen mit einem schnellen unregelmäßigen Puls, mit geschwollenen Augenlidern, mit kurzem Atem, kalten Gliedern und zitternden Händen dalag. Was soll nun eine Krankenschwester in so einem Fall tun? Ruft nicht: "Gott segne Sie, mein Herr, Sie hätten die ganze Nacht über gedacht, der Patient liege im Sterben." Dies mag wahr sein, aber es ist nicht die richtige Art, den Arzt mit der Wahrheit zu beeindrucken, der fähiger ist als Ihr, sich ein Urteil aus den Fakten zu bilden, wenn er sie nur kennen würde. Was er will, ist nicht Eure Meinung, wie ehrerbietig sie auch vorgetragen wird, sondern Eure Fakten. Bei allen Krankheiten ist dies wichtig, aber bei Krankheiten, die nicht einen klaren und festgelegten Verlauf nehmen, ist es nicht nur wichtig – es ist wesentlich, dass die Fakten, die allein die Krankenschwester beobachten kann, sorgfältig und genau beobachtet und dem Arzt sorgfältig und genau berichtet werden.

Pulsarten

Die Aufmerksamkeit der Krankenschwester sollte sich auf das sehr starke Schwanken des Pulses richten, das nicht selten bei solchen Patienten tagsüber auftritt. Sehr häufig trifft man den folgenden Fall an: Zwischen 3 und 4 Uhr morgens wird der Puls schnell, vielleicht 130, und so fadenartig, als ob es sich überhaupt nicht um einen Puls handeln würde, sondern um einen Bindfaden, der knapp unter der Haut vibriert. Danach kann der Patient nicht mehr schlafen. Um die Mitte des Tages ist der Puls auf 80 gefallen; und obwohl schwach und leicht einzudrücken, handelt es sich um einen sehr ordentlichen Puls. In der Nacht lässt er sich, wenn der Patient einen aufregenden Tag hatte, fast nicht fühlen. Aber wenn der Patient einen guten Tag hatte, ist er stärker und regelmäßiger, und nicht schneller als mittags. Das ist der gewöhnliche Verlauf eines gewöhnlichen Pulses, und man könnte Beispiele für andere anführen, die gleichermaßen während des Tages schwanken. Nun, bei einer Entzündung, die man fast immer über den Puls entdecken kann, bei typhösem Fieber, das mit niedrigem Puls, den nichts heben wird, einhergeht, gibt es keine solche große Schwankung. Und Ärzte wie Krankenschwestern gewöhnen sich daran, nicht danach zu suchen. Der Arzt ist tatsächlich nicht dazu in der Lage. Aber das Schwanken als solches ist bereits ein wichtiges Merkmal.

Fälle wie die oben beschriebenen gehen oft "ziemlich plötzlich hoch", wie man sagt, von einer unbedeutenden Unpässlichkeit für einige Tage, die gerade das Maß der Erschöpfung voll macht, um den Tod herbeizuführen. Und jeder schreit: "Wer hätte das gedacht?" – außer der beobachtenden Krankenschwester, wenn es denn eine gibt, die immer erwartet hatte, dass die Erschöpfung einsetzen würde, von der es keine Erholung mehr geben würde, weil sie wusste, dass der Patient kein Kapital an Kräften hatte, von welchem er zehren konnte, wenn er einige Tage lang nicht im Stande war, sein knappes tägliches Einkommen an Schlaf und Ernährung zu erzielen.

Wirklich gute Krankenschwestern sind oft ganz unglücklich, weil sie dem Arzt nicht die tatsächliche Gefahr für ihren Patienten vermitteln können, und sie sind empört, weil der Patient entweder "so viel besser" oder "so viel schlechter" "aussieht", als es ihm tatsächlich geht, "wenn der Arzt da ist". Solcher Kummer ist sehr berechtigt, aber er kommt im Allgemeinen daher, dass die Krankenschwester nicht die Fähigkeit besitzt, dem Arzt deutlich und kurz die Fakten darzulegen, von denen sie ihre Ansicht ableitet, oder daher, dass der Arzt in Eile und unerfahren ist, und nicht dazu fähig, sie ihr zu entlocken. Ein wirklich um seine Patienten besorgter Mann wird bald lernen, die Informationen einer Krankenschwester, die zugleich eine sorgfältige Beobachterin und eine klar verständliche Berichterstatterin ist, anzufordern und zu schätzen.

Eine Krankenschwester sollte verstehen können, was Pulsschwankungen bedeuten und was der Charakter des Pulses anzeigt. Es ist nicht so sehr die genaue Pulsfrequenz, worauf es ankommt, doch was er bedeutet, solltet Ihr wissen. Zumindest solltet Ihr, ohne zu zählen, seine Schnelligkeit hinlänglich genau abschätzen können. Vielmehr ist der Charakter des Pulses von Bedeutung. Es gibt den "spritzenden" Puls, der auf ein Aneurysma schließen lässt. Es gibt den Puls ohne Kante, der sich nicht wie ein Band anfühlt, sondern wie ein Bindfaden, der durch einen Raum zieht, den er nicht ausfüllt. Es gibt den intermittierenden Puls einer Herzerkrankung, den Puls akuter Rippenfellentzündung, den Puls der Bauchfellentzündung, den pochenden Puls, der akute Entzündung oder das Risiko eines Blutsturzes anzeigt. Es gibt den schnellen Puls der Erschöpfung im Fieber, der anzeigt, dass die Zeit für Wein und stimulierende Mittel gekommen ist. Und von dem Erfassen dieses Augenblicks hängt beständig das Leben des Patienten ab. Die Gabe von Wein senkt den Puls. Der Arzt hinterlässt die Verordnung, wenn auf die Depression die Reaktion folgt, solle der Wein nicht mehr gegeben oder die Menge vermindert werden. Diese Reaktion wird durch den Puls angezeigt.

Wie kann die Krankenschwester irgendein Zutrauen in ihre eigene Arbeit haben, wie kann sie dazu beitragen, Risiko und Leiden ihres Patienten zu verhüten, wenn man sie nicht mit all diesen Merkmalen des Pulses vertraut macht?

Es gibt den niedrigen Puls, der die Gefahr von Gangrän und Pyämie anzeigt. Es gibt den Puls des Schlaganfalls, der anzeigt, dass der Aderlass – er wird manchmal sogar von Personen, die nicht vom Fach sind, praktiziert – eine Gefahr darstellt. Es gibt den Puls der Gehirnerkrankung, den Puls der Blutüberfüllung, und viele andere. Es ist unmöglich, sie auf Papier zu beschreiben. Man muss sie fühlen, um sie zu kennen. Und hier handelt es sich um Kenntnisse, die für eine wirkliche Krankenschwester absolut unabdingbar sind.

Aus diesem Grund ist es so notwendig, dass ihre Sinne geübt und scharf sind. Dieselbe Krankenschwester, die nicht mit dem Ohr den Klang der Schelle ihres Patienten heraushören kann, wird sicher auch nicht dazu fähig sein, durch das Fühlen den jeweiligen Charakter seines Pulses zu unterscheiden. Und sie mag schreckliche Fehler begehen, so dass es besser gewesen wäre, sie hätte es sich nie in den Kopf gesetzt, überhaupt Pulse zu fühlen.

Kehren wir nun zur Beobachtung der Verhältnisse zurück.

Um zu einem korrekten Urteil zu gelangen, muss man nicht nur berücksichtigen, was der Patient tun *soll*, sondern auch, was er wahrscheinlich tun wird

Ich habe einmal gehört, wie ein verdientermaßen bedeutender Arzt den Freunden seines Patienten dessen Genesung zusicherte. Warum? Weil er ihm nun Regeln zur Lebensweise verschrieb, denen der Patient seit Jahren in allen Einzelheiten gefolgt war. Und weil er Regeln verboten hatte, bei denen der Patient keinerlei Möglichkeit gehabt hätte, sie zu ändern.

Zweifellos wird eine Person ohne irgendwelche wissenschaftlichen Kenntnisse, die aber über Beobachtungsgabe und Erfahrung mit dieser Art von Lebensverhältnissen verfügt, dazu fähig sein, die wahrscheinliche Lebensdauer von Familienmitgliedern oder Bewohnern eines Hauses letztendlich viel zutreffender einzuschätzen als der wissenschaftlich beschlagenste Arzt, zu dem dieselben Leute gebracht werden, damit er ihren Puls fühlt, wenn keine Erkundigungen über ihre Lebensverhältnisse eingezogen werden.

Lebensversicherungsgesellschaften und ähnliche Gesellschaften lassen Leute von Medizinern untersuchen. Ließen sie stattdessen die Häuser, Lebensverhältnisse, Lebensweisen dieser Personen analysieren, zu welch viel zutreffenderen Ergebnissen würden sie gelangen! W. Smith scheint ein feiner gesunder Mann zu sein, aber es ließe sich ermitteln, dass er bei der nächsten Choleraepidemie schlechte Chancen hätte. Herr und Frau J. sind ein starkes gesundes Ehepaar, aber es dürfte in Erfahrung zu bringen sein, dass sie in einem derartig beschaffenen Haus in einem solchen Stadtteil Londons leben, dem Fluss so nah, dass sie vier Fünftel ihrer Kinder durch den Tod verlieren werden; welche der Kinder diejenigen sein werden, die überleben, ließe sich ebenfalls in Erfahrung bringen.

Die durchschnittliche Sterblichkeitsrate teilt uns nur mit, dass so viel Prozent sterben werden. Die Beobachtung muss uns mitteilen, *welche* von hundert diejenigen sein werden, die sterben werden

Zweitens: Durchschnittswerte wiederum verführen uns, von genauer Beobachtung abzugehen. "Durchschnittliche Sterblichkeiten" geben lediglich an, dass so viele pro Hundert in dieser Stadt pro Jahr sterben werden, und so viele in jener. Aber ob A oder B unter diesen sein wird, sagt uns die "Durchschnittsrate" natürlich nicht. Wir wissen zum Beispiel, dass zwischen 22 und 24 von 1000 Menschen nächstes Jahr in London sterben werden. Aber genaue Erkundigungen über die Lebensverhältnisse versetzen uns in die Lage zu wissen, dass in einem solchen Bezirk, nein, in einer solchen Straße – oder sogar auf einer Seite dieser Straße, in einem solchen bestimmten Haus, und sogar in einem Stockwerk dieses bestimmten Hauses – eine höhere Sterblichkeit auftreten wird; das heißt, ein Mensch, der vor dem Eintritt eines hohen Lebensalters nicht hätte sterben brauchen, wird sterben.

Nun, würde sich also nicht sehr grundlegend das Urteil von wem auch immer – von jemandem, der sich darum bemühte, sich eines zu bilden – ändern, wenn er wüsste, dass der Mensch von einem solchen Stockwerk aus einem solchen Haus von einer solchen Straße kam?

Unsere Beobachtungen könnten hierin sogar noch sehr viel genauer sein, und unsere Schlussfolgerungen sehr viel richtiger.

Es ist wohlbekannt, dass man über Generationen ständig dieselben Namen in den Registern der Armenhäuser wiederfindet. Das heißt, die Menschen werden Generation für Generation geboren und aufgezogen – und sie werden geboren und aufgezogen werden – unter Lebensbedingungen, die wiederum Arme hervorbringen. Tod und Krankheit sind wie das Armenhaus. Sie holen sich Menschen von derselben Familie, demselben Haus, oder, in anderen Worten, aus denselben Lebensverhältnissen. Warum wollen wir nicht beobachten, um welche es sich handelt?

Der genaue Beobachter könnte mit Sicherheit vorhersagen, dass eine solche Familie, ob ihre Mitglieder heiraten oder nicht, aussterben wird; dass eine andere solche Familie moralisch und körperlich degenerieren wird. Aber wer lernt die Lektion? Im Gegenteil, es mag wohlbekannt sein, dass in einem solchen Haus die Kindersterblichkeit 8 von 10 beträgt; man würde denken, dass nichts weiteres gesagt werden bräuchte, denn wie könnte die Vorsehung deutlicher sprechen? – Doch niemand hört darauf, die Familie lebt dort weiter, bis sie ausstirbt, und dann übernimmt eine andere Familie das Haus. Sie würden genauso wenig zuhören, wenn "einer von den Toten auferstehen würde".

Wozu Beobachtung dienen soll

Wenn man die lebenswichtige Bedeutung *guter* Beobachtung ins Auge fasst, darf man nie aus dem Auge verlieren, wozu Beobachtung dienen soll. Sie ist nicht dazu da, verschiedene Informationen oder merkwürdige Tatsachen anzuhäufen, sondern, um Leben zu retten und Gesundheit und Wohlbefinden zu fördern. Diese Warnung mag nutzlos scheinen, aber es ist doch erstaunlich, wie viele Männer (manche Frauen tun es auch) sich praktisch so benehmen, als ob der wissenschaftliche Zweck der Einzige wäre, den sie im Auge hätten, oder als ob der kranke Körper nur ein Behälter wäre, um dort Arzneien zu verstauen, und die chirurgische Erkrankung nur ein besonderer Fall – eine Erkrankung, die sich der Leidende zugezogen hat, um dem betreuenden Arzt spezielle Information zu liefern. Dies ist wahrlich keine Übertreibung. Ihr denkt, wenn Ihr den Verdacht hättet, dass Euer Patient vergiftet wird – sagen wir, durch einen Kupferkessel – würdet Ihr, wie Ihr solltet, sofort jede mögliche Verbindung zwischen ihm und der verdächtigten Schadensquelle abschneiden, ohne Rücksicht darauf, dass eine interessante Fundgrube für Beobachtung dadurch verlorengeht. Aber nicht jeder handelt so, und man hat es in der Tat zu einer Frage der medizinischen Ethik gemacht, was der Mediziner tun solle, wenn er den Verdacht auf eine Vergiftung habe. Die Antwort scheint eine ganz einfache zu sein – darauf zu bestehen, dass eine vertrauenswürdige Krankenschwester beim Patienten eingesetzt wird, oder den Fall aufzugeben.

Wie eine vertrauenswürdige Krankenschwester sein sollte

Und bedenkt, auf jede Krankenschwester sollte man sich verlassen können, oder mit anderen Worten: dazu fähig, eine "vertrauenswürdige" Krankenschwester zu sein. Sie weiß nicht, wie schnell sie sich in einer solchen Situation wiederfinden könnte; sie darf keine Klatschbase sein, keine leere Schwätzerin; sie sollte niemals Fragen über ihren Kranken beantworten, lediglich denen, die ein Recht dazu haben, sie zu stellen; sie muss, dies brauche ich nicht zu erwähnen, strengstens nüchtern und ehrenhaft sein; aber darüber hinaus muss sie eine religiöse und hingebungsvolle Frau sein; sie muss Achtung vor ihrer eigenen Berufung haben, weil Gottes kostbares Geschenk des Lebens oft im wahrsten Sinne des Wortes in ihre Hand gelegt wird; sie muss eine gute, genaue und schnelle Beobachterin sein, und ebenso eine Frau mit Feingefühl und einem Gespür für das, was sich ziemt.

Beobachtung ist zu praktischen Zwecken da

Um auf die Frage zurückzukommen, wozu Beobachtung dienen soll: Es könnte wirklich den Anschein haben, als betrachteten sie einige als Selbstzweck, als ob das Entdecken, nicht die Heilung, ihre Aufgabe wäre; nein, noch schlimmer, vor kurzem haben in einem aufsehenerregenden Prozess drei Ärzte nach ihrer eigenen Angabe eine Vergiftung vermutet, eine Verschreibung für Ruhr vorgenommen und den Patienten dem überlassen, der ihn vergiftet hat. Dies ist ein außergewöhnlicher Fall. Aber im Kleinen fällt die gleiche Handlungsweise in die Zuständigkeit von uns allen. Wie oft haben die betreuenden Ärzte eines Falles zugegeben, dass sie sehr wohl wussten, dass der Patient in solch einer Luft, solch einem Zimmer oder unter solchen Umständen nicht genesen konnte, und ihm dennoch weiterhin Dosen von Arzneien verordnet, und keine Anstrengung unternommen, das Gift von ihm zu entfernen, oder ihn von dem Gift zu entfernen, von dem sie wussten, dass es ihn umbringen würde – nein, noch schlimmer: Sie haben manchmal nicht einmal so viel getan, wie ihre Überzeugung an der richtigen Stelle zu erwähnen, nämlich gegenüber der einzigen Person, die in der Sache etwas tun konnte.

Kapitel 14
Schlussfolgerung

Hygienische Krankenpflege hat bei chirurgischen Fällen ebenso grundlegende Bedeutung wie bei medizinischen, aber sie soll nicht an die Stelle der chirurgischen Pflege treten

All die vorangegangenen Bemerkungen gelten für Kinder und Schwangere sogar noch stärker als für Patienten im Allgemeinen. Sie gelten auch für die Krankenpflege bei chirurgischen Fällen, genauso wie bei medizinischen. In der Tat erfordern, falls überhaupt möglich, Fälle mit äußeren Verletzungen solche Pflege noch mehr als internistisch Kranke. In chirurgischen Krankensälen ist eine Pflicht jeder Krankenschwester sicherlich die *Verhütung*. Sonst können Fieber, Hospitalgangrän, Pyämie oder eitriger Ausfluss irgendeiner Art auftreten. Betreut sie den Fall eines komplizierten Knochenbruchs, einer Amputation oder eines Erysipels, so kann es sehr stark davon abhängen, wie sie die in diesen Bemerkungen aufgeführten Dinge bewertet, ob nämlich die eine oder andere dieser Hospitalkrankheiten ihren Patienten befällt oder nicht. Wenn sie es zulässt, dass sich ihr Krankensaal mit dem eigentümlichen, stickigen, stinkenden Geruch füllt – ein Geruch, der so typisch dafür ist, dass er bei chirurgischen Patienten entsteht –, besonders, wenn viel Eiterung und Ausfluss vorkommt, mag sie einen kräftigen Patienten in der Blüte seines Lebens allmählich dahinsiechen und sterben sehen, während er nach allem menschlichen Ermessen hätte genesen müssen. Die chirurgische Krankenschwester muss immer auf der Hut, immer wachsam sein gegenüber einem Mangel an Sauberkeit, gegenüber fauliger Luft und gegenüber Mangel an Licht und Wärme.

Trotzdem sollte niemand glauben, dass das, was man das Handwerk der Krankenpflege nennen kann, unterschätzt werden dürfe, weil *hygienische* Krankenpflege der Gegenstand dieser Bemerkungen ist. In einem Palast der Gesundheit mag ein Patient sich selbst überlassen werden und verbluten. Ein anderer, der sich nicht zu bewegen vermag, stirbt vielleicht an Wunden, die durch Aufliegen verursacht worden sind, weil die Krankenschwester nicht weiß, wie man ihn umbettet und wäscht, während er alles Erforderliche an Luft, Licht und Ruhe hat. Aber Krankenpflege als Handwerk wurde hier aus drei Gründen nicht abgehandelt: 1. weil diese Bemerkungen nicht vorgeben, ein Leitfaden für die Krankenpflege zu sein, und ebenso wenig für die Krankenküche; 2. weil die Verfasserin, die selbst mehr von dem, was man chirurgische Krankenpflege nennen kann – *das heißt*, praktische, mit den Händen verrichtete Krankenpflege –, gesehen hat, als vielleicht irgendjemand anders in Europa, aufrichtig glaubt, dass es unmöglich ist, sie aus irgendeinem Buch zu lernen, und dass man sie nur in den Krankensälen eines Hospitals gründlich erlernen kann; und sie glaubt auch aufrichtig, dass man die Ausübung vollkommener chirurgischer Krankenpflege wie nirgendwo sonst in Europa sehen kann, und zwar durch eine "Oberschwester" eines Londoner Krankenhauses, die vom alten Schlag ist; 3. während Tausende, die diese nach chirurgischen Idealen vollkommene Krankenpflege genießen, an fauliger Luft etc. sterben, ist das Umgekehrte vergleichsweise selten.

Kinder: ihre größere Empfänglichkeit für dieselben Einflüsse

Kehren wir zu den Kindern zurück. Sie sind viel empfänglicher für alle schädlichen Einflüsse als Erwachsene. Sie werden durch dieselben Faktoren beeinflusst, aber viel schneller und schwerwiegender, nämlich durch Mangel an frischer Luft, richtiger Wärme, Mangel an Sauberkeit im Haus, bei Kleidung, Bettzeug oder Körper, durch aufschreckende Geräusche, ungeeignete Nahrung oder mangelnde Pünktlichkeit, durch Stumpfsinn und Mangel an Licht, wenn sie im Bett zu viel oder zu wenig zugedeckt werden, oder – wenn die Kinder auf sind – durch Mangel an Organisationsvermögen allgemein bei denen, die für sie verantwortlich sind. Man kann deshalb nur nachdrücklich darauf hinweisen, wie groß die Bedeutung ist – die ja im Fall von Kindern noch größer ist, und am größten im Fall kranker Kinder –, diesen Dingen Beachtung zu schenken.

Das jedoch, was bekanntermaßen vor allem Kindern schwere Schäden zufügt, ist verdorbene Luft, und diese Schäden sind am gravierendsten in der Nacht. Ihr Schlafzimmer fest geschlossen zu halten, bedeutet für sie Verderben. Und wenn die Atmung des Kindes durch eine Krankheit beeinträchtigt ist, können einige Stunden solcher verdorbener Luft sein Leben in Gefahr bringen, auch wenn sie bei Erwachsenen im selben Zimmer nicht zu einer Beeinträchtigung führt.

Die folgenden Passagen, die einem hervorragenden, gerade veröffentlichten "Vortrag über plötzlichen Tod im Säuglings- und Kindesalter" entnommen sind, zeigen, dass die sorgfältige Pflege von Kindern lebenswichtige Bedeutung hat. "In der großen Mehrzahl der Fälle, in denen der Tod plötzlich einen Säugling oder ein kleines Kind befällt, handelt es sich um einen *Unglücksfall*; es handelt sich nicht um eine notwendige, unentrinnbare Folge irgendeiner Krankheit, an der es leidet."

Man mag hier hinzufügen, dass es sehr wünschenswert wäre zu wissen, wie oft der Tod bei Erwachsenen "nicht eine notwendige, unentrinnbare Folge irgendeiner Krankheit" ist. Man lasse das Wort "plötzlich" weg (denn *plötzlicher* Tod ist vergleichsweise selten im mittleren Lebensalter), und der Satz gilt beinahe gleichermaßen für jedes Alter.

Die folgenden Ursachen für "*plötzlichen*" Tod bei kranken Kindern werden aufgezählt: "Plötzliche erschreckende Geräusche, ein plötzlicher Temperaturwechsel, welcher der Körperoberfläche – wenn auch nur für einen Moment – einen Kälteschauer versetzt, ein unsanftes Wecken aus dem Schlaf, oder sogar eine überhastete oder allzu reichliche Mahlzeit", "irgendein plötzlicher Sinneseindruck auf das Nervensystem, irgendeine hastige Veränderung der Körperhaltung, kurz, jede beliebige Ursache, durch die der Atmungsprozess gestört werden kann."

Man kann wiederum hinzufügen, dass diese Ursachen bei sehr schwachen erwachsenen Patienten ebenfalls nicht oft "plötzlich zum Tode führen", das ist wahr, aber sehr viel häufiger, als allgemein bekannt ist, in ihren Folgen nicht wieder gutzumachen sind.

Für Kinder wie auch für Erwachsene, für Kranke wie auch für Gesunde (obwohl sicherlich eher im Fall kranker Kinder als bei anderen) ist, wie ich an dieser Stelle noch einmal wiederholen will, die häufigste und tödlichste Ursache von allen das Schlafen in verdorbener Luft – und sei es nur für einige Stunden, viel eher aber über Wochen und Monate, ein Zustand, der mehr als jeder andere den Atmungsprozess beeinträchtigt und dazu neigt, "einen als Unglücksfall auftretenden" Tod während einer Krankheit hervorzurufen.

Ich brauche hier kaum die Warnung zu wiederholen, kalte und frische Luft zu verwechseln. Ihr könnt einen Patienten plötzlich mit Todesfolge abkühlen, ohne ihm überhaupt frische Luft zuzuführen. Und Ihr könnt ihm sehr wohl – nein, viel besser – frische Luft zuführen, ohne ihn dabei abzukühlen. Das ist der Prüfstein einer guten Krankenschwester.

In Fällen lange dauernder wiederholter Ohnmachten aufgrund von Krankheiten beispielsweise – insbesondere Krankheiten, die die Atemorgane beeinträchtigen – sind frische Luft für die Lungen, Wärme für die Körperoberfläche und häufig (sobald der Patient schlucken kann) heiße Getränke die richtigen Heilmittel und auch die einzigen. Man sieht jedoch die Krankenschwester oder Mutter öfter, anstatt so zu handeln, genau das Gegenteil tun: Sie verstopfen jede Ritze, durch die frische Luft eindringen kann, und sie lassen den Körper kalt, oder vielleicht werfen sie Bettwäsche von noch mehr Gewicht auf ihn, wenn er bereits zu wenig Wärme erzeugt.

"Sorgsames, ängstliches Atmen, als ob die Atmung eine Verrichtung wäre, die alle Aufmerksamkeit für ihren Zweck erfordern würde", wird als ein nicht unüblicher Zustand bei Kindern angeführt, und als einer, der Fürsorge in all den oben aufgezählten Dingen erfordert. Dass Atmen fast zu einem Willensakt wird, sogar bei sehr schwachen erwachsenen Patienten, muss schon oft geäußert worden sein.

Als ein Prozess wird genannt: "Wenn die Krankheit die vollkommene Leistungsfähigkeit der Atemfunktion gestört hat, führt die plötzliche Anforderung, die Atemtätigkeit vollständig auszuüben, zum plötzlichen Stillstand der ganzen Maschinerie." – "Das Leben geht zu Ende aus Mangel an Nervenkraft, die Lebensfunktionen in Tätigkeit zu halten", wird als ein anderer Prozess genannt, weshalb ein "Tod durch Unglücksfall" im Kleinkindesalter nicht oft vermieden werden kann.

Auch im mittleren Lebensalter kommt es vor, dass diese beiden Prozesse mit dem Tod enden, im Allgemeinen jedoch nicht plötzlich. Und ich habe sogar beim mittleren Lebensalter den "*plötzlichen* Stillstand" gesehen, der hier erwähnt wird, und zwar aufgrund derselben Ursachen.

Zusammenfassung

Um es zusammenzufassen: Bedenken werden dagegen vorgebracht, dass Kenntnisse über die Gesundheit für Frauen wünschenswert seien. Die folgende Antwort auf zwei der häufigsten Einwände – einer von Frauen selbst, einer von Männern – führt, wobei eine Warnung *hinzugefügt* wird, all die Argumente an, die die Kunst der Krankenpflege beweisen.

Sorgloses amateurhaftes Kurieren durch Frauen. Nur wirkliche Kenntnis der Gesetze der Gesundheit kann dies eindämmen

Erstens: Männer sagen oft, es sei unklug, Frauen irgendetwas über diese Gesetze der Gesundheit beizubringen, weil sie selbst daran gingen zu kurieren – es gebe viel zu viel amateurhaftes Kurieren, was in der Tat zutrifft. Ein berühmter Arzt teilte mir mit: Es wurde Kindern mehr Kalomel[1] – als Prise wie auch über eine gewisse Zeit – von Müttern, Erzieherinnen und Krankenschwestern verabreicht, als nach Kenntnis seiner gesamten Berufserfahrung je von einem Arzt verschrieben wurde. Ein anderer erklärt, die einzige Vorstellung, die Frauen von Medizin hätten, bestünde in Kalomel und Abführmitteln. Dies ist unbestreitbar allzu oft der Fall. Man sieht in der Praxis von Fachleuten niemals so etwas wie das leichtfertige Kurieren weiblicher Amateure. Viele Damen, die einmal eine Verschreibung einer "blauen Pille" von einem Arzt bekommen haben, werden sie als gewöhnliches Abführmittel zwei- oder dreimal pro Woche geben und nehmen – welche Folge das hat, kann man sich denken. Nachdem der Arzt darüber informiert worden ist, ersetzt er sie bei der Verschreibung durch eine vergleichsweise harmlose Pille als Abführmittel. Die Dame beschwert sich, dass es "ihr nicht halb so gut tut."

Wenn Frauen Arzneimittel geben oder nehmen, lautet das bei weitem sicherste Vorgehen, jedes Mal "den Arzt" herbeizurufen. Es gibt Frauen, die Arzneimittel sowohl geben als auch nehmen, und die sich nicht die Mühe

[1] Kalomel: Quecksilberchlorid, feines, weißes bis gelblichweißes Pulver, das früher bei Verdauungsstörungen eingesetzt wurde.

machen, die Namen der gebräuchlichsten Arzneien zu lernen, und *zum Beispiel* die Koloquinte[2] mit Colchicum[3] verwechseln. Das *bedeutet*, gewaltig mit dem Feuer zu spielen.

Es gibt auch vortreffliche Frauen, die ihrem Arzt nach London schreiben, es herrsche viel Krankheit in ihrer Nachbarschaft auf dem Land, und sie bitten ihn um eine Verordnung, die sie selbst "gewöhnlich gerne einnahmen", und dann geben sie diese all ihren Freunden und all ihren ärmeren Nachbarn, die sie nehmen werden. Nun, anstatt Medizin zu geben, von denen Ihr keinesfalls die genaue und angemessene Anwendungsweise kennen könnt, und auch nicht alle Wirkungen – solltet Ihr nicht besser Eure ärmeren Nachbarn überzeugen und ihnen helfen, den Misthaufen vor der Tür zu entfernen, ein Fenster einzusetzen, das man öffnen kann, oder einen Arnott-Ventilator, oder ihre Hütten zu reinigen und mit Kalk anzustreichen? Bei diesen Dingen ist der Nutzen gewiss. Wendet man ohne entsprechende Erfahrung Arzneien an, ist der Nutzen keineswegs so sicher.

Die Homöopathie hat zu einer wesentlichen Verbesserung in der medizinischen Praxis von Frauen, die aus Liebhaberei kurieren, geführt, denn die Regeln der Homöopathie sind vortrefflich, ihre Medizin vergleichsweise harmlos – das "Kügelchen" ist das Körnchen Torheit, das notwendig zu sein scheint, um irgendeine gute Sache annehmbar zu machen. Lasst also Frauen, wenn sie Arznei geben wollen, homöopathische Arznei geben. Es wird keinen Schaden anrichten.

Ein fast durchgängiger Irrtum unter Frauen besteht in der Annahme, dass jeder einmal in vierundzwanzig Stunden Stuhlgang haben oder sofort zu Abführmitteln greifen *müsse*. Die Erfahrung lehrt jedoch das Gegenteil.

Dies ist Sache des Arztes, und ich werde nicht näher darauf eingehen; aber ich will einfach wiederholen: Fahrt nicht damit fort, Eure schreckli-

---

[2] Die Koloquinte (Citrullus colocynthis) wird auch Koloquintenkürbis, Purgiergurke oder Teufelsapfel genannt. Ihre Einnahme kann zur Schleimhautreizung im Magen-Darm-Trakt mit blutigen Durchfällen führen und eine abortive Wirkung entfalten. Vgl. Biologie Seite: Koloquinte, https://www.biologie-seite.de/Biologie/Koloquinte (aufgerufen: 31.10.2020).

[3] Der Hauptwirkstoff Colchicin der Herbstzeitlose (Colchicum autumnale) ist ein starkes Gift.

chen "Abfolgen von Abführmitteln" einzunehmen oder sie Euren Kindern zu geben, ohne den Arzt zu rufen.

Es ist in der Tat sehr selten, dass Ihr nicht durch die Wahl Eurer Kost Euren Stuhlgang regulieren könnt, und jede Frau kann sich selbst beobachten, um zu wissen, mit welcher Art von Kost sie diesen Zweck erreichen wird; Mangel an Fleisch führt zu Verstopfung, genauso oft wie Mangel an Gemüse; Bäckerbrot öfter als beide. Hausgemachtes braunes Brot wird sie öfter heilen als irgendetwas anderes.

Eine wirklich erfahrene und beobachtende Krankenschwester behandelt weder sich selbst noch andere. Und all das zu fördern, was bei Frauen, die Mütter, Erzieherinnen oder Krankenschwestern sind, mit der Beobachtung von Gesundheit und Erfahrung zusammenhängt, ist genau der Weg, sich des Kurierens durch Dilettanten zu entledigen, und der Weg, der – wenn die Ärzte es nur wüssten – dazu führt, dass ihnen die Krankenschwestern gehorsam sind, Hilfen für sie, anstatt Hindernisse. Solche Erziehung von Frauen würde in der Tat die Arbeit des Arztes vermindern – doch niemand glaubt wirklich, die Ärzte wünschten, dass es mehr Krankheit geben sollte, um mehr Arbeit zu haben.

Was die Pathologie lehrt. Was die Beobachtung alleine lehrt. Was die Medizin tut. Was die Natur allein tut

Zweitens: Man behauptet oft von Frauen, dass sie nichts von den Gesetzen der Gesundheit verstehen könnten, oder davon, was zu tun sei, um die Gesundheit ihrer Kinder zu erhalten, weil sie nichts von "Pathologie" wissen könnten und nicht "sezieren" könnten – man verwechselt hier Vorstellungen über unterschiedliche Wissensgebiete, doch es ist hart, den Versuch zu unternehmen, sie zu entwirren. Die Pathologie lehrt uns, zu welcher Schädigung die Krankheit geführt hat. Aber darüber hinaus lehrt sie uns nichts. Wir erfahren nichts über das Prinzip der Gesundheit, das Positive, dessen Negatives die Pathologie ist, außer durch Beobachtung und Erfahrung. Und nichts außer Beobachtung und Erfahrung wird uns die Wege weisen, wie wir den Zustand der Gesundheit erhalten oder wiederherstellen können. Man denkt oft, Medizin sei der Heilungsvorgang. Nichts dergleichen: Medizin ist die Chirurgie von Funktionen, und die eigentliche Chirurgie ist diejenige von Gliedern und Organen. Keine von beiden kann irgendetwas tun, außer Hindernisse zu beseitigen; keine von beiden kann heilen; die Natur allein heilt. Die Chirurgie entfernt die Kugel, die ein Hindernis für die Heilung ist, aus dem Körperglied, aber die Natur heilt die Wunde. So ist es mit der Medizin; die Funktion eines Organs wird behindert; die Medizin unterstützt, soweit wir wissen, die Natur, dieses Hindernis zu beseitigen; aber sie tut nichts darüber hinaus. Und was die Krankenpflege in beiden Fällen zu tun hat, ist, den Patienten in den besten Zustand zu bringen: für die Natur, die auf ihn wirkt. Im Allgemeinen wird genau das Gegenteil getan. Ihr denkt, dass frische Luft und Ruhe und Sauberkeit eine Verschwendung sei, vielleicht gefährlich, Luxus, den man dem Patient nur verschaffen sollte, wenn es ganz gelegen kommt, und die Medizin sei das *Unerlässliche*[4], das Allheilmittel. Wenn es mir durch irgendeine Maßnahme gelungen ist, diese Illusion zu beseitigen, und zu zeigen, was wahre Krankenpflege bedeutet, und was sie nicht ist, so ist mein Ziel erreicht.

Nun zur Warnung:

Was eine gute Krankenschwester *nicht* ausmacht

Drittens: Es scheint eine allgemein verbreitete Vorstellung unter Männern und sogar unter Frauen selbst zu sein, dass es nichts als einer Enttäuschung in der Liebe bedarf, des Fehlens eines Ziels, eines allgemeinen Überdrusses oder der Unfähigkeit zu anderen Dingen, um eine Frau zu einer guten Krankenschwester zu machen.

Dies erinnert mich an eine Gemeinde, in der ein dummer alter Mann als Schulmeister eingesetzt wurde, weil er "über das Schweinehüten hinaus war".

Wendet das obige Rezept, jemanden zu einer guten Krankenschwester zu machen, darauf an, jemanden zu einem guten Dienstboten zu machen. Und das Rezept wird sich als Fehlschlag erweisen.

---

[4] Im Original: *sine qua non*, also die Bedingung, ohne die etwas nicht erreicht werden kann.

Doch heutzutage haben populäre Romanschreiber Damen erfunden, die in der Liebe enttäuscht wurden, oder die sich frisch aus dem Salon in die Kriegskrankenhäuser begaben, um ihre verwundeten Liebhaber zu finden. Wenn sie diese gefunden hatten, ließen sie unverzüglich die Krankenstube zugunsten ihres Liebhabers im Stich, wie man es erwarten konnte. Doch in der Einschätzung der Autoren wurde das Verhalten dieser Damen dadurch nicht umso schlimmer, sondern sie waren im Gegenteil Heldinnen der Krankenpflege.

Welch grausame Fehler machen manchmal wohltätige Männer und Frauen in geschäftlichen Angelegenheiten, von denen sie nichts verstehen können, wobei sie glauben, sie verstünden sehr viel davon.

Die tägliche Verwaltung eines großen Krankensaals, geschweige denn eines Krankenhauses, das Wissen um die im Hinblick auf Leben und Tod von Menschen wie auch für gesunde Krankensäle geltenden Gesetze (und Krankensäle sind gesund oder ungesund, hauptsächlich entsprechend der Kenntnis oder Unkenntnis der Krankenschwester) – besitzen nicht diese Angelegenheiten genügend Bedeutung und Schwierigkeit, um Lernen durch Erfahrung und sorgfältige Erkundung zu erfordern, genauso sehr wie jede andere Kunst? Sie kommen der in der Liebe enttäuschten Dame nicht durch Eingebung, und auch nicht der armen Lohnsklavin im Armenhaus, die für ihren Lebensunterhalt hart arbeiten muss.

Und schrecklich ist für die Kranken die Schädigung, die Folge solch abartiger Vorstellungen ist!

In dieser Beziehung (und warum ist das so?) sind in katholischen Ländern sowohl Schriftsteller als auch Arbeiter zumindest in der Theorie viel weiter als wir. Sie würden nie an ein solches Eintrittsmotiv für eine tüchtige Ordensoberin oder Barmherzige Schwester denken. Und manche Ordensoberin hat es abgelehnt, eine *Postulantin* zuzulassen, die keine höhere "Berufung" oder Gründe zu haben schien, sich anzubieten, als diese.

Es trifft zu, *wir* "legen keine Gelübde ab". Aber ist ein "Gelübde" notwendig, um uns davon zu überzeugen, dass die richtige Gesinnung, um eine Kunst – ganz besonders ein Liebeswerk, richtig – zu lernen, nicht Überdruss an allem oder an etwas anderem ist? Stellen wir wirklich die Liebe zu unseren Mitmenschen (und zur Krankenpflege, als einen Zweig davon), auf eine so niedrige Stufe? Was hätte Mère Angélique von Port-Royal[5], was hätte unsere eigene Mrs. Fry[6] dazu gesagt?

Die beiden heutigen Schlagwörter

Ich möchte meine Schwestern ernsthaft bitten, sich vor zwei Schlagwörtern zu hüten, die jetzt überall im Umlauf sind (denn es *sind* beides nur Schlagwörter). Das eine Schlagwort über die "Rechte" von Frauen ruft nämlich Frauen dazu auf, alles zu tun, was Männer tun, einschließlich des ärztlichen und anderer Berufe, und zwar lediglich, weil Männer es tun, und ohne zu berücksichtigen, ob dies das Beste *ist*, was Frauen tun können. Das andere Schlagwort drängt die Frauen dazu, nichts zu tun, was Männer tun, lediglich weil sie Frauen sind, und "zum Bewusstsein ihrer Pflichten als Frauen zurückgerufen" werden sollten, und weil "diese Arbeit die von Frauen ist", und "jene die von Männern" und "diese wiederum Dinge sind, die Frauen nicht tun sollten" – was alles Behauptungen sind und nichts weiter. Sicherlich sollte eine Frau das Beste einbringen, das sie hat, *was auch immer* dies ist, für die Arbeit auf Gottes Welt, ohne auf einen dieser beiden Schlachtrufe zu achten. Denn was bedeuten diese beiden Schlachtrufe, der eine *genauso* wie der andere, außer, darauf zu hören, "was die Leute sagen werden", auf Meinungen, auf "Stimmen von außen"? Und niemand hat, wie ein weiser Mann gesagt hat, je etwas Großes oder Nützliches getan, indem er auf die Stimmen von außen gehört hat.

Ihr wollt nicht, dass es als Folge Eurer guten Werke heißt: "Wie erstaunlich für eine *Frau*!" Ihr würdet auch nicht abgeschreckt werden von guten Werken, wenn gesagt wird: "Ja, aber sie sollte dies nicht getan haben, da es für eine Frau nicht angemessen ist." Doch Ihr wollt das tun, was gut ist, ob es "für eine Frau angemessen" ist oder nicht.

---

[5] Jacqueline-Marie-Angélique Arnauld (1591-1661) wurde 1602 Äbtissin von Port-Royal, einem Konvent von Zisterzienserinnen. Vgl. SKRETKOWICZ (1996), Florence Nightingale's Notes on Nursing, S. 167, Anm. 12.

[6] Elisabeth Fry (1780-1845) wurde durch ihr bahnbrechendes Wirken in der weiblichen Gefängnisfürsorge sowie ihren Einfluss auf Johann Hinrich Wichern und Theodor Fliedner bekannt.

Ein Werk wird nicht dadurch gut, dass es bemerkenswert ist, wenn eine Frau fähig wäre, es zu tun. Ein Werk wird auch dadurch nicht schlecht, dass es von einer Frau verrichtet wurde, wenn es gut gewesen wäre, hätte ein Mann es verrichtet.

Oh, lasst diese Schlagworte, und geht Euren Weg, geradewegs an das Werk Gottes, mit einfachem und ungeteiltem Herzen.

Kapitel 15
Nachtrag

Was ist eine Krankenschwester?

Dieses Buch nimmt der Krankenpflege alle Poesie, wird man sagen, und macht sie zum prosaischsten aller Menschendinge. Meine liebe Schwester, es gibt nichts auf der Welt, außer vielleicht der Erziehung, was so sehr das Gegenteil von prosaisch ist – oder was so viel an Fähigkeit erfordert, Dich mit Macht in Gefühle anderer, die Du selbst nie gehabt hast, hineinzuversetzen; und wenn Du nichts von dieser Fähigkeit hast, wäre es besser, wenn Du die Krankenpflege sein ließest. Schon das ABC einer Krankenschwester lautet, dazu fähig zu sein, jede Veränderung in den Gesichtszügen des Patienten zu deuten, ohne ihm die Anstrengung zuzumuten, auszusprechen, was er fühlt. Was würde manch eine Krankenschwester anders machen, wenn ihr Patient ein wertvolles Möbelstück oder eine kranke Kuh wäre? Ich weiß es nicht. Doch eine Krankenschwester muss etwas sein, was mehr ist als ein Fahrstuhl oder ein Besen. Ein Patient ist nicht nur ein Möbelstück, das sauber gehalten, gegen die Wand gestellt und vor Schädigung und Zerbrechen bewahrt werden muss – doch wenn man aus dem schließt, was manch eine Krankenschwester tut oder eben nicht tut, würdet Ihr sagen, dass er ein Möbelstück sei. Beobachtet jedoch eine gute Monatsschwester[1] vom alten Schlag mit dem Säugling; sie ist nicht nur fest davon überzeugt, dass sie alles, was er "sagt", versteht, und dass niemand anders ihn verstehen könne, sondern auch, dass er alles versteht, was sie sagt, und er niemand anderen versteht.

Nun *sollte* eine Krankenschwester in derselben Weise jede Veränderung der Gesichtszüge ihres Patienten deuten können, jede Veränderung seines Verhaltens, jede Veränderung seiner Stimme. Und sie sollte diese Veränderungen genau beobachten, bis sie sich sicher fühlt, dass niemand anders sie

[1] Monatsschwester, monthly nurse: Eine Krankenschwester, die Mutter und Kind im ersten Monat oder für eine gewisse Zeit nach der Geburt betreute.

so gut versteht. Sie mag Fehler machen, aber sie ist *auf dem Weg*, eine gute Krankenschwester zu sein. Dagegen ist diejenige Krankenschwester, die nie die Gesichtszüge ihres Patienten beobachtet und nie irgendeine Veränderung zu sehen erwartet – so als hätte sie lediglich die Verantwortung für feines Porzellan –, auf dem Wege zu überhaupt nichts. Sie wird nie eine Krankenschwester sein.

So zu beobachten, dass es bemerkt wird, ist *nicht* gleichbedeutend mit guter Krankenpflege

"Er hasst es, beobachtet zu werden", ist die Ausrede jeder nicht sorgsamen Krankenschwester. Sehr wahr. Alle Kranken und alle Kinder "hassen es, beobachtet zu werden". Findet jedoch eine Krankenschwester, die wirklich ihre Kinder und ihre Patienten kennt und versteht, und seht, ob diese sich dessen bewusst sind, dass sie "beobachtet" worden sind. Es ist nicht das Starren auf den Patienten, das der wirklich beobachtenden Krankenschwester die kleinen Dinge offenbart, die sie wissen sollte. Der beste Beobachter, den ich kenne – ein Mann, dessen Arbeit mit Geistesgestörten ihm Dankbarkeit in ganz Europa eingebracht hat –, scheint völlig geistesabwesend zu sein. Er lehnt sich in seinem Stuhl mit halbgeschlossenen Augen zurück und währenddessen sieht er alles, hört alles, beobachtet alles: und Ihr spürt, dass er Euch besser kennt als viele, die zwanzig Jahre lang mit Euch zusammengelebt haben. Ich glaube, sein einzigartiger Einfluss auf Geisteskranke beruht auf dieser einzigartigen Fähigkeit zu beobachten und zu verstehen, was beobachtete Erscheinungen bedeuten.

Was ist Erfahrung?

Oft nennen die Leute eine Krankenschwester, die zehn oder fünfzehn Jahre mit Kranken zu tun hatte, eine "erfahrene Krankenschwester". Aber es ist allein die Beobachtung, die zu Erfahrung führt; und eine Frau, die nicht beobachtet, mag fünfzig oder sechzig Jahre mit Kranken zu tun haben und nie klüger sein als zuvor.

Nein, die Erfahrung weist manchmal sogar in die entgegengesetzte Richtung: "Einen Mann, der die Fehler seiner Vorgänger begeht", nennt man oftmals einen "praktischen Mann"; und sie, die die "Fehler ihrer Vorgängerinnen" wiederholt, wird oft eine erfahrene Krankenschwester genannt. Bekanntermaßen haben Freunde eines Patienten die Unterkunft empfohlen, in der er krank wurde, gerade aufgrund der Ursache, die ihn erkranken ließ. Eine Krankenschwester nannte als Ursache für ihre Handlungen, die ihre eigene Gesundheit und die ihres Patienten ruinierten, dass ihre Vorgängerin "es immer so gemacht hat". Leute haben eine Wohnung bezogen, weil sie aufgrund des Todes all ihrer Bewohner leer geworden war. Das sind diejenigen, die *keine* Erfahrung je lehren wird – Menschen nämlich, die nicht die praktischen Resultate dessen, was sie und andere tun, zu sehen oder verstehen vermögen. Nun gibt es *keinen* Grund für B, etwas zu tun, weil A es tat – es sei denn, die Ergebnisse von dem, was A getan hatte, waren erwiesenermaßen gut.

Was mir am stärksten bei vielen Frauen auffällt, die sich Krankenschwestern nennen, ist, dass sie nicht dieses ABC einer Krankenschwesternausbildung gelernt haben. Das A einer Krankenschwester sollte sein, zu wissen, was ein krankes menschliches Wesen ist. Das B, zu wissen, wie man sich einem kranken menschlichen Wesen gegenüber verhält. Das C, zu wissen, dass ihr Patient ein krankes menschliches Wesen ist und kein Tier.

Eine Krankenschwester muss eine Berufung zu ihrer Tätigkeit spüren

Was bedeutet es, eine *Berufung* zu etwas zu verspüren? Handelt es sich nicht darum, um Eurer eigenen hohen Vorstellung willen Eure Arbeit zu tun, Eurer Vorstellung von dem, was *recht*, was *das Beste* ist, und nicht, weil man "herausfindet", wenn Ihr etwas nicht tut? Das ist der "Enthusiasmus", den jeder, vom Schuhmacher bis zum Bildhauer, haben muss, um seiner "Berufung" in angemessener Weise zu folgen. Nun hat die Krankenschwester nicht mit Schuhen oder mit Meißel und Marmor zu tun, sondern mit menschlichen Wesen; und wenn sie sich nicht zu ihrer eigenen Befriedigung um ihre Patienten kümmert, so wird keine *Anordnung* sie dazu befähigen, dies zu tun.

Eine Krankenschwester, die dazu "berufen" ist, informiert sich um ihrer eigenen Befriedigung willen und aus Interesse an ihrem Patienten über den Zustand seines Pulses, was sehr wohl geschehen kann, ohne ihn zu stören. Sie hat den Zustand seiner Abgänge beobachtet, ob man es ihr aufgetragen hat oder nicht. Nein, sogar deren Aussehen, ein leichter Unterschied in der Farbe, verrät ihrem beobachtenden Auge, dass das Geschirr nicht nach jedem Gebrauch geleert worden ist.

Sie hat in entsprechender Weise den Zustand der Haut beobachtet, ob es sich um Trockenheit oder Ausdünstung handelt, die Wirkung der Nahrung, der Arzneien, der belebenden Mittel. Und es ist bemerkenswert, wie oft der Arzt in seiner Privatpraxis dadurch getäuscht wird, dass man ihm nicht mitteilt, dass der Patient gerade seine Mahlzeit oder seinen Weinbrand gehabt hat. Sie gibt sehr sorgfältig auf jede Rötung oder wunde Stellen der Haut acht, immer auf der Hut vor dem Wundliegen. Eine zunehmende Auszehrung wird ihr niemals entgehen. Sie ist mit den verschiedenen Hautausschlägen bei Fieber, Masern etc. und entsprechenden Warnsymptomen wohlvertraut. Sie kennt das Frösteln, das die Eiterbildung verrät, dasjenige, welches das Verlangen des bewusstlosen Patienten, Wasser zu lassen, anzeigt, und dasjenige Frösteln, das dem Fieber vorausgeht. Sie beobachtet bei ihrem Patienten, wie sich die Körperwärme des lebenden Organismus verändert. Sie beobachtet auch, ob die Veränderungen periodisch auftreten, und sie betrachtet ihren Patienten nicht als ein Stück anorganischer Materie, wenn sie ihn warm oder kalt hält.

Eine Krankenschwester aus Berufung

Eine Krankenschwester mit einer solchen "Berufung" sieht sich alle Arzneiflaschen an, die ihr für ihre Patienten übergeben werden, riecht an jeder und kostet jede, wenn sie nicht zufriedengestellt ist. Neunhundertneunundneunzig Mal ist kein Fehler aufgetreten, aber beim tausendsten Mal kann ihr Vorgehen einen schwerwiegenden Fehler aufdecken. Doch wenn sie es nicht um ihrer eigenen Befriedigung willen tut, hat es keinen Zweck, sie damit zu beauftragen, denn Ihr könnt sicher sein, dass sie weder Geruchssinn noch Tastsinn zu irgendeinem Zweck gebraucht.

Eine Krankenschwester ohne die Berufung zur Krankenschwester

Eine Krankenschwester *ohne* eine solche Berufung wird nie dazu fähig sein, die Schelle ihres Patienten von der anderer unterscheiden zu lernen.

Sie wird, wenn sie gerufen wird, heißen Weinbrand mit Wasser für ihren in Ohnmacht fallenden Patienten zu holen, die Wochenzeitung "Punch" anbieten (Tatsache). Oder sie wartet damit, ein herzstärkendes Mittel zu bringen, bis sie den Tee bringt (Tatsache).

Unter einer solchen Krankenschwester bekommt der Patient nie ein heißes Getränk. Sie schüttet seinen Tee ein. Darauf macht sie eine Reise in die Speisekammer, um die Butter zu holen. Sodann erinnert sie sich, dass sie den Toast vergessen hat, und geht auf eine weitere Reise zum Küchenfeuer, um den Toast zu machen. Dann füllt sie eine Wärmflasche, und ganz am Schluss bringt sie ihm seinen Tee.

Eine solche Krankenschwester wird nie wissen, ob ihr Patient wach ist oder schläft. Sie wird ihn aufwecken, um ihn zu fragen, "ob er etwas wünscht", und ihn ohne Pflege lassen, wenn er auf *ist*.

Sie macht das Zimmer zu einem Ofen, wenn er in der Nacht fiebert, und lässt das Feuer ausgehen, wenn er am Morgen friert.

Eine solche Krankenschwester scheint weder Augen noch Ohren noch Hände zu haben.

Sie berührt nie irgendetwas, ohne Krach zu machen oder etwas umzuwerfen.

Sie schließt nicht die Tür, sondern zieht sie hinter sich zu, so dass sie immer wieder aufgeht.

Sie kann keine Einreibung vornehmen, ohne eine wunde Stelle hervorzurufen, die in zu vielen Fällen, solange der Patient lebt, nie mehr zuheilt.

Sie nimmt eine Tasse und Untertasse in die eine Hand, und schürt das Feuer mit der anderen. Natürlich kommen beide "zu Schaden". Oder sie trägt ein Tablett in der einen Hand und den Kohlenbehälter in der anderen. Natürlich wird der Inhalt beider verschüttet. Und während sie sich bückt, um ihn aufzuheben, stößt sie mit ihrem Kopf den Betttisch um, und zwar auf den Patienten (Tatsache).

Tische sind dazu da, dass Dinge darauf stehen – Betten für Patienten, um darin zu liegen.

Aber eine solche Krankenschwester stellt den schweren Blumentopf aufs Bett, oder ein großes Buch oder ein Polster, das auf den Boden gerollt ist.

Doch diese Dinge werden nicht von trinkenden Mrs. Gamps[2] getan, sondern von ehrbaren Frauen, die eine Guinee pro Woche in Privatfamilien verdienen.

Wie ein Mann eine Krankenschwester definiert

Kein *Mann* jedoch, nicht einmal ein Arzt, gibt je eine andere Definition von dem, was eine Krankenschwester sein sollte, als die folgende – "hingebungsvoll und gehorsam".

Diese Definition würde genauso für einen Pförtner zutreffen. Sie könnte sogar für ein Pferd gelten. Sie würde nicht für einen Polizisten zutreffen. Bedenkt, wie viele Frauen es gibt, die nichts haben, um es hinzugeben – weder Intelligenz noch Augen noch Ohren noch Hände. Sie werden die ganze Nacht beim Patienten wachen, das trifft zu; aber ihre Anwesenheit hat keinen Wert für ihn, und ihre Beobachtungen keinen für den Arzt.

Es sind Fälle bekanntgeworden, in denen der Patient kalt war, bevor die Krankenschwester bemerkte, dass er tot war, und doch hatte sie nicht geschlafen – viele Fälle, in denen sie annahm, er schlafe behaglich, und er war bewusstlos – sehr viele, in denen sie zu keiner Zeit wusste, dass er im Sterben lag, es sei denn, er sagte es ihr selbst.

Aber lasst keine Frau annehmen, Gehorsam gegenüber dem Arzt sei nicht absolut notwendig. Nur legen weder Arzt noch Krankenschwester angesichts der Tatsache, dass Gehorsam *allein* etwas sehr Armseliges ist, genügend Nachdruck auf *intelligenten* Gehorsam.

Ich kannte eine gehorsame Krankenschwester, die die Anordnung erhielt, einen sehr kranken Patienten nicht wie gewöhnlich um 10 Uhr mit einem gewohnten Dienst zu stören, den sie dann für ihn auszuführen pflegte. Sie ließ ihn in der Tat die ganze Nacht im Dunkeln und behauptete, diese

[2] Mrs. Gamp ist eine Figur aus Charles Dickens' Roman "Leben und Abenteuer von Martin Chuzzlewit", gleichsam das Gegenbild zu einer ehrbaren Krankenschwester.

Anordnung sei der Grund, weshalb sie sein Nachtlicht nicht wie üblich hereinbrachte.

Jeder kennt Fälle von solch gehorsamen Krankenschwestern, die das Fenster bei dichtem Nebel oder heftigem Regen offenließen, oder geschlossen, wenn der Patient ohnmächtig wurde.

Es scheint für sie kein Mittelding zwischen Feuer für einen Glutofen und überhaupt keinem Feuer zu geben; und man ist tatsächlich dazu gezwungen, in diesem wechselnden Klima das Jahr in zwei Abschnitte zu teilen und zu ihnen zu sagen: "Jetzt kein Feuer", "Jetzt Feuer", als ob sie freiwillige Soldaten wären. Ihr könnt ihnen nicht zutrauen, ein *kleines* Feuer zu machen, obwohl man sich in England die Frage stellen könnte, ob – außer wenn die Luft draußen heißer ist als die Luft drinnen – Patienten nicht immer besser dran sind mit einem Feuer, und sei es nur, um die Lüftung zu fördern. Aber nein, solche Krankenschwestern machen so etwas unmöglich.

Wie eine Dame eine Krankenschwester definiert

Noch einmal: Damen geben im Allgemeinen die Definition, eine gute Krankenschwester sei "nüchtern, aufrichtig und züchtig". Aber würde dies nicht auf für jede andere Beschreibung eines weiblichen Dienstes zutreffen? Verlangt Ihr nicht mehr als dies sogar von Eurem Koch oder Eurer Haushälterin?

Wenn Ihr darüber nachdenkt, wie wenig in England das Beobachtungsvermögen von Frauen geübt wird, wie der Eindruck vorherrscht, fast jede Frau sei als Krankenschwester gut genug, vorausgesetzt, sie ist "nüchtern" und "ehrbar" – so scheint es am wichtigsten, dass man jeder Krankenschwester klinische Unterweisung, um es so auszudrücken, geben sollte, und zwar dort, wo sie allein gegeben werden kann – in einem Krankenhaus.

Grundlegende Elemente der Aufgaben einer Krankenschwester

Die erste grundlegende Bestandteil einer solchen Unterweisung ist, eine Krankenschwester aufzufordern, den Pulsstatus zu beobachten, die Wirkung der Speise, des Schlafs, ob er gestört war, ob es Phasen gab, in denen der Patient plötzlich im Bett aufgefahren ist – ein häufig auftretendes Zeichen einer tödlichen Krankheit –; ob der Schlaf schwer und besinnungslos und die Atmung dabei röchelnd war; ob der Patient am Bettzeug gerissen hat; es sollte beobachtet werden: der Zustand des Abhustens, der rostige Auswurf der Lungenentzündung, der schaumige Auswurf der Brustfellentzündung, der zähe schleimige Auswurf der Bronchitis, der mit Blutstreifen durchzogene, dichte, schwere Auswurf, der oft bei Schwindsucht vorkommt – die Art des Hustens selbst, durch den der Auswurf hervorgebracht wird –, der Zustand der Abgänge (doch über diese wissen neun Zehntel der Krankenschwestern nichts), ob der Stuhlgang mit Verstopfung oder erschlafften Eingeweiden einhergeht, welche Farbe er hat, ob er alle paar Tage zwischen Durchfall und völlig fehlender Eingeweidetätigkeit wechselt, ob der Urin stark gefärbt ist oder blass, übermäßig oder spärlich, getrübt oder klar, oder ob er stark gefärbt ist, wenn die Eingeweide nicht tätig sind und bleich, wenn Durchfall auftritt; ob je Blut im Stuhl auftritt, bei Kindern, ob Würmer vorhanden sind. All diese Dinge zu beobachten, scheinen die meisten Krankenschwestern nicht als ihre Aufgabe zu betrachten.

Wesentlich ist ebenfalls, dass die Krankenschwester den Zustand der Atmung und die Position, in der der Patient am leichtesten atmet, beobachtet. Bei Herzbeschwerden erlöscht oft das Leben, weil der Patient "zufälligerweise" in eine Position fällt, in der er nicht atmen kann – oder sein Leben wird durch eine "zufällige" Änderung seiner Lage gerettet. Nun, was bedeutet das, wenn man von einer Krankenschwester sagen muss, nicht durch ihr Vorgehen, sondern durch einen "Zufall" sei der Patient in die Lage versetzt worden zu atmen.

Eine andere wesentliche Pflicht der Krankenschwester ist, die Wirkung von Arzneien zu beobachten – wie zum Beispiel der von Chinin. Der raue Hals, die Taubheit, das Engegefühl im Kopf sind wohlbekannte Wirkungen von Chinin. Aber die Abnahme des Erinnerungsvermögens, die es oft verursacht, wird selten bemerkt, außer von einer sehr genau beobachtenden Krankenschwester. In der Tat hat sie oft selbst nicht genug Erinnerungsvermögen, um sich daran zu erinnern, dass der Patient etwas vergessen hat.

Eine gute Krankenschwester stellt dem Patienten fast nie eine Frage – weder im Hinblick darauf, wie er sich fühlt, noch, was er wünscht. Aber sie nimmt auch nicht als erwiesen an – weder gegenüber sich selbst noch gegenüber anderen –, dass sie weiß, was er fühlt und wünscht, ohne dass sie sehr sorgfältig beobachtet und ihre eigenen Beobachtungen überprüft.

Aber warum zum Beispiel sollte die Krankenschwester einen privaten Patienten jeden Tag fragen: "Soll ich Ihnen den Kaffee bringen, mein Herr?", oder "Ihre Fleischbrühe?", oder um was auch immer es sich handelt – wenn Sie es ihm jeden Tag zu dieser Uhrzeit gebracht hat. Man würde denken, sie täte es, um den Patienten zum Sprechen zu bringen. Nun, was der Patient am meisten wünscht, ist, nie aufgefordert zu werden, über solche Dinge zu sprechen.

"Angst vor meiner Krankenschwester"

Kein kranker Mann (der *gebildeten* Klassen) hat je einen anderen Wunsch hinsichtlich seiner Krankenschwester, als dass sie so viel wie möglich außerhalb seines Zimmers sei – ein ausreichender Beweis dafür, was Krankenpflege *im Augenblick ist*: Wie andere praktische Dinge *ist* dies immer die Folge von dem, was man annimmt, wie es *sein sollte*. Ein Patient antwortet, wenn seine Freunde ihr Unbehagen darüber ausdrücken, dass er nicht dazu fähig sei, seine Krankenschwester herbeizurufen: "Das letzte, was ich tun sollte, wenn es mir schlechter ginge, wäre, irgendetwas zu tun, um meine Krankenschwester ins Zimmer zu holen, zumindest, wenn ich bei Sinnen wäre."

So steht es im Augenblick mit der Krankenpflege. Unter gebildeten Leuten ist die Furcht davor, allein zu sterben, nicht halb so groß wie davor, dass die Krankenschwester ins Zimmer kommt.

Beobachtungen, die man am Krankenbett machen könnte

Es gibt sehr viele Beobachtungen von großer Bedeutung, sowohl physiologischer wie auch praktischer Art, die Krankenschwestern machen könnten, wenn sie zur Beobachtung ausgebildet würden – Beobachtungen, die in der

Tat nur Krankenschwestern oder Menschen machen können, die sich immer um Kranke kümmern.

Ich nenne sie mit der größten Zurückhaltung, weil so wenig darüber bekannt ist und ich keine andere Erfahrung als meine eigene habe, über die ich sprechen könnte.

Zu diesen gehören:

Die unterschiedlichen Vorstellungen über Zeit, die sich ein Patient mit schnellem Puls und ein Patient mit langsamem Puls macht.

Dugald Stewart[3] und andere Metaphysiker haben Vermutungen darüber angestellt, wie wir uns unsere Vorstellung von Zeit bilden.

Ohne irgendeine Spekulation beginnen zu wollen, geht meine Erfahrung dahin, dass man mit Blick auf den schnellen Puls die arabischen Fabeln über einen Mann, der seinen Kopf unter Wasser hielt und dem die Sekunden wie Jahre vorkamen, bisher noch kaum verstanden hat.

Ist eine Krankenschwester zehn Minuten unpünktlich, entspricht dies in der Vorstellung des Patienten Stunden, die sie ihm auferlegt.

Bei niedrigem, langsamem Puls andererseits vergeht dagegen die Zeit beinahe unbemerkt.

Noch einmal: Der unterschiedliche körperliche Zustand von Patienten auf Sterbelagern bei verschiedenen Krankheiten wird wenig beachtet. Patienten, die an Schwindsucht zugrunde gehen, sterben sehr häufig in einem Zustand engelgleicher Freude und Friedens; die Gesichtszüge drücken beinahe Verzückung aus. Patienten, die an Cholera, Peritonitis etc. sterben, sterben oft in einem Zustand, der der Verzweiflung nahekommt. Ihr Gesicht drückt Entsetzen aus.

Bei Ruhr, Durchfall oder Fieber stirbt der Patient oft in einem Stadium der Gleichgültigkeit.

Noch einmal: In manchen Fällen, sogar bei Schwindsucht und Peritonitis, gibt es ein Wechselspiel, beinahe zwischen Ekstase und Verzweiflung. In den Lebensbeschreibungen von "Heiligen" und religiösen Biographien finden wir oft solche Sterbelager recht wahrheitsgetreu beschrieben.

---

[3] Dugald Stewart (1753-1828), schottischer Philosoph, gehörte zur sog. Schule der "Common-Sense-Philosophie", die von Thomas Reid (1710-1796) gegründet wurde.

Aber dann unternehmen der Patient und Freunde unkluge Anstrengungen, um den Zustand der Verzückung zurückzubringen, wobei sie sich kaum dessen bewusst sind, dass es sich nur um einen körperlichen Zustand handeln könnte. Und wenn er nicht zurückkehrt, werden beide das Ausbleiben vielleicht als Zeichen für den Zustand der "Verdammnis" oder des "Abfalls von Gott" betrachten.

In all diesen Fällen neigen Freunde dazu, höchst unfair von den körperlichen Erscheinungen auf die religiöse Verfassung des Kranken zu schließen.

Noch einmal: Im Hinblick auf praktische Zwecke ist die Frage der Temperamente in England fast überhaupt nicht erforscht, außer von Medizinern. Und man meint, dass manche Patienten viel weniger, manche viel mehr leiden, als es tatsächlich der Fall ist. Ich kannte einen Kelten, der ein ganzes Krankenhaus in Aufruhr brachte, weil seine Zehen kalt waren. Wenn ein Angelsachse dagegen sagte, sein Rücken sei kalt, hatte er im Allgemeinen keine 24 Stunden mehr zu leben. Ein angelsächsischer Mann fühlt zweimal so viel Schmerz, wie er sagt; eine angelsächsische Frau dreimal so viel. Man kann im Allgemeinen die Hälfte dessen glauben, was ein keltischer Mann über sein Empfinden sagt, und ein Zehntel dessen, was eine keltische Frau sagt.

Noch einmal: Es gibt Krankheitsfälle vieler Klassen und Kategorien, die Fähigkeiten des Nervensystems hervorbringen, ohne dabei in gleicher Weise auch Verdauungsvermögen oder Lebenskraft zu stimulieren, was überaus irreführend ist. Im entgegengesetzten Krankheitsfall werden keine geistigen Fähigkeiten im Gehirn mehr erzeugt, wenn die Lebenskräfte erschöpft sind. Der Patient schläft ein und isst. Und sein Leben ist gerettet. Aber im ersten Fall ist der Patient weiterhin dazu fähig zu denken, wenn die Kräfte zu schlafen und zu essen längst geschwunden sind, und weder der Patient selbst noch andere Menschen haben irgendeine Vorstellung davon, wie krank er ist. Er stirbt einfach, weil die Lebenskräfte schwinden.

Dies sind nur zwei Beispiele unter vielen verschiedenen.

Noch einmal: Es gibt eine Art oder Phase des Deliriums, die oft fälschlich für Träumen gehalten wird, und *umgekehrt*. Träume beziehen sich fast immer auf längst vergangene Zeiten. Dasselbe vollbringt das milde, sanfte Delirium vor dem Tod. Ich kannte große Verbrecher, die vom Garten ihrer

Mutter (wie unschuldige Kinder) sprachen, unmittelbar vor dem Tod. Und man hat angenommen, dies sei ein Zeichen der "Gnade".

Das Delirium und die Visionen, die durch Opium erzeugt werden, beziehen sich im Allgemeinen auf gegenwärtige Dinge. Der Patient verzerrt das, was vor ganz kurzer Zeit oder gerade erst geschehen ist (oder was um ihn herum tatsächlich geschieht), indem er die Geschehnisse zu eigenen Phantasien umgestaltet.

Ich wurde einmal mitgenommen, um eine große Schauspielerin als "Lady Macbeth" anzuschauen. Mir schien es wie eine reine Übertragung eines Sterbelagers auf die Bühne, so wie ich oft Zeuge davon gewesen war. Genauso, gerade vor dem Tod, habe ich gesehen, wie ein Patient aus dem Bett stieg und schwach eine Szene von vor langer Zeit wieder aufführte, genau als ob er schlafwandelte.[4]

Es gibt viele andere Beobachtungen über den Körper, mit deren Hilfe man wahrscheinlich metaphysische Fragen lösen könnte. Doch es sind genaue Erfahrungen auf dieser Welt erforderlich, um Daten für die Lösung dieser Fragen zu sammeln.

Ich zeige nur ein paar Erfahrungen auf.

Genesung

Hinweise für Kranke treffen nicht für Genesende zu

Viele, in der Tat sogar die meisten der Ratschläge, die man bei Krankheit gibt, treffen für die Genesung nicht zu. Die Vorlieben *des Patienten* hinsichtlich seiner Kost beispielsweise sind oft wertvolle Wegweiser, denen man folgen sollte – die *des Genesenden* oft das Gegenteil.

Jede Krankenschwester sollte darauf hinarbeiten, sich damit vertraut zu machen, welches die Zeichen für eine herannahende Genesung sind. Bei allen Krankheiten sind diese Zeichen mehr oder weniger dieselben, aber sie

[4] In Shakespeares "Macbeth" stachelt Lady Macbeth ihren Gatten an, Duncan zu ermorden, um König von Schottland zu werden. Im 5. Akt stellt Lady Macbeth, seelisch zerrüttet, schlafwandelnd Duncans Ermordung nach, bevor sie an ihrem Schuldgefühl verstirbt.

werden natürlich durch den Ort der Krankheit genauso wie durch ihre Art modifiziert.

Der Unterschied zwischen Krankheit und Genesung

Während einer Krankheit ist das System des Körpers damit beschäftigt, tote oder giftige Substanzen auszuscheiden – während der Genesung damit, den Schwund wettzumachen. Sobald die Lebenskräfte befreit sind, erfolgt gleichsam ein Sprung in Richtung Gesundheit, der ungleichmäßig verläuft, manchmal in Richtung auf die eine Gruppe von Organen, manchmal in Richtung auf eine andere.

Chirurgische Patienten sollten nicht krank sein

Dies ist das Bemerkenswerteste bei chirurgischen Verletzungen, bei denen ein mehrfacher Bruch vorliegt. Der Patient fühlt sich zweifellos so, als sei eine Gruppe kleiner Tischler mit kleinen Hämmern an der Arbeit, zuerst an der einen Fraktur, dann an der anderen, nie an beiden zugleich. Bedenkt, ein chirurgischer Patient *kann* – und sollte – während der Genesung von einem Unfall vollkommen gesund sein – ist er es nicht, ist etwas anderes als die Verletzung schuld.

Einschränkungen sind in der Genesungsphase notwendig

Wenn die während der Krankheit ablaufenden Vorgänge im Körper beendet sind und die Genesung deutlich eingesetzt hat, spürt der Patient sehr oft ein Verlangen, insbesondere nach bestimmten Nahrungsmitteln, die, wenn man unvorsichtigerweise Nachsicht zeigt, zu einem heftigen Wiederaufleben der Krankheit oder sogar zu einem Rückfall führen können. Die Verdauungsfunktionen sind dabei, das Verdauungsvermögen wiederzuerlangen – und das hervorstechendste Kennzeichen dafür ist verstärkter Appetit auf Speise, die von der Menge oder den Eigenschaften her (oder beidem) das übersteigt, was der Magen verdauen kann. Auf Seiten der Krankenschwester ist größte Vorsicht erforderlich, um hierdurch verursachtes Unheil zu verhindern. Der betreuende Arzt beurteilt selbstverständlich am besten, welche Kost und welche Regelungen in Sachen Therapie und Lebensweise erforderlich sind; aber während der Genesung ist er nicht Tag für Tag anwesend, sehr oft nicht häufiger als einmal oder zweimal pro Woche, und die Krankenschwester ist in einer der wichtigsten Perioden des Lebens ihres Patienten fast völlig sich selbst überlassen – sie muss Arzt und Krankenschwester zugleich sein. Es hängt daher sehr stark von ihren Kenntnissen und ihrer Erfahrung ab, ob die Genesung langsam und stetig fortschreiten kann oder ob sie nicht einen herben Rückschlag erleidet, der den Patienten für Wochen zurückwirft.

Es ist vorgekommen, dass eine einzige wohlgemeinte, aber fehlgerichtete Nachgiebigkeit mit dem Tod endete.

Appetit bei Genesenden

Im Hinblick auf die Ernährung von Genesenden sollte man – als Regel – den Appetit des Patienten nur *bis zu einem bestimmten Grad* befriedigen. Das ist sicherer, als wenn man ihn völlig befriedigt und sogar noch darüber hinausgeht. In der Tat heißt, den Appetit eines Genesenden zu befriedigen, über das hinauszugehen, was für die Ernährung erforderlich ist, denn der Appetit geht der Fähigkeit voraus, die benötigte Nahrung zu verdauen, um den Schwund, den die Krankheit hervorgerufen hat, zu ersetzen.

Die Krankenschwester muss sich häufig nicht nur mit dem Appetit des Patienten, sondern auch mit der Aufdringlichkeit seiner Freunde auseinandersetzen. Manch ungesunde, vielleicht giftige Leckerei ist eine der ersten Geschenke, die sie gewöhnlich machen. Die Krankenschwester sollte davor auf der Hut sein – sie sollte bedenken, dass ihre Verantwortung erst dann endet, wenn ihre Dienste beendet sind, und dass sie in der Tat die Person ist, die zusehen muss, dass bei der Beköstigung des Patienten die Anordnungen des Arztes genau befolgt werden.

Auf der anderen Seite kann es sein, dass die Hauptschwierigkeit bei der Genesung der *mangelnde* Appetit des Patienten ist, was am wahrscheinlichsten auftritt, wenn er keine Luftveränderung hat. In solchen Fällen muss die Krankenschwester mit Blick auf die Kost und die Zeiten, zu denen sie gegeben werden soll, dieselbe Sorgfalt walten lassen, wie es für Krankheit in Kapitel 6 angegeben ist.

Mangelnde Umsicht gibt es auch noch in anderen Fällen außer denen, die den Magen betreffen. Auch sie müssen unter Kontrolle gehalten werden. Manche Patienten neigen dazu, sich in verschiedener Weise übermäßig anzustrengen, sich unnötiger Gefährdung und Ermüdung auszusetzen, und dem folgt dann vielleicht das Sitzen in Zugluft. Freunde führen oft zur selben Zeit lange und kräftezehrende Gespräche oder ausgedehntes Vorlesen fort, was wiederum beim Patienten zu einem Verlust an Lebenskraft führt, und dies erfordert wiederum einige Zeit für seine Erholung. Gegenüber Fehlern bei der Bekleidung – zu viel oder zu wenig – muss man ebenfalls auf der Hut sein; aber als Regel gilt, dass Genesende warme Kleidung benötigen.

In all diesen Dingen ist der Genesende sozusagen wie ein Kind; weder Geist noch Körper haben ihr angemessenes Niveau wiedererlangt, und die Krankenschwester muss ihn für eine bestimmte Zeit, die sich bei verschiedenen Krankheiten unterscheidet, anhand ihrer Erfahrung leiten. Sie hat den großen Vorteil, dass sie den ganzen Verlauf des Falls beobachtet hat, vom Moment der Gefahr bis zu dem der Genesung, und indem sie die ganze Kette der Ereignisse im Blick behält, wird sie dazu fähig sein, den richtigen Kurs zu finden.

Dies bedeutet nicht, dass sie wie der Arzt von Sancho Panza[5] handeln und anordnen soll, dass alles vom Tisch entfernt wird; sie ist wie zuvor dazu da, gesunden Menschenverstand und Umsicht walten zu lassen. Sie muss sich ihrem Genesenden genauso sorgfältig widmen, wie sie sich ihrem Patienten gewidmet hat.

---

[5] Hier bezieht Florence Nightingale sich auf Miguel de Cervantes' Roman "Der sinnreiche Junker Don Quijote von der Mancha", kurz "Don Quijote" (1605/1615). Dieser ist das bekannteste Werk der spanischen Literatur und einer der bedeutendsten Romane der Weltliteratur. Sancho Panza ist der Knappe von Don Quijote. Er ist nicht der Klügste und begleitet Don Quijote auf einem Esel.

Vorstellungen in der Phantasie von Genesenden

Wie der Magen bei manchen Genesenden, insbesondere bei von Fieber Genesenden, außerordentlich aktiv und voll Verlangen ist, so steht es auch mit der Phantasie. Diese Patienten haben oft ein außerordentlich starkes Verlangen nach Romanen, und zwar nicht nach charakterbildenden, sondern nach melodramatischen und ereignisreichen. Und wenn sie solche nicht bekommen können, werden sie mit einzigartiger Klarheit des Gedächtnisses und Kraft der Phantasie in ihrem Kopf Romane durchgehen, die sie zwanzig Jahre lang nicht gelesen haben. Und sie erklären oftmals, sie hätten nie zuvor in ihrem Leben gewusst, welche Freuden die Phantasie mit sich bringe. Man sollte dies nicht zu weit gehen lassen, denn die Schrecken mancher Gespenstergeschichte oder manch haarsträubenden Verbrechens werden in ihrer Phantasie dieselbe Lebhaftigkeit besitzen, und indem sie sich unbewusst einschleichen, werden sie sogar bis zu dem Grad unkontrollierbar, dass sie den Schlaf verhindern.

Luftveränderung ist unbedingt erforderlich

Veränderung, eine Luftveränderung, ist von allergrößter Wichtigkeit, sobald die Krankheit eine "Wendung genommen hat". Jeder muss doch bemerkt haben, wie ein Genesender manchmal wochenlang keine Fortschritte macht, obwohl ihm anscheinend nichts fehlt. Der Wechsel vom Erdgeschoss zu einem Krankensaal in einem höheren Stockwerk beschleunigt manchmal die Genesung eines Patienten. Allein der Umzug dahin, was *er* als Krankensaal "für die Genesenden" ansieht, wird ihm Auftrieb geben. Der Wechsel ist unbedingt erforderlich. Er muss an einen anderen Ort umziehen, oder sogar nur in ein anderes Zimmer. Dann beginnt er sofort, "sich hochzurappeln" – eine tägliche Erfahrung. Aber bei den Armen ist eine "Luftveränderung" fast unmöglich. Und Leute ohne breite Erfahrung, und Leute, die nie selbst eine schwere Erkrankung hatten, die ihnen Aufklärung bringen würde, haben kaum eine Vorstellung davon, wie groß die Gruppe derer ist, die einen Ort benötigen (und für wie lange Zeit sie einen solchen Ort benötigen), der eine Zwischenstufe darstellt – zwischen dem Krankenhaus und einer Einrichtung für Genesende, in der es *keine* Krankenpflege gibt. Ein Ort mit sorgfältigster Krankenpflege und jedem Komfort eines Krankenhauses, *zusammen mit Landluft*, würde viele davor bewahren, ihr Leben in einem Armenhaus der Armenverwaltung zu verbringen, viele davor, überhaupt Unterstützung der Armengesetze zu benötigen, viele davor, ungesunde Familien zu gründen, und er würde viele vorzeitige Todesfälle verhindern.

Einrichtungen für Genesende

Es gibt Leute, denen dieser Gegenstand unwichtig scheint; solche Leute sagen, wenn ein Kranker genest, gehe es ihm gut, und damit sei die Sache zu Ende. Sie ziehen nie in Betracht, dass die Genesung ihre Abstufungen und ihren Verlauf hat, genauso wie die Krankheit. Und dass man eine sehr lange Genesungszeit anstatt einer kurzen bekommen kann, oder vielleicht überhaupt keine Genesung, einfach dadurch, dass man gewohnte Denkmuster beibehält, nach denen "die Sache zu Ende ist".

Genesende benötigen Krankenpflege genauso wie Landluft

Solche Leute sehen nicht ein, "warum Genesende überhaupt *gepflegt* werden sollten". Und doch sind sich die Leute, die sich darum bemühen zu beobachten, vollkommen dessen bewusst, dass manche Fälle unwiederbringlich verloren wären, es sei denn, sie erhielten sorgfältige Krankenpflege. Einige würden auf Dauer zu Invaliden; andere eine Last für sich selbst und ihre Freunde bis zum Ende ihrer Tage. Es mag eine Rückkehr ins *Leben* geben, aber eine Rückkehr zu Gesundheit und nutzbringender Tätigkeit hängt in fast allen Fällen von der *nachsorgenden* Krankenpflege ab. Sorgfältige Krankenpflege hat in einigen Wochen etwas erreicht, was nicht sorgfältiger ärztlicher Beobachtung zufolge in weniger als zwei Jahren unmöglich zu erreichen war. Lange Genesungsperioden, die mit einem Rückfall oder Tod enden, sind keineswegs selten unter den Armen, von denen viele das Krankenhaus verlassen, um Platz für dringendere Fälle zu machen, lange bevor sie dazu fähig sind, an ihren gewohnten Arbeitsplatz zurückzukehren.

Folgt diesen Leuten in ihre Häuser, und was findet Ihr? Einen darniederliegenden Haushalt, bis aufs äußerste überfordert durch die lange Krankheit dessen, der sein Oberhaupt ist oder für ihn einen Beitrag leistet, einen Haushalt, der vielleicht anstatt des erwarteten Todes sein Oberhaupt zurückbekommt – nicht damit er eine *Hilfe* ist, sondern damit er sich als zusätzliche Belastung für dessen erschöpfte Ressourcen hinsichtlich Pflege, Kleidung, und vor allem geeigneter Nahrung und Komfort erweist. Es kann keinen Zweifel daran geben, dass diese unzulänglichen Genesungen, die sich in schlechter Luft und in Ermangelung fast jeden Hilfsmittels abspielen, schließlich die amtlichen Todeslisten anschwellen lassen.

Natürlich erhebt sich die Frage, ob man, wenn man einem "Krankenhaus eines Verwaltungsbezirks" einen Beitrag zufließen lässt, seine ganze Pflicht in dieser Angelegenheit getan hat. Gesunde Leute gedeihen nicht sehr gut, wenn sie unter kranken Leuten schlafen. Ist es vernünftig, sich vorzustellen, dass dies auch bei Genesenden der Fall sein könnte? Scheint es nicht ein wesentlicher Punkt in Bezug auf alle Krankenhäuser in dichtbevölkerten Bezirken zu sein, dass jedes einen Zweig für Genesende in einer bequemen Entfernung draußen auf dem Land haben sollte, in welchen Genesungsfälle von den Sälen des Krankenhauses so schnell wie möglich verlegt werden sollten?

Meine eigene Überzeugung ist, dass es nichts gibt, was so sehr die Wirksamkeit dieser Einrichtungen vergrößern würde – außer, Krankenhäuser völlig aus den Städten zu entfernen –, oder zur selben Zeit ein so großer Segen für die kranken Armen wäre, als wenn man von jetzt an die Genesung als einen Zustand ansehen würde, der genauso seine besonderen Bedingungen und seine Behandlung wie die Krankheit erfordert, und man dementsprechend Vorkehrungen träfe.

Ich freue mich von Herzen, da ich glaube, dass gerade sowohl in London als auch in Manchester Schritte in diese Richtung unternommen werden.

Kinder in London

Nicht nur die kranken, sondern auch die "gesundheitlich zarten" Kinder zu bewahren – "gesundheitlich zart" aufgrund von übermäßiger Pflege – vor allem in der sozialen Klasse, die sich zu viel von allem Künstlichen leisten kann

Man könnte sich vorstellen, dass sich all diese Bemerkungen nur auf die Pflege Kranker beziehen, während es in Wirklichkeit eine andere Gruppe gibt, für die sie genauso wichtig sind – und diese sind Kinder –, nicht krank, aber "*von zarter Gesundheit*", vor allem Kinder der reicheren Klassen, die trotz aller Sorge und nicht geringem Kostenaufwand eine Quelle unablässiger Sorge für ihre Eltern werden, nämlich durch übertriebene Pflege oder Pflege ohne entsprechendes Wissen.

Nicht die "Londoner Luft", sondern das Leben in London sorgt dafür

Viele Kinder, die bei einem Aufenthalt auf dem Land in voller Lebenskraft erblühen, erfahren während ihres Lebens in der Stadt in erstaunlich kurzer Zeit eine Wandlung zu zarten Treibhauspflanzen, um deren Leben die Eltern zittern, wenn sie eine Stunde frischer Luft und Kälte ausgesetzt waren. Das ist die Folge dessen, dass sie in ein künstliches Treibhausleben verpflanzt wurden, in dem sie zu viel erzogen und umsorgt werden, ohne *nach Herzenslust*[6] frische Luft oder freie Bewegung zu bekommen, mit veränderter Kost, veränderten Gewohnheiten, Zwang und Einschränkung, die ihnen auf Schritt und Tritt begegnen; und all dies in schlecht gebauten, schlecht gelüfteten, schlecht gewärmten Häusern in einer großen Stadt.

[6] Im Original: *ad libitum*, also nach Belieben, nach Herzenslust.

Das Gute, das auf dem Land gewonnen wurde, geht verloren

All das Gute, das während sechs Monaten auf dem Land durch gesunde Lebensweise aufgebaut wurde, geht im Allgemeinen in einem Monat Stadtleben verloren.

Eine weit verbreitete Annahme ist, die Londoner Luft bewirke all das; Kinder könnten in ihr nicht aufblühen; und alles, was man tun könne, sei, sie für so kurze Zeit wie möglich dort zu behalten.

Aber wir vergessen die Wirkung der "Luft Londoner Häuser" und der Londoner Lebensgewohnheiten.

Was die Gesundheit einer Stätte angeht, besteht ein großer Unterschied zwischen Hampstead, Camberwell und Belgravia. Die am dichtesten besiedelten und schmutzigsten Stadtteile sind nicht die besten Nachbarn, wenn sie zum Wind hin gelegen sind. Die höchstgelegenen und freiliegenden Lagen sind im Allgemeinen die gesündesten; die niedrigsten, leewärts von schädlichen Einflüssen gelegenen und durch die höhergelegenen Stadtteile abgeschirmten im Allgemeinen die ungesündesten.

Die niedrig gelegenen westlichen Bezirke auf der Leeseite schädlicher Londoner Einflüsse nehmen, immer wenn der Wind aus dieser Richtung weht, die verdorbene Luft der weniger gesunden Bezirke von London auf; und doch leben die Leute dort gern, denn es handelt sich um das "West End".

Es ist schwierig, ein Haus auf dem Land zu vergiften, in London reicht sehr wenig dazu aus

Ein freistehendes Haus auf dem Land in gesunder und reiner Luft trotzt fast jeder beliebigen Menge Unkenntnis, die es ungesund machen könnte (und oft sieht man nicht wenig davon), aber in der Atmosphäre Londons reicht in der Tat sehr wenig Unkenntnis dazu aus.

Die Häuser werden im Allgemeinen nicht dazu gebaut, um gelüftet zu werden. Es gibt keinen Weg für verdorbene Luft nach draußen, und es gibt keinen Weg, auf dem frische Luft eindringen könnte.

Ein ständiger Test: der "Geruch des Abendessens"

Weil er auf die Sinne von jedermann einwirkt, besteht der beste gängige Test darin, wie lange die meisten Häuser den Geruch des Abendessens bewahren; bei manchen Häusern verschwindet er in den Dachstuben nur selten. Die einzigen Orte, von wo aus sich in vielen Häusern die Luft verteilt, sind der Keller und die Küche.

Die Luft des Kellers wie auch der Küche sollte so rein sein, dass sie nie schädlich wirkt. Nichts Schädliches hat irgendein Existenzrecht. Haltet die Luft innerhalb Eures Hauses mit allen Mitteln so rein wie die Luft draußen; die angemessene Benutzung der Fenster wird es Euch ermöglichen, aber haltet nie das Lüften für einen Ersatz für Sauberkeit.

Kinder in der Stadt gehen (wenn sie es tun) aus wie Hunde an der Leine oder in einem Wagen

Aber um auf die Kinder zurückzukommen: Wie leben sie in diesen Häusern? Auf dem Land verbringen sie zumindest ihre halbe Zeit im Freien; aber in der Stadt verbringt man 99 von 100 Stunden im Haus, und wenn sie ausgehen, gehen sie wie Hunde an der Leine. Das beseitigt all den gesunden Einfluss von Spiel, Betätigung der Muskeln, sie rennen und lachen nicht, es gibt auch kein warmes, rotes und gesund aussehendes Gesicht, und in vielen Fällen werden die gesundheitlich zarten Kinder in einen Wagen gepackt, damit sie die – in ihrer Vorstellung – dadurch zugeführte frische Luft wie eine Dosis Arznei einnehmen.

All diese künstliche Furcht ist nicht notwendig, obwohl sie bald dazu führt, in gewisser Weise gerechtfertigt zu sein

Dann auf Seiten von Krankenschwestern diese althergebrachte Furcht vor einem "Nordostwind"[7], der in ihrem Kopf drei Viertel des Kompasses umfasst! Diese Furcht ist sicherlich gerechtfertigt, wenn Kinder ein Jahr Training als Treibhauspflanzen hatten, das sie wie zu Invaliden nach zehn Jahren Aufenthalt in den Tropen macht, dem Training, dem es tatsächlich gelingt, dieses Erziehungsmonstrum rheumatischer schwindsüchtiger Kranker von fünfzehn Jahren hervorzubringen.

Gut unterrichtete leblose Opfer

Eine Unterrichtsmenge, der man gut zwölf Monate zubilligen würde, wird in London oft in einen Zeitraum von sechs oder vier Monaten hineingepresst, weil dort bessere Einrichtungen für den Unterricht geboten werden; in jedem Fall sitzen die "Schüler" in der Schulstube, sie sitzen im Salon, sie schlafen in ihrem Schlafzimmer oder in der Kinderstube, das eine Zimmer stickiger als das andere, eines wärmer als das andere (manchmal *schlafen sie in gewärmten Zimmern*, was den schädlichsten Irrtum unter den Regeln zur Lebensweise aller jungen Menschen darstellt), sie tun alles auf Anordnung, alles nach Regeln, sie werden bleiche, leblose Schatten, in denen keine Gesundheit oder Stärke oder Schwung steckt; Nerven, Muskeln und Geist fehlt es gleichermaßen an gesundheitsfördernder Betätigung.

---

[7] In London kann der Nordostwind außerordentlich kalt sein. Vgl. SKRETKOWICZ (1996), Florence Nightingale's Notes on Nursing, S. 198, Anm. 18.

Drei schädliche Einflüsse auf Kinder

Ich will drei weitere Dinge anfügen, die einen schrecklichen Einfluss auf die Gesundheit dieser Gruppe von Kindern ausüben:

1. Ich habe gesehen, wie Leute mit großem Vermögen ihre Kinder (ohne die geringsten Skrupel) in die Verbannung schickten, und zwar in eine Kinderschule im Norden (*Frage*: Ist dies nicht eine Kinderschule, die Skrofeln hervorruft?), in der man nie einen Atemzug von in der Sonne gereinigter Luft bekam – und dies waren die zärtlichsten und besorgtesten Eltern.

2. Die Gewohnheit, Kinder "zum Nachtisch" hereinkommen zu lassen. Es heißt oft, dies sei die einzige Zeit, in der ein vielbeschäftigter Vater seine Kinder sehen kann. Aber wenn er in "Gesellschaft" ist, bringt es sicherlich nicht viel, seine Kinder dann zu sehen, und wenn er keine hat, warum muss er sie bei Zuckerwerk und Wein sehen?

3. Ich frage mich, ob die Erfahrung vieler Haushälterinnen nicht mit meiner übereinstimmt – nämlich, dass in London das "Erneuern" von Tapeten und Möbeln heißt, eine frische Tapete auf einer schmutzigen anzubringen, und einen frischen Möbelkattun auf einem schmutzigen anzuheften – ja, bis zu einer Dicke von *drei* und VIER!! Kein Wunder, dass manche Londoner Häuser immer muffig sind, wenn man in Sachen Sauberkeit nicht mehr Gewissen hat als dies! Das wirkt sich deutlich auf alle Hausbewohner aus, nur leiden Kinder in stärkerem Maße darunter.

Appetit als Test, auf dem Land – in der Stadt

Die Wirkungen auf den Körper prüft man mitunter am besten über den Appetit. Kinder, die auf dem Land hervorragenden Appetit auf tierische Kost, pflanzliche Kost und Mehlspeisen, auf Fleisch, Milch, Obst, hausbackenes Brot haben, verlieren ihn dagegen während ihres Treibhauslebens und essen Brot und Butter, Tee, Gebäck und gelegentlich eine Orange. Ist es ein Wunder, wenn der Familienstamm[8] unter solchem "Zwang" herunterkommt?

---

[8] Vgl. der in Kap. 2 angesprochene "Stamm"; das Geschlecht, die Familie, die Nachkommen.

Man gibt Kindern nicht Tee, wie man ihn Kranken gibt

Behandelt Eure Kinder nicht wie Kranke – verabreicht ihnen nicht Tee in hohen Dosen; insbesondere nicht nervösen und reizbaren Kindern, die dadurch ein wenig vorübergehende Erleichterung gewinnen, unvermeidbar auf Kosten ihres Vermögens, sich zu ernähren. Warum lasst Ihr sie nicht Fleisch essen und ein halbes Glas Bier mit wenig Alkohol trinken, oder Milch? Wenn sie es nicht können, verlasst Euch darauf, ist jemand schuld daran, aber nicht das Kind oder der natürliche Appetit des Kindes.

Zusammenfassung

Gebt ihnen frische, lichte, sonnige und offene Schulstuben, kühle Schlafzimmer, viel Betätigung im Freien, so dass sie auch Kälte, Wind und Wetter ausgesetzt sind, in genügend warmer Kleidung und mit genügend Übung; sorgt für viel Unterhaltung und Spiel (frei und nach den eigenen Plänen der Kinder, nicht auf Anordnung), mit mehr Freiheit und Natur und weniger Unterricht und Pauken und Zwang und Ausbildung; mit mehr Aufmerksamkeit, was die Kost, und weniger Aufmerksamkeit, was die Medizin betrifft – und Ihr werdet finden, dass es möglich ist, Kinder bei besserer Gesundheit aufwachsen zu lassen, sogar in der "Londoner Luft".

Eine Bemerkung über einige Irrtümer in Romanen

Romane tragen viel dazu bei, volkstümliche Irrtümer und Unwissen zu verbreiten und dabei Klischees zu bilden, weil sie, wie es jetzt der Fall ist, bei Frauen aller Klassen einen so großen Anteil der Lektüre ausmachen. Einige der gängigsten Irrtümer in Romanen sind die folgenden:

1. Die Freuden der Genesung. – Die Leute müssen eine ganz andere individuelle körperliche Veranlagung gehabt haben, wenn sie auf die Art und Weise, wie es in Erzählungen beschrieben wird, überstürzt in ihr bisheriges Leben zurückkehren konnten. Heutzutage ist für Menschen mittleren Le-

bensalters in den großen Städten hoch zivilisierter Gemeinschaften die Genesung (?) von schwerer Krankheit selten überhaupt Genesung – sie wird oft durch einen Rückfall verzögert – und sie ist nie etwas anderes als ein Kampf, langsam und keineswegs "voller Freude". Die Genesung zu unterstützen und zu ermutigen, anstatt dem Patienten zu viel abzuverlangen und sie dadurch zu verhindern, ist eine der schwierigsten und wichtigsten Aufgaben einer Krankenschwester. Als selbstverständlich anzunehmen, dass der Patient sich in einem Zustand der Freude oder sogar der Erleichterung befinde, ist Torheit. Wenn ihn kein Interesse oder Liebe in Anspruch nehmen, bedauert er es oft, in sein bisheriges Leben zurückgerufen zu werden, das dann keine Lebensfreude für ihn bereithält. Oder wenn seine Aufgaben ihn sofort wieder in Beschlag nehmen, unternimmt er eine schmerzhafte Anstrengung, Pflichten zu erfüllen, denen er sich noch überhaupt nicht gewachsen fühlt.

2. Die Liebe zwischen Vettern und Basen ist ein Lieblingsthema. Die Autoren denken nie daran, wie sie dazu beitragen, dass Gottes Pläne für das Menschengeschlecht durchkreuzt werden.

3. Krankenlager und Todeslager werden mit Farben und Beschreibungen dargestellt, die nicht nur der Romanschreiber, sondern niemand je gesehen haben kann. Es gibt vielleicht lediglich einen Romanschreiber, der hierzu eine Ausnahme bildet.

Nach aller menschlichen Erfahrung haben in England Krankheit und Tod bisher die alleroberflächlichste Beobachtung gefunden. Die Materialien sind selbstverständlich vorhanden, aber sorgfältige Studien fehlen völlig. Das "Todeslager" von fast jedem in unseren Romanen ist ebenso ein reiner Teil der Bühnenwirkung wie der Tod der PRIMADONNA, die diesen in einer Oper besingt. Man würde glauben, dass der Tod in Wirklichkeit nicht existiere. Shakespeare ist der einzige Schriftsteller, der je dieses Thema wahrheitsgetreu angeschnitten hat, und seine Wahrheit ist nur eine künstlerische.

4. In Romanen rettet man Leben durch "*kräftige* Gelatine" (was bedeutet *kräftige* Gelatine?) und durch andere, genauso absurde Dinge!

5. Die Heldin begegnet immer mutig "der Ansteckung"; und stirbt dann mit ihrer ganzen Familie oder denen daran, die in ihrer Obhut sind. Eine umso größere Schande für die Heldin, wenn das geschieht!

Nun ist es eine Frage, ob Krankheit und Tod überhaupt zu Themen der Unterhaltungsliteratur gemacht werden sollen. Aber wenn Autoren schon die Wahl treffen, über Dinge von so schwerwiegender Bedeutung zu schreiben, ist es nicht zu viel verlangt, zu fordern, dass sie sich zumindest die Mühe machen zu beobachten, bevor sie etwas beschreiben. Warum sollten sie schwerwiegenden oder sogar tödlichen Fehlern Vorschub leisten? Warum sollten sie sich nicht selbst informieren, zum Beispiel darüber, was "Infektion" ist, und ihre Heldin dazu bringen, sie für andere und für sich selbst zu verhüten, anstatt dazu beizutragen, wenn dies der Schauplatz ihrer Anstrengungen sein soll?

Die richtige Definition von "Infektion" lautet: Sie ist ein Mittel, Krankheit zu verbreiten, was, wenn sie existiert, Nachlässigkeit oder Unwissenheit auf Seiten von jemandem, sei es der Arzt, die Krankenschwester, oder ein Verwandter, beweist – oder aber, dass der Ort, wo es geschieht, nicht als Aufenthaltsort geeignet ist, weder für Kranke noch Gesunde.

Eine Methode, Böden zu polieren

[Das Ziel des folgenden Verfahrens ist nur, eine gute Oberflächenpolitur zu erhalten, damit man nicht scheuern muss: Bei allen Holzböden außer Eiche ist eine völlige Sättigung mit Bienenwachs, *Lack* oder einem unzerstörbaren Material, das man für besser halten mag, um das Gefüge des Holzes undurchlässig zu machen, das einzig völlig Sichere für Krankenhäuser.]

Lasst die Böden, wenn sie nicht aus Eiche sind, mit dieser Farbe einfärben, aber nicht zu dunkel. Kein Wasser sollte je die Bretter berühren, nachdem sie gefärbt worden sind.

Bienenwachs sollte sorgfältig vorbereitet werden, indem man es in ein Gefäß schabt und es mit Terpentinöl[9] bedeckt. Es sollte *zugedeckt* stehen-

[9] Im Original: spirits of turpentine: weiterverarbeitetes, von allen harzigen und sauren Bestandteilen befreites Terpentinöl, durchsichtige, farblose und brennbare Flüssigkeit mit Fabriknamen Kamphin, zum Brennen in Lampen und als Lösungsmittel für Lacke verwendet. Vgl. MERCK (1884), Klemens Merck's Warenlexikon, Artikel Kamphin, S. 247, https://www.retrobibliothek.de/retrobib/seite.html?id=45601 (aufgerufen: 05.09.2020).

bleiben, bis das Wachs geschmolzen ist. Das Schmelzen nimmt einige Stunden in Anspruch.

Wenn das Wachs schmutzig ist (was oft der Fall ist), schmelzt es im Ofen und schüttet es dann vorsichtig in ein anderes Gefäß, so dass alles Sediment zurückbleibt.

Das Wachs sollte nur gerade weich genug sein, um gut eingerieben werden zu können, und zwar weg von den Brettern.

Haltet das weich gewordene Wachs nach der Herstellung immer sauber. Wenn die Politur aus Versehen verschmutzt wird, schmelzt sie erneut, und schüttet das Sediment weg, wie zuvor. Geht bei der Anwendung wie folgt vor:

1. Fegt den Boden und wischt ihn frei von Staub.
2. Verteilt das Wachs nach Eurem Ermessen auf dem Boden und *verwendet dabei sehr wenig.*
3. Nehmt ein weiches dickes Tuch und reibt es gut ein.
4. Nehmt ein zweites dickes weiches Tuch und reibt gründlich alles überschüssige Wachs ab.
5. Wenn Ihr eine Polierbürste benutzt, tut es, nachdem Ihr dieses zweite Tuch benutzt habt.
6. Nehmt dann ein *weiches Staubtuch* und poliert, indem ihr *kräftig* reibt. Dieses Vorgehen sollte man zweimal pro Woche wiederholen.

Merke: Achtet sehr darauf, dass Eure Tücher *groß* genug sind, so dass Ihr nie zweimal mit demselben *schmutzigen* Tuch reiben müsst, sondern *faltet* immer das Tuch von neuem, wenn Ihr weitermacht.

Wascht alle Tücher, nachdem Ihr sie einmal benutzt habt. Wascht nicht die Bürste; tut etwas Terpentin auf einen Teller und reibt die Bürste darin; holt die kleinen Stücke mit einer Gabel oder einem Stab heraus. Es sollte nicht erforderlich sein, die Bürste sehr häufig zu säubern, wenn man sie nur nach dem Durchgang mit dem zweiten Tuch benutzt.

Werden die Böden angemessen behandelt, sollte Wachsen mit Bienenwachs nie öfter als zweimal pro Woche nötig sein. Sind die Böden dann auf Hochglanz poliert, stoßen sie Staub und Schmutz ab.

Fährt man mit einer sauberen weichen Bodenbürste und einem sauberen weichen Tuch einmal pro Tag über den Boden, dürfte jede Spur von Staub entfernt werden.

Dieses Verfahren benötigt keine zusätzliche Arbeit oder höheren Zeitbedarf als oft wiederholtes Scheuern. Sind die Bretter einmal in gutem Zustand, erfordern sie nicht mehr Arbeit, als man aufwendet, wenn man Zimmer und Krankensäle üblicherweise säubert. Es hat den zusätzlichen Nutzen, gesünder zu sein und zu verhüten, dass man die Patienten der feuchten Ausdünstung nasser Bretter aussetzt.

Vor der Annahme dieser Methode mussten die Böden bestimmter Krankenhäuser aufgrund des ständigen Hin- und Hergehens jeden Tag gescheuert werden. Die gefärbten Bretter haben den Praxistest, wie sieben Jahre Erfahrung zeigen, bestanden, und Frauen und Mädchen haben sie mit demselben Zeitaufwand in Ordnung gehalten, wie sie zuvor auf die Scheuermethode verwandt hatten.

Eine Bemerkung zur Beschäftigung von Frauen

Die Leute haben in den letzten Jahren ungeheuer viel über den nicht vorhandenen "Markt" für "weibliche Arbeit", über den Mangel an "Nachfrage" oder an einem "Arbeitsgebiet" für die "industrielle" Tätigkeit von "Frauen" geschrieben. Meine Erfahrung geht dahin, dass die "Nachfrage" vielfach größer ist als das *Angebot*, dass der Markt für "weibliche Arbeit" groß ist, es aber wenige *Arbeiterinnen* gibt. Ich beschränke mich auf meine eigene persönliche Erfahrung und mein besonderes Arbeitsgebiet, und natürlich auf bezahlte Arbeit. Ich verwende hier keine Informationen, die man mit Blick auf andere Berufe wie beispielsweise den Lehrerberuf gesammelt hat, wo man in Familien wie auch in staatlichen Schulen dieselben Erfahrungen gemacht hat wie ich in der Krankenpflege. Was nun die Krankenpflege betrifft, so hatte ich in den letzten drei Jahren mehrere hundert Anfragen, ob ich qualifizierte Oberinnen oder Leiterinnen von Einrichtungen, qualifizierte Missionsschwestern oder Gemeindeschwestern (*das heißt*, in einer Gemeinde für ein Gehalt zu pflegen, das nicht von einem Kuratorium, sondern von Grundeigentümern in einer Gemeinde übernommen wurde) und qualifizierte Krankenschwestern für Privatfamilien, Krankenhäuser und Armenhäuser empfehlen könne. Nun, in all diesen Fällen fehlten qualifizierte Krankenschwestern, um die Stellen zu besetzen. Es fehlten nicht die zur Besetzung anstehenden Stellen für Krankenschwestern, wenn es die Krankenschwestern denn gegeben hätte. Nach meiner groben Schätzung würde ich sagen, dass etwa ein Drittel derer, die anfragten, reichliche Vergütung boten; ein anderes Drittel stellte keinen bestimmten Satz in Aussicht, aber sie waren bereit zu jedem Übereinkommen, das den Qualifikationen der Krankenschwester entsprach; und das verbleibende Drittel (vor allem Armenhäuser und Provinzkrankenhäuser) boten eine Summe, mit der sie auf keinen Fall die von ihnen benötigten Qualifikationen bekommen konnten.

Ich kann, was Krankenschwestern betrifft, nur wiederholen, was Fraser[10] über Schullehrerinnen im Staatsdienst ausführt, nämlich, dass "die Nachfrage in diesem Moment das Angebot qualifizierter Personen weit übersteigt".

Eine ganze Schar von Schriftstellerinnen hat sich breit über die Beschäftigung von Frauen, über das Recht von Frauen auf ein Arbeitsgebiet und über angemessene Bezahlung für ihre Arbeit ausgelassen. Wenn jede zehn Frauen ausbilden würde (oder sie in die Lage versetzen würde, ausgebildet zu werden), um die Nachfrage, die *bereits jetzt* nicht gedeckt ist, zu decken, so gibt es für uns kaum einen Zweifel, welches Resultat überlegen wäre.

Ich habe von einer Freundin, die (anstatt darüber zu schreiben) auf ihrem eigenen Anwesen einen solchen Versuch gemacht hat, und zwar mit *Druckerinnen*, die Erlaubnis bekommen, folgendes mitzuteilen: Das Experiment ist vollständig geglückt. Die Frauen verdienen gut, und sogar hohe Löhne (15 bis 25 Schilling pro Woche), sie haben keine langen Arbeitszeiten, sondern noch Zeit übrig für häusliche Beschäftigung, und das Unternehmen trägt sich dennoch selbst.

---

[10] Fraser's Magazine: eine 1830 von Hugh Fraser and William Maginn gegründete Zeitschrift mit allgemeinen und literarischen Themen, die die Politik der Tories unterstützte.

Eine Bemerkung zur Zahl der Frauen, die als Pflegerinnen in Großbritannien beschäftigt werden

Bei der Volkszählung von 1851 hatte die Zählung 25.466 Berufskrankenschwestern, 39.139 Pflegerinnen im Haushaltsdienst* und 2.822 Hebammen ergeben. Die Anzahl in den verschiedenen Altersklassen ist in Tabelle A dargestellt, und in Tabelle B ihre Verteilung über Großbritannien.

Die Tüchtigkeit dieser Klasse zu erhöhen, und so viele von ihnen wie möglich zu Schülern der wahren Gesundheitslehren zu machen, wäre eine große nationale Aufgabe.

Denn das Menschenmaterial ist vorhanden, und es wird in der Krankenpflege eingesetzt werden, ob nun in Wirklichkeit die "Schlussfolgerung in dieser Angelegenheit" lautet, dass die Kranken gepflegt oder dass sie vergiftet werden. Ein Mann, der vielleicht an der Spitze unserer medizinischen Profession steht, sagte einmal zu mir: "Ich schicke eine Krankenschwester in einen privaten Haushalt, um meinen Patienten zu pflegen, aber ich weiß, das Ergebnis ist nur, dass sie ihm Schaden zufügt."

* Eine erstaunliche Tatsache ist ersichtlich aus Tabelle A, nämlich, dass 18.122 von 39.139, oder fast die Hälfte aller Pflegerinnen im Haushaltsdienst zwischen 5 und 20 Jahren alt sind, "während von den Krankenschwestern, die in öffentlichen Diensten bzw. im Beruf stehen, etwa derselbe Anteil mehr als 60 Jahre alt ist."[11]

Nun heißt Krankenschwester jede Person, die für die individuelle Gesundheit eines anderen verantwortlich ist. Und in den vorhergehenden Bemerkungen wurde der Begriff *Krankenschwester* ohne Unterschied für beruflich nicht ausgebildete wie ausgebildete Pflegepersonen benutzt. Denn außer Krankenschwestern und Kindermädchen, deren Anzahl hier angegeben wird, gibt es Freunde oder Verwandte, die zeitweise Verantwortung für einen Kranken übernehmen, und es gibt Familienmütter. Es scheint, als ob es diesen nicht für den Beruf ausgebildeten Krankenschwestern genauso sehr an Kenntnissen über die Gesetze der Gesundheit mangelt wie den für den Beruf ausgebildeten.

---

[11] Diese Fußnote wurde in den Text integriert.

Dann gibt es noch die Lehrerinnen an allen staatlichen und anderen Schulen im ganzen Königreich. Wie viele Epidemien unter Kindern haben dort ihren Ursprung! Dann der Anteil an Mädchen in diesen Schulen, die Mütter werden oder zu den 64.600 oben gezählten Pflegerinnen gehören werden, oder wiederum zu Schullehrerinnen. Wenn man diesen die Gesetze der Gesundheit, was frische Luft, Sauberkeit, Licht etc. betrifft, beibrächte, würde das nicht verhüten, dass manche Kinder getötet würden und dass manches Unheil immer wieder weiter angerichtet würde? Schließlich und endlich sind wir zwangsläufig von Frauen abhängig, vor allen Dingen im Hinblick auf persönliche und Haushaltshygiene – um zu verhindern, dass die Familie degeneriert, soweit es diese Dinge betrifft. Wäre nicht der richtige Weg, die Kunst, seine eigene Gesundheit zu erhalten, dem Menschengeschlecht auf folgende Weise zu vermitteln: sie seinem weiblichen Teil in Schulen und Krankenhäusern beizubringen, sowohl durch praktischen Unterricht als auch durch einfache Experimente, insofern diese erläutern, was man die Theorie dieser Kunst nennen kann?

Großbritannien

Tabelle A: Altersklassen

Pflegerinnen	alle Alters-klassen	unter 5 Jahre	5-	10-	15-	20-	25-	30-	35-	40-	45-	50-	55-	60-	65-	70-	75-	80-	85 und höher
Pflegerinnen (nicht Dienst-mädchen)	25.466	...	...	...	...	624	817	1.118	1.359	2.223	2.748	3.982	3.456	3.825	2.542	1.568	746	311	147
Pflegerinnen (Dienst-mädchen)	39.139	...	508	7.259	10.355	6.537	4.174	2.495	1.681	1.468	1.206	1.196	833	712	369	204	101	25	16

Tabelle B: Im Alter von 20 Jahren und höher

Pflegerinnen	Groß-britannien und Inseln auf den Britischen Meeren	England und Wales	Schott-land	Inseln auf den Briti-schen Meeren	1. Bezirk, London	2. Bezirk, Südosten	3. Bezirk, südliches Mittel-england	4. Bezirk, öst-liche Graf-schaften	5. Bezirk, südwest-liche Graf-schaften	6. Bezirk, Graf-schaften westliches Mittel-england	7. Bezirk, Graf-schaften nörd-liches Mittel-england	8. Bezirk, nord-west-liche Graf-schaften	9. Bezirk, York-shire	10. Bezirk, nörd-liche Graf-schaften	11. Bezirk, Mon-mouth und Wales
Pflegerinnen (nicht Dienst-mädchen)	25.466	23.751	1.543	172	7.807	2.878	2.286	2.408	3.055	1.225	1.003	970	1.074	402	343
Pflegerinnen (Dienst-mädchen)	21.017	18.945	1.922	150	5.061	2.514	1.252	959	1.737	2.283	957	2.135	1.023	410	614

Kapitel 16
Die Versorgung von Babys [1861]

Und nun, Mädchen, ein Wort an Euch: Ihr und ich, wir haben alle sehr viel damit zu tun, "Babys zu versorgen", obwohl das "Baby" nicht unser eigenes Baby ist. Und wir, wir alle, würden vieles für das Baby tun, was wir für uns selbst nicht tun würden.

Nun, alles, was ich über die Pflege Erwachsener gesagt habe, gilt noch viel mehr für die Pflege von Babys. Zum Beispiel leidet das Baby in einem stickigen Zimmer, während Ihr nicht spürt, dass es muffig ist. Wenn das Baby auch nur ein paar Stunden lang – viel mehr noch, wenn es Nacht für Nacht geschieht – in fauliger Luft schläft, wird es zweifellos schwächlich und kränklich sein, sehr wahrscheinlich Masern oder Scharlach bekommen und die Krankheit nicht gut durchstehen.

Das Baby spürt den Mangel an frischer Luft stärker als Ihr. Das Baby friert viel früher als Ihr. Vor allem leidet das Baby mehr darunter, wenn es nicht sauber gehalten wird (seht nur, wie es genießt, in schönem, lauwarmem Wasser gebadet zu werden). Das Baby will seine Kleider und sein Bettzeug öfter gewechselt haben als Ihr. Das Baby leidet an einem schmutzigen Haus mehr als Ihr. Das Baby *muss* ein Kinderbett für sich selbst haben; sonst läuft es Gefahr, dass man auf ihm liegt und es erstickt. Das Baby darf im Bett nicht zu viel zugedeckt werden, freilich auch nicht zu wenig. Dasselbe gilt, wenn es auf ist. Und Ihr müsst Euch um diese Dinge kümmern. Die Mutter ist vielleicht zu beschäftigt, als dass sie sieht, ob das Baby zu dick angezogen ist oder zu wenig.

Ihr müsst dafür sorgen, dass das Baby nicht durch laute, plötzliche Geräusche aufschreckt; umso mehr dürft Ihr es nicht auf diese Weise aus seinem Schlaf wecken. Geräusche, die Euch nicht erschrecken würden, erschrecken das Baby.

Und viele kranke Kinder wurden auf diese Weise ums Leben gebracht.

Ihr müsst sehr sorgfältig auf seine Nahrung achten; auf die Minute genau sein, um es zu füttern; Ihr dürft weder zu viel auf einmal geben (wenn das Baby krank ist nach seiner Mahlzeit, *habt* Ihr ihm zu viel gegeben), noch darf man ihm zu wenig geben. Gebt ihm vor allem nie ungesunde Kost und keinesfalls etwas, damit es schläft, außer, wenn der Arzt es anordnet.

Wenn ihr wüsstet, wie viele, sogar aus wohlhabenden Verhältnissen stammende Babys ich gekannt habe, die gestorben sind, weil man ihnen etwas gegeben hatte, damit sie schlafen und um sie "ruhig zu halten" – nicht beim ersten Mal, auch nicht beim zweiten Mal, auch nicht vielleicht beim zehnten Mal –, aber letztendlich.

Ich könnte Euch viele wahre Geschichten von Unheil für Babys durch ihre Pflegerinnen erzählen, die diese Dinge vernachlässigt haben. All das ist geschehen, und ich habe eigene Kenntnis davon erlangt.

Hier einige Beispiele:

1. Ein Baby, das entwöhnt ist, muss häufig gefüttert werden, regelmäßig, und nicht zu viel auf einmal.

Ich kannte eine Mutter, deren Baby eines Tages aufgrund von Krämpfen in großer Gefahr war. Es war etwa ein Jahr alt. Sie sagte, sie hatte zur Kirche gehen wollen; und so hatte sie, bevor sie ging, seine drei Mahlzeiten auf einmal gegeben. War es also ein Wunder, dass das arme kleine Ding Krämpfe bekam?

Ich kannte (in Schottland) ein kleines Mädchen, nicht älter als fünf Jahre, deren Mutter jeden Tag große Entfernungen zurücklegen musste, und der anvertraut war, ihren kleinen Bruder, weniger als ein Jahr alt, zu füttern und zu versorgen. Und sie machte es immer richtig. Sie tat immer, was ihre Mutter ihr sagte. Ein Fremder, der eines Tages in die Hütte kam (es war nichts Besseres als eine Hütte), sagte: "Du wirst dem Baby den Mund verbrennen" "Oh nein", sagte sie, "Ich verbrenne mir immer meinen eigenen Mund zuerst."

2. Wenn ich sage, gebt auf das Baby acht, meine ich nicht damit, dass Ihr es immer auf dem Arm haben sollt. Wenn das Baby alt genug und auch das Wetter warm genug ist – wenn es nämlich dem Baby etwas Wärme spendet –, ist es viel besser für das Kind, wenn es herumkrabbelt, als wenn es immer in den Armen seiner kleinen Pflegerin liegt. Und es ist viel besser, wenn es sich selbst unterhält, als dass man die Pflegerin veranlasst, es immer durch Geräusche anzusprechen.

Das gesündeste, fröhlichste, lebendigste, schönste Baby, das ich je gesehen habe, war das einzige Kind einer vielbeschäftigten Waschfrau. Sie wusch den ganzen Tag in dem einen Zimmer und ließ die Tür zu einem größeren Zimmer, in das sie das Kind setzte, offen. Es saß oder krabbelte den ganzen Tag lang über den Boden, und zwar ohne einen anderen Spielkameraden als ein Kätzchen, das es zu umarmen pflegte. Seine Mutter hielt es schön sauber und fütterte es mit vollkommener Regelmäßigkeit. Das Kind war nie über irgendetwas erschrocken. Das Zimmer, in dem es saß, war das Wohnzimmer, und es informierte seine Mutter immer, wenn jemand hereinkam, und zwar nicht durch einen Schrei, sondern durch einen Jauchzer. Ich lebte für viele Monate in Hörweite dieses Kindes und hörte es nie schreien, weder bei Tag noch bei Nacht.

Ich finde, dass man heutzutage viel zu viel darauf aus ist, Kinder zu unterhalten; und nicht genug darauf, dass sie sich selbst unterhalten.

Lenkt nie die Aufmerksamkeit eines Kindes ab. Wenn es den einen Gegenstand anschaut, zeigt ihm nicht einen anderen, und so weiter.

3. Gleichzeitig sind eine monotone Umgebung und insbesondere Mangel an Licht schlimmer für Kinder als für Euch.

Einmal wurde ein Kind ganz allein in einem dunklen Zimmer aufgezogen, von Leuten, die verheimlichen wollten, dass es lebte. Es sah nie jemanden, außer wenn es seine Mahlzeiten bekam; und obwohl man es vollkommen freundlich behandelte, wuchs es als ein Idiot auf. Den Grund werdet Ihr leicht erraten.

Viel Licht, insbesondere Sonnenlicht, ist notwendig, um ein Kind lebhaft, fröhlich und klug zu machen. Aber brennt vor allem nicht den Verstand des Babys aus, indem Ihr die Sonne seinen Kopf ausdörren lasst, wenn es draußen ist, insbesondere in seinem kleinen Wagen an einem heißen Sommertag.

Lasst *nie* ein Kind im Dunkeln; und sorgt dafür, dass das Zimmer, in dem es wohnt, *immer* so hell und sonnig wie irgend möglich ist. Außer natürlich, wenn der Arzt Euch die Anordnung gibt, das Zimmer abzudunkeln, was er bei manchen Kinderkrankheiten tun wird.

4. Wisst Ihr, dass die Hälfte aller Kindermädchen im Dienst Mädchen im Alter zwischen 5 und 20 Jahren sind? Ihr seht, Ihr seid sehr wichtige kleine Leute. Dann gibt es all die Mädchen, die das Baby der Mutter zu Hause versorgen; und in all diesen Fällen scheint es ziemlich genau darauf hinauszu-

laufen, dass die Gesundheit des Babys für sein ganzes Leben von Euch, Mädchen, abhängt, mehr als von irgendetwas anderem.

Ich brauche kaum zu sagen: Was für eine Verantwortung! Denn ich glaube, dass Ihr, Ihr alle, oder fast alle, Euch zu sehr um das Baby sorgt, um dies nicht fast genauso stark zu spüren wie ich. Ihr, Ihr alle wollt dafür sorgen, dass das Baby gesund und glücklich aufwächst, wenn Ihr nur wüsstet, wie.

So sage ich erneut:

5. Woran es dem Baby hauptsächlich mangelt, ist, immer frische Luft zu haben.

Ihr könnt das Baby krank machen, indem Ihr sein Schlafzimmer fest geschlossen haltet, auch wenn es nur einige Stunden sind.

Ihr könnt das Baby töten, wenn es krank *ist*, indem Ihr es in einem sehr warmen Zimmer behaltet, in dem sich mehrere Leute befinden, und alle Türen und Fenster geschlossen sind.

Der Arzt, der sich um die Kinder der Königin kümmert, sagt dies.

Dies ist ganz besonders der Fall, wenn dem Kind etwas an den Lungen und seiner Atmung fehlt.

Ich fand ein armes Kind, das in einem fest verschlossenen Zimmer mit einem großen Feuer im Sterben lag, und vier oder fünf Leute waren um das Kind herum, um es sterben zu sehen. Es hatte einen kurzen und raschen Atem; und es konnte nicht abhusten, was seine Lungen und seine Kehle verstopfte – *Schleim* nennt man dies. Der Arzt, ein sehr kluger Mann, kam herein, öffnete Tür und Fenster, schickte alle Personen bis auf eine hinaus, und blieb zwei Stunden, um das Zimmer frei und frisch zu halten. Er gab dem Kind keine Arznei; und es wurde einfach durch seine frische Luft geheilt.

Einige Stunden werden für ein Baby genügen, sowohl, um es zu töten als auch, um es zu heilen; bei einem Erwachsenen genügen Tage dafür nicht.

Ein anderer Arzt fand ein Kind (es war ein reiches Kind), das in einem prächtigen stickigen Zimmer im Sterben lag, fast atemlos durch eine Erkrankung der Kehle. Er lief direkt zum Fenster und öffnete es. "Denn", sagte er, "wenn die Leute sehr wenig Luft atmen können, wollen sie dieses wenige Gute." Die Mutter sagte, er würde das Kind töten. Doch das Gegenteil geschah, das Kind genas.

Aber –

6. Achtet darauf, dass keine Zugluft ein Kind, insbesondere ein krankes Kind, anbläst. Vielleicht werdet Ihr zu mir sagen: "Ich weiß nicht, was Sie von mir wollen. Sie verwirren mich so. Sie sagen zu mir, füttere das Kind nicht zu viel, und füttere es nicht zu wenig, halte das Zimmer nicht verschlossen, und lass dort keine Zugluft aufkommen, lass das Kind nicht stumpfsinnig werden, und unterhalte es nicht zu sehr." Liebe kleine Pflegerin, Du musst lernen, das zu *managen*. Manche Leute lernen das Organisieren nie. Ich habe alle diese Schwierigkeiten selbst erfahren; und ich kann Dir sagen, dass Du nicht dadurch, dass Du mein Buch liest, lernen wirst, ein Baby gut zu versorgen, sondern nur dadurch, indem Du es selbst einübst, wie man am besten das organisiert, was andere gute Pflegerinnen (und mein Buch, wenn es Dir gefällt) Dir sagen.

Aber nun zur Zugluft.

Es ist alles Unsinn, was manche alten Pflegerinnen sagen, nämlich dass Du dem Baby nicht frische Luft zuführen kannst, ohne dass es sich erkältet; und andererseits kannst Du bei dem Baby eine Erkältung auslösen, die es töten wird (indem man es von Zugluft anblasen lässt, während man es beispielsweise wäscht, und seinen ganzen Körper plötzlich abkühlt, wenn auch nur für einen Moment), ohne ihm überhaupt frische Luft zuzuführen; und es kommt darauf an: Je weniger frische Luft Du seinen Lungen und je weniger Wasser Du seiner Haut zukommen lässt, desto anfälliger wird es für Erkältungen sein.

Wenn Du die Luft für das Baby drinnen und draußen immer frisch hältst, und nie das Baby plötzlich abkühlst, bist Du eine gute Pflegerin.

Die Haut eines kranken Babys ist oft kalt, auch wenn das Zimmer ziemlich stickig ist. Dann musst Du das Zimmer lüften, heiße Lappen oder Wärmflaschen (nicht zu heiß) neben den Körper des Babys legen und ihm seine warme Nahrung geben.

Aber ich habe oft gesehen, wie eine Pflegerin genau das Gegenteil tat, indem sie nämlich jede Ritze verschloss und Bettwäsche von großem Gewicht auf das Kind warf. Dies macht das Kind kälter, da es keine innere Wärme hat.

Ihr würdet ein fiebriges Kind geradezu umbringen, wenn Ihr so handeln würdet.

Ein in London sehr berühmter Kinderarzt berichtet: Wenn ein krankes Kind stirbt, handelt es sich ebenso oft um einen *Unglücksfall*, wie dass es sich um keinen handelt – das heißt, die Leute bringen es durch irgendeine törichte Handlung dieser Art um, genauso, als ob sie es aus dem Fenster werfen würden. Und er sagt auch, wenn ein krankes Kind plötzlich stirbt, handelt es sich fast immer um einen Unglücksfall. So etwas hätte wohl verhütet werden können; es war *nicht* so, dass das Kind krank war, und somit sein Tod nicht verhindert werden konnte, wie die Leute sagen.

Der Arzt teilt uns mit, was zu diesen plötzlichen Todesfällen bei kranken Kindern führt: erschreckende Geräusche, die den Körper des Kindes durchdringen und es plötzlich aufwecken; ihm zu viel Nahrung zu geben oder es zu schnell zu füttern; seine Körperhaltung plötzlich zu verändern oder es unsanft zu schütteln; es zu erschrecken. Man kann hier hinzufügen (und auch mehr als irgendetwas anderes): *es in verdorbener Luft zu halten, insbesondere, wenn es schläft, insbesondere in der Nacht*, auch wenn es nur für einige Stunden geschieht, und sogar, wenn Ihr selbst es nicht spürt. Dies ist es vor allem, was Babys umbringt.

Die Atmung des Babys ist so empfindlich, so leicht gestört. Manchmal seht Ihr ein krankes Kind, das dazu gezwungen scheint, auf jeden Atemzug, den es einzieht, zu achten, und "sorgfältig zu atmen", um überhaupt zu atmen; und wenn Ihr es in grober Weise stört, ist es mit dem Baby völlig vorbei. Alles, was zusätzlich Atmen von ihm erfordert, kann die Atmung völlig zum Stillstand bringen.

7. *Achtet darauf, das Baby sauber zu halten.* Ich kann mich daran erinnern, wie Mütter damit prahlten, dass "die Füße ihrer Kinder nie von Wasser berührt wurden, nein, oder irgendein anderer Körperteil von ihnen außer Gesicht und Händen", oder dass jemandes Kind "seine Füße waschen lassen musste, und es nicht überlebte, um heranzuwachsen etc."

Aber wir wissen es jetzt besser. Und ich wage zu sagen, Ihr wisst: Jede Stelle des Körpers immer sauber zu halten, und nie zuzulassen, dass irgendeine Pore seiner empfindlichen Haut durch Schmutz oder nicht abgewaschenen Schweiß verstopft wird, ist der einzige Weg, das Baby fröhlich und gesund zu erhalten.

Das bereitet viel Mühe, aber es bereitet viel mehr Mühe, ein krankes Baby zu haben.

Am sichersten ist es, das Baby ein- oder zweimal pro Tag ganz zu waschen; und es außerdem zu waschen, wenn es zufällig eingenässt hat. Ihr wisst, wie leicht seine empfindliche Haut wund wird.

Es kann gefährlich sein, nur die Füße und Beine eines Kindes zu waschen. Eine solche Gefahr kann nie eintreten, wenn man es ganz wäscht. Seine Kleidung sollte wegen der größeren Menge, die das Baby ausschwitzt, häufiger gewechselt werden als Eure. Wenn Ihr das Baby in Schmutz kleidet, was könnt Ihr erwarten, außer dass es krank wird? Seine Kleidung darf nie eng anliegen, doch sie muss leicht und warm sein. Wenn es nicht angemessen gekleidet ist, spürt das Baby plötzliche Wetterveränderungen viel stärker, als Ihr es tut. Die Bettwäsche des Babys muss öfter gesäubert werden als Eure.

Nun, könnt Ihr Euch an die Dinge erinnern, die Ihr für das Baby im Kopf haben müsst? Es handelt sich um

1. frische Luft,
2. angemessene Wärme,
3. Sauberkeit für seinen kleinen Körper, seine Kleidung, sein Bett, sein Zimmer und sein Haus,
4. es mit geeigneter Nahrung regelmäßig zu bestimmten Zeiten zu füttern,
5. es nicht zu erschrecken und seinen kleinen Körper wie auch seine kleinen Nerven nicht zu schütteln,
6. Licht und Freundlichkeit,
7. geeignete Kleidung im Bett und wenn es auf ist.

Und Organisation in *all* diesen Dingen.

Ich möchte eines hinzufügen: So einfach, wie man die Flamme einer Kerze auslöscht, kann das Leben eines kranken Babys ausgelöscht werden. Zehn Minuten Verzögerung, wenn man ihm Nahrung gibt, kann den Unterschied ausmachen.

3. Nachwort zu Florence Nightingale und den "Notes on Nursing"

3.1. Der Forschungsstand

Trotz ihrer großen Bedeutung und Popularität sind Leben, Wirken, Vorstellungen und Rezeption von Florence Nightingale noch ein weithin unbestelltes Forschungsfeld. Dies ist einerseits ihrem langen Leben, ihrer großen Schaffenskraft und der Vielzahl der Themen, denen sie sich widmete, geschuldet. Andererseits liegt es an der Fülle des überlieferten Materials. Sie war eine leidenschaftliche Briefeschreiberin und stand als umfassend gebildete Frau hoher gesellschaftlicher Kreise mit einer Vielzahl einflussreicher Persönlichkeiten in Verbindung. Allein ihre Korrespondenz umfasst weit mehr als 10.000 Briefe. Von diesen befindet sich der größte Teil in der *British Library*, doch immer wieder wird von neuen Funden in aller Welt berichtet. Die Herausgabe ihrer Schriften in 16 Bänden unter Leitung von Lynn McDonald an der *University of Guelph*, Ontario,[1] ist daher ein Meilenstein und eine wertvolle Hilfe für die historische Pflegeforschung.
Die "Gesammelten Werke" erlauben nicht nur, ihr Wirken als Forscherin und Reformerin auf dem Gebiet des Krankenpflege- und Krankenhauswesens wie auch im Hinblick auf die Gesundheit der Landbevölkerung in Indien detaillierter als bisher zu studieren. Auch ihre Religiosität und ihre Verbindungen zu bedeutenden Vertretern der britischen und europäischen Elite treten deutlicher zutage. Der Band über ihre europäischen Reisen[2] enthält unter anderem Schriften im Zusammenhang mit ihren Aufenthalten in Kaiserswerth in den Jahren 1850 und 1851 wie auch spätere Korrespondenz zu Kaiserswerth, die so in den Kontext ihres Werdegangs vor dem Krimkrieg wie auch ihrer Beziehung zu Theodor Fliedner und die Bedeutung seiner

---

1 Siehe: UNIVERSITY OF GUELPH: The Collected Works of Florence Nightingale, https://cwfn.uoguelph.ca/volumes/. (aufgerufen: 05.09.2020).
2 MCDONALD (Hrsg,) (2004), Florence Nightingale's European Travels.

spirituellen Ausstrahlung auf sie gestellt werden können.

Lynn McDonald, die Herausgeberin der "Collected Works", hat aus diesen die aus ihrer Sicht bedeutendsten Elemente für die heutige Krankenpflege in ihrer Publikation "Florence Nightingale, Nursing, and Health Care Today" dargestellt. Sie will ihre Publikation gleichzeitig als Aufruf zum Handeln verstanden wissen: "Nightingale sah sich den größten Herausforderungen ihrer Zeit gegenüber und stellte sich ihnen. Warum sollten die heutigen Führungskräfte in der Krankenpflege und im Gesundheitswesen nicht genauso hohe Ziele verfolgen?"[3]

Drei Artikel von Lynn McDonald aus dem Jahre 2020 thematisieren zum einen Florence Nightingales Public Health-Agenda,[4] zum anderen ihre Bedeutung und ihren Einfluss im Hinblick auf die Reform des Krankenhauswesens.[5]

Florence Nightingales gesammelte Werke erlauben es zudem, ihr Leben und Werk auf einem viel breiteren Fundament als früher zu analysieren und gleichzeitig ältere einseitige Interpretationen zu korrigieren.[6] Mark Bostridges Biographie "Florence Nightingale: The Woman and Her Legend"[7] aus dem Jahr 2008 ist die erste englische Biographie, die in bedeutendem Umfang auf die "Gesammelten Werke" zurückgriff.[8] Die Biographie ist mittlerweile als "200th Anniversary Edition" als Taschenbuch erhältlich.[9]

---

[3] McDONALD (2018), Florence Nightingale, Nursing, and Health Care Today, Preface: "Nightingale faced and met the greatest challenges of her day. Why should today's nursing and health care leaders not aim just as high?"

[4] McDONALD (2020), Florence Nightingale's public health agenda.

[5] McDONALD (2020), Florence Nightingale: The Making of a Hospital Reformer; McDONALD (2020), Florence Nightingale's Influence on Hospital Design, Hospitalism, Hospital Diseases, and Hospital Architects.

[6] Vgl. hierzu McDONALD (2010), Florence Nightingale A Hundred Years On: Who She Was and What She Was Not.

[7] BOSTRIDGE (2008), Florence Nightingale. The Woman and Her Legend.

[8] McDONALD (2010), Florence Nightingale A Hundred Years On: Who She Was and What She Was Not; BOSTRIDGE (2008), Florence Nightingale. The Woman and Her Legend, S. xxii.

[9] BOSTRIDGE (2020), Florence Nightingale. The Woman and Her Legend.

Deutlich knapper als das Buch von Mark Bostridge sind demgegenüber zwei Biographien für die deutsche Öffentlichkeit, die anlässlich des 200. Geburtstags von Florence Nightingale 2020 veröffentlicht wurden.[10]

Früher wurde in der Forschung die Auffassung vertreten, Florence Nightingale habe sich nie zur Bakterientheorie bekehren lassen.[11] Die Publikationsweise der "Notes on Nursing" aufgrund einer Vereinbarung zwischen ihr und ihrem Verleger Harrison könnte in diesem Zusammenhang zu Fehlinterpretationen geführt haben. Victor Skretkowicz vermutet, dass sie Harrison die Rechte an den "Notes on Nursing" verkauft hat. Er weist darauf hin, dass die erste Version der "Notes on Nursing" bis ins 20. Jahrhundert hinein, also über mehrere Jahrzehnte hinweg, nach ihrem ersten Erscheinen im Jahr 1860 ohne Änderung – und damit auch ohne Anpassung an neue wissenschaftliche Erkenntnisse – nachgedruckt wurde.[12] Mittlerweile ist bekannt, dass Florence Nightingale die Bakterientheorie im Jahr 1884 oder 1885 akzeptiert hat,[13] was den Schluss zulässt, dass sie in den 1880er und 1890er Jahren sehr wohl die Existenz von Krankheitskeimen anerkannte, sich aber dagegen wehrte, dass Hygienemaßnahmen gegenüber spezifischer Therapie vernachlässigt wurden.

Im Hinblick auf die Erkrankung, die Florence Nightingale nach der Rückkehr aus dem Krimkrieg für lange Jahre ans Krankenlager fesselte, wird mittlerweile betont, dass Symptome und Dauer ihrer Leiden sehr gut mit einer chronischen Brucellose in Verbindung zu bringen sind.[14]

Darüber, dass ihre religiösen Auffassungen ausschlaggebend für ihr Engagement als Reformerin waren, besteht weithin Konsens. Untersucht wurden speziell die Bedeutung der Religion für ihr Leben sowie die Entwick-

---

[10] BOHN (2020), Florence Nightingale. Nur Taten verändern die Welt; HEROLD-SCHMIDT (2020), Florence Nightingale. Die Frau hinter der Legende.

[11] VICINUS/NERGAARD (1990), Ever Yours, Florence Nightingale, S. 2, behaupten, Florence Nightingale habe zeitlebens die Bakterientheorie nicht akzeptiert. Dies ist durch die neuere Forschung widerlegt, siehe MCDONALD (2010), Florence Nightingale a Hundred Years on: Who She Was and What She Was Not.

[12] SKRETKOWICZ (1996), Florence Nightinale's Notes on Nursing, S. x-xi, S. xvi-xx.

[13] Siehe MCDONALD (2010), Florence Nightingale a Hundred Years on: Who She Was and What She Was Not.

[14] YOUNG (1995), Florence Nightingale's fever; BOSTRIDGE (2020), Florence Nightingale. The Woman and Her Legend, S. 281-282, S. 324-325.

lung ihrer religiösen Gedankenwelt.[15] Florence Nightingales Beziehungen zu Kaiserswerth sind in diesem Zusammenhang auch der Fokus eines kürzlich erschienenen Artikels[16] von Annett Büttner, die langjährig als Archivarin der Fliedner-Kulturstiftung tätig war.

Zu den Werken, welche verstärkt dazu übergegangen sind, den historischen Kontext zu beleuchten, gehört das Buch "Nursing before Nightingale, 1815-1899"[17]. Dessen Autorinnen stellen andere, von Florence Nightingale unabhängige Faktoren heraus, die zu Reformen des englischen Krankenpflegewesens im 19. Jahrhundert führten.

Über die Rezeption der Ideen Florence Nightingales oder der "Notes on Nursing" speziell in Deutschland ist bisher wenig bekannt. Eine Ausnahme bildet die Studie von Kerstin Lutzer, die die Rezeption Florence Nightingales durch die Rot-Kreuz-Bewegung in ihrer Arbeit über den "Badischen Frauenverein vom Roten Kreuz" mit einbezieht.[18]

Anscheinend waren die "Notes on Nursing" um 1890 in Deutschland so unbekannt, dass der Arzt Martin Mendelsohn (1860-1930) in einem Ratgeber für angehende Ärzte offensichtlich auf Florence Nightingale zurückgehende Ratschläge präsentieren konnte, ohne sich auf sie zu beziehen.[19]

Die "Notes on Nursing" wurden für die interessierte Öffentlichkeit und die Forschung mehrfach neu aufgelegt. Hierbei erwies sich die Edition von Victor Skretkowicz aus dem Jahr 1996 (1. Auflage 1992) als besonders wertvoll, da er die Entstehungsgeschichte, die Beziehung zwischen den drei Versionen der "Notes on Nursing" wie auch die nachfolgenden verschiedenen Ausgaben und Änderungen darstellte. Zudem gab er den nicht veröffentlichten Text des Manuskripts von 1875 mit heraus und verbesserte

---

[15] WEBB (2002), Florence Nightingale. The Making of a Radical Theologian. Vgl. auch MCDONALD (2002), Florence Nightingale's Spiritual Journey: Biblical Annotations, Sermons and Journal Notes.

[16] BÜTTNER (2020), I have never known a happy time, except at Rome and that fortnight at Kaiserswerth – Florence Nightingales Beziehungen zu Kaiserswerth.

[17] HELMSTADTER/GODDEN (2011), Nursing before Nightingale, 1815-1899.

[18] LUTZER (2002), Der Badische Frauenverein 1859-1918, S. 434-435.

[19] MENDELSOHN (1892), Der Comfort des Kranken, Kap. 2-8, S. 5-39. Siehe hierzu: SCHWEIKARDT (2006), New aspects of the German 'scientific nursing' movement before World War I: Florence Nightingale's Notes on nursing disguised as part of a medical tradition.

durch Anmerkungen die Verständlichkeit des Textes. Im Jahr 2010, anlässlich des 100. Todesjahrs von Florence Nightingale, publizierte Victor Skretkowicz zudem eine Jubiläumsedition der verschiedenen Versionen der "Notes on Nursing".[20] Die auf seinen Forschungen beruhenden Ergebnisse zu den drei Versionen der "Notes on Nursing" sollen im Folgenden näher dargestellt werden.

3.2. Die drei Versionen der "Notes on Nursing" und ihre Übersetzungen ins Deutsche

Die "Notes on Nursing" entstanden in den Jahren nach der Rückkehr aus dem Krimkrieg. Dies war eine Zeit, in der Florence Nightingale eine ungeheure literarische Schaffenskraft entwickelte und in der auch andere wichtige Werke wie ihre "Notes on Hospitals" entstanden. Die "Notes on Nursing" wurden ein Bestseller und blieben ihr bekanntestes Werk. Sir Edward Cook (1857-1919), der kurz nach ihrem Tod die offizielle, von der Familie autorisierte Biographie verfasste, ließ diesem Buch eine besondere Wertschätzung zuteilwerden: Es sei von Führungspersönlichkeiten auf den Gebieten der Medizin und der Hygiene sofort als Werk von herausragender Bedeutung erkannt worden, als eines dieser seltenen Bücher, denen man auf ihrem Gebiet den Begriff "epochemachend" zu Recht zusprechen könne.[21]

Die drei Versionen der "Notes on Nursing" aus den Jahren 1860 und 1861 zeigen, dass Florence Nightingale unterschiedliche Zielgruppen im Visier hatte. Die erste Version mit dem Titel "Notes on Nursing: What It Is, and What It Is Not" erschien im Januar 1860.[22] Ihr Buch stieß sofort auf großes öffentliches Interesse. Innerhalb weniger Monate wurden mindestens

---

[20] SKRETKOWICZ (2010), Florence Nightingale's Notes on Nursing: What It Is and What It Is Not and Notes on Nursing for the Labouring Classes. Commemorative Edition with Historical Commentary.

[21] COOK (1913), The Life of Florence Nightingale, Bd. 1, S. 448.

[22] In Katalogen findet sich mitunter für diese Version auch das Erscheinungsjahr 1859. Bei der Datierung folgen wir SKRETKOWICZ (1996), Florence Nightinale's Notes on Nursing, S. x-xi.

15.000 Exemplare verkauft.[23] In Amerika wurde diese Version 1860 ebenfalls in zwei Editionen veröffentlicht. Die erfolgreiche New Yorker Ausgabe wurde vielfach nachgedruckt, während die Bostoner Ausgabe 1860 ins Deutsche übersetzt wurde.[24]

Die zweite Version kam im Juli 1860 in 2.000 Exemplaren auf den Markt. Auf der Titelseite der "Notes on Nursing: What It Is, and What It Is Not" – "Bemerkungen zur Krankenpflege: Was sie ist, und was sie nicht ist", lautet der Zusatz "revised and enlarged", also "überarbeitet und erweitert". Diese Version wurde von Victor Skretkowicz als Florence Nightingales "Library Standard Edition" identifiziert.[25] Sie richtete sich als Referenzwerk an im Gesundheitswesen tätige Personen. Es handelt sich hier um den umfangreichsten und am stärksten wissenschaftlich orientierten Text.

Um ihr Werk den Arbeiterklassen besser zugänglich zu machen, veröffentlichte Florence Nightingale im April 1861 Auszüge aus der zweiten Version in einfacherer Sprache als "Notes on Nursing for the Labouring Classes", "Bemerkungen zur Krankenpflege für die Arbeiterklassen". Das Kapitel "Minding Baby", "Versorgung von Babys" ist neu, wobei seine Ursprünge in Teilen der "Conclusion" der ersten beiden Versionen liegen. Die "Notes on Nursing for the Labouring Classes" wurden 1868 mit einigen kurzen Zusätzen zum Text in einer 2. Auflage neu aufgelegt und bis ins 20. Jahrhundert hinein vielfach nachgedruckt.[26] Die von Victor Skretkowicz aufgezeigte Publikationsgeschichte macht deutlich, dass die erste und die dritte Version sehr viel bekannter wurden als die zweite.

Von jeder der drei Versionen der "Notes on Nursing" ist eine aus dem 19. Jahrhundert stammende Übersetzung ins Deutsche bekannt. Die Übersetzung der 1. Version von 1860 lautet: "Florence Nightingale's Anmerkungen zur Krankenpflege: Was Krankenpflege ist, und was sie nicht ist. Uebersetzt und herausgegeben von Dr. Adolph Wiesner und Friedrich Ei-

---

[23] SKRETKOWICZ (1996), Florence Nightingale's Notes on Nursing, S. xx-xxi. Hier diskutiert Skretkowicz einen Brief mit Nachwort vom 4. März 1860, in dem die Zahl von 15.000 Exemplaren erwähnt ist.

[24] SKRETKOWICZ (1996), Florence Nightingale's Notes on Nursing, S. xi-xii.

[25] SKRETKOWICZ (1996), Florence Nightingale's Notes on Nursing, S. xii.

[26] SKRETKOWICZ (1996), Florence Nightingale's Notes on Nursing, S. xii-xiii.

che"[27]. Eine biographische Skizze von Florence Nightingale geht dieser Übersetzung voraus.[28] "Bemerkungen der Uebersetzer" vom August 1860 schließen die Übersetzung ab, was zeigt, dass die Übersetzungstätigkeit unmittelbar nach Erscheinen des Werks in Angriff genommen worden sein muss.

Die Übersetzung der 2. Version von 1860 hat den Titel: "Die Pflege bei Kranken und Gesunden. Kurze Winke, den Frauen aller Stände gewidmet, von Florence Nightingale. Von der Verfasserin autorisirte deutsche Ausgabe, nach der zweiten Auflage ihrer 'Notes on Nursing' bearbeitet. Mit einem Vorwort des Geh. Sanitäts-Rath Dr. H. Wolff in Bonn" (Leipzig: F. A. Brockhaus, 1861). Diese Übersetzung stammt von Franzisca Helena Bunsen (1826-1894)[29], Tochter des Freiherrn Karl Christian Josiah von Bunsen (1791-1860), der langjähriger preußischer Gesandter am englischen Hof war und Florence Nightingale kannte. Sie hatte von ihm den wegweisenden Rat erhalten, zur Ausbildung in der Krankenpflege nach Kaiserswerth zu Theodor Fliedner (1800-1864), dem Begründer der weiblichen Diakonie in Deutschland, zu gehen.[30] Im Vorwort der Übersetzung ist von einer "ungenannten Uebersetzerin"[31] die Rede. Ein in der Wellcome Library erhaltener Brief lässt die Sorge Florence Nightingales um eine Überforderung von Frances – das englische Äquivalent für Franzisca – Bunsen durchklingen.[32]

---

[27] WIESNER/EICHE (Übersetzer) (1860), Florence Nightingale's Anmerkungen zur Krankenpflege [Übersetzung der 1. Version]. Inwieweit es sich bei "Dr. Adolph Wiesner" um den Exilanten Adolf (Adolph) Wiesner handelt, der sich um diese Zeit in New York aufhielt und von dem uns kein medizinischer Doktortitel bekannt ist, muss die weitere Forschung klären. Zu Adolf (Adolph) Wiesner siehe SINGER/DUNBAR (1906), Wiesner, Adolf.

[28] WIESNER/EICHE (Übersetzer) (1860), Florence Nightingale's Anmerkungen zur Krankenpflege, S. 5-10.

[29] Zu Franzisca Helena Bunsen und ihrer Eigenschaft als Übersetzerin siehe WITTNEBEN (2012), Bunsen, Frances Helen von.

[30] FOERSTER (2001), Christian Carl Josias Bunsen, S. 168.

[31] [BUNSEN] (Übersetzerin) (1861), Die Pflege bei Kranken und Gesunden, 1861, Vorwort, S. VI.

[32] London, Wellcome Library for the History and Understanding of Medicine, MS. 8999/3, Schreiben von Florence Nightingale an Sir Harry Verney, 18. Januar [vermutlich 1861]. Unser Dank gilt Professor Joyce Schroeder MacQueen, Prof. em., Laurentian University, Sudbury, Ontario, Dr. Christopher Hilton, Wellcome Library for the His-

Das in der British Library erhaltene Exemplar der Übersetzung[33] trägt auf der Titelseite den handschriftlichen Vermerk "Translated by H Bunsen see her letter ... Bonn May 31 1861". Bei dem H könnte es sich hier um den Anfangsbuchstaben des zweiten Vornamens von Franzisca Helena Bunsen handeln.

Die 3. Version von 1861, die "Notes on Nursing for the Labouring Classes", erhielt 1868 Ergänzungen. Der Nachdruck von 1876 diente als Vorlage für eine deutsche Übersetzung von 1878.[34] Diese erschien unter dem Titel "Rathgeber für Gesundheits- und Krankenpflege. Von Florence Nightingale. Zweite Auflage, nach der letzten Ausgabe des englischen Originals neu bearbeitet und mit Anmerkungen versehen von Dr. Paul Niemeyer, Docent der Heilkunde an der Universität Leipzig". Im Jahr 1980 wurde diese Version mit einem Vorwort von Susanne Mayr vom Bundesausschuss der Unterrichtsschwestern und -pfleger der Länder nachgedruckt.

3.3. Allgemeine Gesichtspunkte zur Übersetzung der "Notes on Nursing" und zu Florence Nightingales Sprache und Stil

Jede Übersetzung ist nicht nur eine Übertragung eines Texts in eine andere Sprache, sondern gleichzeitig in einen anderen kulturellen Kontext und gegebenenfalls in eine andere Zeitepoche. Die Sinnäquivalente in verschiedenen Sprachen sind nicht völlig kongruent. Deshalb stellt eine Übersetzung immer gleichzeitig eine Interpretation dar.[35]

Einer anderen Sprache liegen andere Denkmuster zugrunde. Jedes Wort ist mit einer Vielzahl von Assoziationen verbunden und hat ein Bedeutungs-

---

tory and Understanding of Medicine, London, und Manfred Job M.A., Bibliothek der Abteilung für Ethik und Geschichte der Medizin, Ruhr-Universität Bochum, für ihre Hinweise.

[33] London, British Library, [BUNSEN] (Übersetzerin) (1861), Die Pflege bei Kranken und Gesunden, HMNTS 7689.a.9.

[34] Vgl. NIEMEYER (Übersetzer) (1878), Rathgeber für Gesundheits- und Krankenpflege, Vorwort des Herausgebers, S. v.

[35] Vgl. hierzu ausführlich: MONTGOMERY (2000), Science in Translation.

feld, das häufig nicht genau und erschöpfend beschrieben und benannt werden kann.[36] Von daher bleibt die grundsätzliche Frage, inwieweit eine Übersetzung eine Neuschöpfung oder einen Verrat am Urtext darstellt.

Bei der Übersetzung der "Notes on Nursing" ins Deutsche handelt es sich um eine Übertragung in eine verwandte germanische Sprache und eine ebenfalls abendländisch-christlich geprägte Kultur. Dennoch bietet der Text einige Herausforderungen für eine Übertragung. So finden sich im Text mehrfach Redewendungen der hoch gebildeten Autorin, die sich speziell auf englische Verhältnisse, englische Literatur oder englische Ausdrucksweisen beziehen und nicht unmittelbar ins Deutsche übertragbar sind. Dies bedeutete ein Ringen um deutsche Begriffe, wobei mitunter derselbe englische Begriff in Abhängigkeit vom Kontext unterschiedlich übersetzt wurde.

Florence Nightingales persönliches Engagement, ihr Einsatz für den Patienten und für eine Reform des Gesundheitswesens wie auch ihre christliche Überzeugung machen den Grundton ihres Werks aus. Eine weitere Besonderheit ist Florence Nightingales Stil und Ausdrucksweise. Der englische Text hat Charme. Der Stil stammt von einer Angehörigen der führenden gesellschaftlichen Kreise, ist aber nicht frei von Volkstümlichkeit, also gebildeter Nicht-Schriftsprachlichkeit. Dies macht den Text lesbarer und für Krankenschwestern verständlicher. Häufig ist der Text dem gesprochenen Wort sehr nahe, mit Worten aus dem Alltagsleben und Wiederholungen, was den bereits durch die Anrede gewonnenen familiären Umgang mit den Leserinnen akzentuiert.

Ihre hohe Bildung kommt in der "Library Standard Edition" in besonderem Maße zum Ausdruck. So finden sich Anklänge an die klassische Antike und Shakespeare. Eingestreut sind lateinische Redewendungen. Die Sätze sind mitunter geschachtelt und erstrecken sich dann über mehrere Zeilen. Ihre hohe Bildung und ihr Sprachtalent spiegeln sich auch in ihren Vergleichen, Steigerungen, Wortspielen, in nicht zur Alltagssprache gehörendem Vokabular und Gegensatzpaaren wider. Häufig werden Sätze mit "And" oder mit "Again" eingeleitet. Fiktive Dialoge oder Einwände finden sich in wörtlicher Rede. Ihr Temperament schlägt immer wieder durch. Missstände und tadelnswerte Verhaltensweisen geißelt sie mit Witz, Schärfe, Ironie und

---

36 GIELER (2003), Handbuch der Ausländer- und Zuwanderungspolitik, Einleitung, S. 4.

Sarkasmus. Dasselbe gilt für den Lebensstil ihrer Standesgenossinnen, was ihr ihre hohe gesellschaftliche Stellung erlaubte.

3.4. Zu den bisherigen Übersetzungen und zur Neuübersetzung der "Notes on Nursing"

3.4.1. Die Satzstruktur: Orientierung an Ausgangs- oder Zielsprache

Die älteren Übersetzungen der "Notes on Nursing" haben sich grundsätzlich um eine an der Ausgangssprache orientierte Übersetzung bemüht. Damit folgten sie den damals überwiegend üblichen Gewohnheiten des philologischen Übersetzungsbetriebs. Dies gilt insbesondere für die Nachahmung syntaktischer Strukturen. Diese sind bis in Einzelheiten der Teilsätze hinein der englischen Vorgabe nachgebildet, und manchmal werden sogar Abgrenzungen durch dieselben gliedernden Satzzeichen nachgeahmt. Das Beispiel des ersten Satzes, der die beiden ersten Versionen einleitet,[37] mag dies verdeutlichen:

[37] Paul Niemeyer lag dieser einleitende Satz für seine Übertragung der "Notes on Nursing for the Labouring Classes" von 1876 nicht vor. Allerdings erstreckt sich der erste Satz seiner Übersetzung des Kapitels "Allgemeines" auch über 13 Zeilen. NIEMEYER (Übersetzer) (1878), Rathgeber für Gesundheits- und Krankenpflege, S. 1.

1. Version der "Notes on Nursing", 1860[38]: Shall we begin by taking it as a general principle – that all disease, at some period or other of its course, is more or less a reparative process, not necessarily accompanied with suffering: an effort of nature to remedy a process of poisoning or of decay, which has taken place weeks, months, sometimes years beforehand, unnoticed, the termination of the disease being then, while the antecedent process was going on, determined?	Übersetzung Wiesner/Eiche 1860, S. 11: Wollen wir damit beginnen, daß wir als allgemeinen Grundsatz annehmen: jede Krankheit ist in einer oder der andern Periode ihres Verlaufes mehr oder weniger ein Wiederherstellungs-Prozeß, der nicht nothwendig von Leiden begleitet wird: eine Anstrengung der Natur, einem Prozeß der Vergiftung oder des Verfalles abzuhelfen, welcher vor Wochen, Monaten, zuweilen vor Jahren, unbemerkt eingetreten, worauf dann die Beendigung der Krankheit, während der vorhergehende Proceß fortschritt, beschlossen wird?

[38] Die Bostoner Ausgabe, von der die Übersetzung durch Wiesner und Eiche vorgenommen wurde, lag uns nicht vor. Da aber von der 1. zur 2. Version keine Änderungen am englischen Text vorgenommen wurden, ist davon auszugehen, dass auch der Text der Bostoner Edition derselbe ist.

2. Version der "Notes on Nursing", Library Standard Edition:[39] Shall we begin by taking it as a general principle – that all disease, at some period or other of its course, is more or less a reparative process, not necessarily accompanied with suffering: an effort of nature to remedy a process of poisoning or of decay, which has taken place weeks, months, sometimes years beforehand, unnoticed, the termination of the disease being then, while the antecedent process was going on, determined?	Übersetzung Bunsen, 1861, S. 1: Wollen wir damit beginnen, als allgemeinen Grundsatz festzuhalten, daß jede Krankheit in der einen oder anderen Periode ihres Verlaufs mehr oder weniger ein Wiederherstellungsproceß ist, der nicht gerade nothwendig von Leiden begleitet zu sein braucht: das Bestreben der Natur, eine Vergiftung oder einen Verfall des Körpers zu heilen, der Wochen, Monate, bisweilen Jahre vorher unbemerkt stattgefunden hat, wobei der Ausgang der Krankheit während der vorhergegangenen Erkrankung bestimmt wurde?

Die originalgetreue Wiedergabe ist in beiden Fällen konsequent, indem die Frageform des Gesamtsatzes bis zum Schluss durchgehalten wird, ohne im Mittelteil von der parallelen Platzierung der Teilsätze abzuweichen. Sogar der Doppelpunkt in der Satzmitte steht bei beiden Übersetzern. Freilich wird dies mit einer Hintanstellung des inhaltlichen Zugangs erkauft. Der Sinn des zitierten Beispielssatzes wird sich zumindest im hinteren Drittel nicht jedem beim ersten Lesen voll erschließen.

Die hier vorgelegte Neuübersetzung wählt dagegen einen stärker zielsprachlichen Ansatz: Teilweise wurde eine Satzkonstruktion in mehrere Sätze oder in Einschübe mit Gedankenstrichen aufgelöst. Dem Vorzug der aufbereitenden Erschließung Rechnung tragend, lautet der oben zitierte Abschnitt in unserer Wiedergabe:

"Sollen wir damit beginnen, einen allgemeinen Grundsatz aufzustellen? Es geht nämlich darum, dass jede Krankheit in der einen oder anderen Phase mehr oder weniger ein Wiederherstellungsprozess ist, der nicht unbedingt

[39] NIGHTINGALE (1860), Notes on Nursing, 2. Version, S. 1.

von Leiden begleitet wird. Es handelt sich um einen Versuch der Natur, einen Vergiftungs- oder Verfallsprozess zu heilen, der unbemerkt Wochen, Monate, manchmal Jahre zuvor stattgefunden hat. Hierdurch wird dann das Ende der Krankheit bestimmt, während der vorhergehende Prozess in Gang war."

Wo der Versuch, durch möglichst große Textnähe alle Schattierungen der englischen Idiomatik und Syntax zu erfassen, große Einbußen für die Verständlichkeit mit sich gebracht hätte, wurde zugunsten der Lesbarkeit des Textes optiert. Unser Ziel war, auf die Zielsprache Rücksicht zu nehmen, ohne aber die pointierte Wortwahl Florence Nightingales durch Angleichung an den deutschen Sprachgebrauch allzu sehr abzuschleifen.

3.4.2. Zum Grundton der "Notes on Nursing"

Besonders deutlich wird die Problematik jeder Übersetzung bei zentralen Begriffen wie der Übertragung des Wortes "nurse". "Nurse" umfasst in den "Notes on Nursing" die gesamte Bandbreite von der erfahrenen, im Hospital tätigen Krankenschwester bis zu der Frau, die sich in ihrer Familie um einen Pflegefall kümmern muss, einschließlich dem Kindermädchen. Im weitesten Sinne steht "nurse" für jede Person, die bei der Betreuung für die Gesundheit eines anderen verantwortlich ist. Der Begriff "nurse" schließt grundsätzlich in der Krankenpflege tätige Männer nicht aus, auch wenn im viktorianischen England die Krankenpflege Aufgabe der Frau war.

Wärter und Wärterinnen in der 2. Hälfte des 19. Jahrhundert waren in Deutschland in der Regel ungebildet und übten ihren Beruf als Broterwerb aus. Der gesellschaftliche Status war niedrig und ihr Ansehen gering. Die soziale Kluft zwischen ihnen und dem aus dem Bürgertum stammenden Arzt, der ein Studium an der Universität absolviert hatte, war enorm. Das Krankenpflegepersonal von Orden und Diakonie, die Krankenpflege als "christliche Liebestätigkeit" ausübten, genoss hohes Ansehen, während die Krankenpflege als bürgerlicher Frauenberuf außerhalb konfessioneller Schwesternschaften in der Mitte des 19. Jahrhunderts in Deutschland praktisch nicht existierte. Der Begriff "Wärterin" gibt also den Anspruch einer angesehenen und mit Fachkompetenz ausgeübten Tätigkeit nicht wieder.

Ob der Begriff "Pflegerin" oder "Wärterin" gewählt wird, verändert daher den gesamten Grundton der Übersetzung. Bei Paul Niemeyer ist der Begriff "Wärterin" offenbar mit "Pflegerin" austauschbar. In den ersten drei Kapiteln dominiert der Begriff "Pflegerin", im weiteren Verlauf des Buches ganz eindeutig "Wärterin". Adolph Wiesner und Friedrich Eiche verwenden fast durchweg "Wärterin". Dies geschieht sogar, im Gegensatz zu Niemeyer,[40] für Florence Nightingale selbst, als sie davor warnt, dass Besucher unbedacht Urteile über den Zustand des Kranken äußern: "Als eine alte erfahrene Krankenwärterin verwerfe ich entschieden alle solche unbedachten Worte."[41] Franzisca Bunsen verwendet hingegen ganz überwiegend "Pflegerin" und – selten – offenbar gleichberechtigt "Wärterin".

Florence Nightingale forderte von der Krankenschwester sowohl Fachkompetenz als auch einen ehrbaren Charakter. Krankenpflege ist gleichzeitig nach ihrem Anspruch eine Tätigkeit, die aufgrund einer Berufung mit religiösem Fundament ausgeübt werden soll. Diesem Anspruch auf eine Berufung kommt die deutsche Übersetzung "Krankenschwester" am nächsten, den wir für unsere Übersetzung gewählt haben.

Mitunter bekommt die Charakterisierung des Pflegepersonals einen im Original so nicht vorhandenen abwertenden Beiklang. Eine zentrale Passage der Einleitung lautet: "It has been said and written scores of times, that every woman makes a good nurse. I believe, on the contrary, that the very elements of nursing are all but unknown."[42] Paul Niemeyer überträgt diese Passage im Gegensatz zu den beiden anderen Übersetzungen[43] tendenziös mit "Jedes weibliche Wesen ist eine geborene Krankenpflegerin – so oft ich auch diesen Satz schon aussprechen gehört und gedruckt gelesen habe, so habe ich meines Theils mich im Gegentheil überzeugt, daß den meisten so-

---

[40] NIEMEYER (Übersetzer) (1878), Rathgeber für Gesundheits- und Krankenpflege, S. 73, setzt hier "In meiner Eigenschaft als alte erfahrene Pflegerin warne ich ernstlichst vor so fahrlässigem Gerede."

[41] WIESNER/EICHE (Übersetzer) (1860), Florence Nightingale's Anmerkungen zur Krankenpflege, S. 55.

[42] SKRETKOWICZ (1996), Florence Nightingale's Notes on Nursing, S. 16.

[43] Vgl. [BUNSEN] (Übersetzerin) (1861), Die Pflege bei Kranken und Gesunden, S. 3, WIESNER/EICHE (Übersetzer) (1860), Florence Nightingale's Anmerkungen zur Krankenpflege, S. 12.

genannten Pflegerinnen vielmehr die Kenntniß gerade vom A-b-c der Pflege abgeht."[44]

Hier werden die Pflegerinnen selbst abqualifiziert, während es doch das Anliegen von Florence Nightingale ist, deutlich zu machen, dass allgemein in der Bevölkerung die Grundsätze guter Pflege nicht bekannt sind. In den beiden als ärztlich deklarierten Übersetzungen geht das Wohlwollen gegenüber den Pflegenden, das bei aller Detailkritik die "Notes on Nursing" im Original durchzieht, verloren. Hiervon hebt sich wohltuend die Übersetzung von Franzisca Bunsen ab, die dem Original in dieser Beziehung sehr viel näher steht.

3.4.3. Die Übersetzung medizinischer Begriffe

Ein besonders schwieriger Punkt betrifft sowohl bei den alten Übersetzungen wie auch bei unserer Neuübertragung die medizinischen Fachbegriffe. Für die Übersetzungen des 19. Jahrhunderts ist festzuhalten, dass die erste und die dritte Version im Gegensatz zur zweiten Version von Ärzten übersetzt wurden, die also die meisten in den "Notes on Nursing" vorkommenden Krankheitsbilder aus eigener Anschauung gekannt haben dürften.

Für die Übersetzung von Franzisca Bunsen lässt sich belegen, dass medizinische Begriffe nicht immer korrekt ins Deutsche übertragen wurden. Die Diphtherie war auch unter dem Namen "Boulogne sore throat" bekannt.[45] Vor 1860 ist der 1821 in Frankreich verwendete Begriff "diphthérite" als "diphtheritis" 1826 auf Englisch nachgewiesen, bevor der Arzt Pierre Bretonneau (1778-1862) 1855 den Begriff "diphthérie", prägte, dessen englisches Äquivalent "diphtheria" 1857 nachgewiesen ist.[46] Florence

---

[44] NIEMEYER (Übersetzer) (1878), Rathgeber für Gesundheits- und Krankenpflege, S. 2.

[45] Centers for Disease Control and Prevention (2013), Etymologia. Diphtheria.

[46] Vgl. Online Etymology Dictionary: diphtheria. https://www.etymonline.com/ (aufgerufen: 05.09.2020) Suchwort: diphtheria: "infectious disease, formerly frequently fatal, 1857, from French diphthérie, coined 1855 by physician Pierre Bretonneau (1778-1862) from Greek diphthera "prepared hide, leather," which is of unknown origin; the disease so called for the tough membrane that forms in the throat. Bretonneau's earlier name for it was diphthérite (1821), which had been Englished as diphtheritis (1826)."

Nightingale verwandte also "diphtheria"[47] als einen damals neu eingeführten Begriff. Deshalb ist davon auszugehen, dass sie auch die kurz zuvor grassierende Rachenerkrankung meinte. Franzisca Bunsen übersetzt "diphtheria" als "Schleimhautentzündung"[48]. Dieser allgemeine Begriff gibt den Rachenbefall als wesentliches Merkmal der Diphtherie wie auch das Aussehen der weißlich-grauen Beläge nicht wieder. Die beiden als ärztlich deklarierten Übersetzungen verbleiben dagegen beim Fachbegriff – Wiesner/Eiche setzen "Diphteria"[49] [sic] und Paul Niemeyer "Diphtheritis"[50].

Das englische "scarlet fever"[51] wurde in den Übersetzungen von Wiesner/Eiche und Franzisca Bunsen als "Scharlachfieber"[52] wiedergegeben. Wir haben uns dagegen wie Paul Niemeyer[53] für das heute gebräuchliche "Scharlach" entschieden. Den Begriff "pyaemia"[54] gibt Franzisca Bunsen mit "Pyämie"[55] wieder, während Wiesner/Eiche neben "Pyämia"[56] auch "Spital-Fieber"[57] verwenden. Paul Niemeyer lag der Begriff in der vereinfachten Sprache der "Notes on Nursing for the Labouring Classes" nicht mehr vor.

Gerade im medizinischen Fachzusammenhang schwebt ein Übersetzer heute in der Gefahr, eine allzu moderne, vielleicht gar anachronistische Sichtweise in seine Übersetzung mit einzuflechten. Wenn es keine gebräuchliche deutsche Übersetzung gab, haben wir die Fachtermini für Krankheitsbegriffe stehengelassen und in einem Glossar inhaltlich erläutert.

---

[47] NIGHTINGALE (1860), Notes on Nursing, 2. Version, S. 9.

[48] [BUNSEN] (Übersetzerin) (1861), Die Pflege bei Kranken und Gesunden, S. 9.

[49] WIESNER/EICHE (Übersetzer) (1860), Florence Nightingale's Anmerkungen zur Krankenpflege, S. 17.

[50] NIEMEYER (Übersetzer) (1878), Rathgeber für Gesundheits- und Krankenpflege, S. 9.

[51] NIGHTINGALE (1860), Notes on Nursing, 2. Version, S. 9.

[52] [BUNSEN] (Übersetzerin) (1861), Die Pflege bei Kranken und Gesunden, S. 9; WIESNER/EICHE (Übersetzer) (1860), Florence Nightingale's Anmerkungen zur Krankenpflege, S. 17.

[53] NIEMEYER (Übersetzer) (1878), Rathgeber für Gesundheits- und Krankenpflege, S. 9.

[54] NIGHTINGALE (1860), Notes on Nursing, 2. Version, S. 31, S. 183.

[55] [BUNSEN] (Übersetzerin) (1861), Die Pflege bei Kranken und Gesunden, S. 29, S. 175.

[56] WIESNER/EICHE (Übersetzer) (1860), Florence Nightingale's Anmerkungen zur Krankenpflege, S. 29.

[57] WIESNER/EICHE (Übersetzer) (1860), Florence Nightingale's Anmerkungen zur Krankenpflege, S. 131.

3.4.4. Der Aufruf an die Leserschaft

Florence Nightingales "Notes on Nursing" sind ein sehr persönlich gehaltener, direkter Aufruf an die Leserschaft, insbesondere an Krankenschwestern und die Frauen Englands, für eine bessere Pflege einzutreten. Dies kommt durch die direkte Anrede zum Ausdruck, die sich durch das gesamte Werk hindurchzieht. Während die beiden Übersetzungen von Wiesner/Eiche und Franzisca Bunsen im Großen und Ganzen dieses Stilmerkmal beibehalten, fällt die Übertragung von Paul Niemeyer stark dagegen ab. Besonders krass wird dies im letzten Kapitel über die Versorgung von Babys deutlich. In ihrem Kapitel "Minding Baby" tritt die persönliche Anrede Florence Nightingales an ihre Leserschaft besonders pointiert zutage, indem sie beispielsweise schreibt: "And now, girls, I have a word for you". Dieser für die "Notes on Nursing" charakteristische Appell fehlt in der Übersetzung von Niemeyer ganz.

Wie unpersönlich, mit wie viel Distanz und wie abschätzig der deutsche Text das Anliegen guter Pflege von Säuglingen durch Kinder im Vergleich zum Original übermittelt, soll die folgende Textstelle verdeutlichen. Im Original heißt es:

"Do you know that one-half of all the nurses in service are girls of from five to twenty years old? You see you are very important little people. Then there are all the girls who are nursing mother's baby at home; and, in all these cases, it seems pretty nearly to come to this, that baby's health for its whole life depends upon you, girls, more than upon anything else.

I need hardly say to you, What a charge! For I believe that you, all of you, or nearly all, care about baby too much not to feel this nearly as much as I do. You, all of you, want to make baby grow up well and happy, if you knew how."[58]

Niemeyers Übertragung lautet:

---

[58] NIGHTINGALE (1876), Notes on Nursing for the Labouring Classes, S. 105. Der Niemeyer für seine Übersetzung vorliegende Text ist bis auf ein zusätzlich eingefügtes "that" nach "believe" mit dem von 1861 identisch.

"Unter den Leserinnen, an die ich mich hier vorzugsweise wende, stehen nicht wenige im Alter von nur fünf bis zu zwanzig Jahren, denn ich rechne auch alle die Mädchen hierher, welche in Abwesenheit der Mutter ein kleines Kind zu beaufsichtigen haben. Möchten diese letztern doch erkennen, was für wichtige Persönchen sie schon sind! Denn in der That hängt von ihrer Behandlung mehr als von irgendetwas anderm die ganze Zukunft ihres Pfleglings ab. Doch ich bin überzeugt, sie sind dem kleinen Wesen viel zu gut, als daß sie sich dies nicht selbst sagen sollten. Wenn man ihnen nur erst ordentlich gezeigt hat, wie sie es zu machen haben, so werden sie eifrigst dahin streben, daß ihr Pflegling sich munter und fleißig entwickelt."[59]

Unsere Übersetzung lautet demgegenüber:

"Wisst Ihr, dass die Hälfte aller Kindermädchen im Dienst Mädchen im Alter zwischen 5 und 20 Jahren sind? Ihr seht, Ihr seid sehr wichtige kleine Leute. Dann gibt es all die Mädchen, die das Baby der Mutter zu Hause versorgen; und in all diesen Fällen scheint es ziemlich genau darauf hinauszulaufen, dass die Gesundheit des Babys für sein ganzes Leben von Euch, Mädchen, abhängt, mehr als von irgendetwas anderem.

Ich brauche kaum zu sagen: Was für eine Verantwortung! Denn ich glaube, dass Ihr, Ihr alle, oder fast alle, Euch zu sehr um das Baby sorgt, um dies nicht fast genauso stark zu spüren wie ich. Ihr, Ihr alle wollt dafür sorgen, dass das Baby gesund und glücklich aufwächst, wenn Ihr nur wüsstet, wie."

Die Anrede "you" kann im Englischen alle Schattierungen vom distanzierten "Sie" bis zum vertrauten "Du" bzw. "Ihr" annehmen. Eine weitere Schattierung von "you" ist das unpersönliche "man", und es hängt vom Blickwinkel des Übersetzers ab, wie stark er die persönliche Anrede im deutschen Text gewichtet. Diese persönliche Anrede als elementarer Charakterzug ihres Werks wurde von uns stärker als in den vorliegenden Übersetzungen herausgestellt und daher das "you" meist nicht als unpersönliches "man" interpretiert, sondern als eine an die Leserinnen direkt gerichtete Aussage, als persönliche Aufforderung bzw. als ein fiktives Gespräch. Für die persönliche Anrede der Leserinnen durch Florence Nightingale wurde

---

[59] NIEMEYER (Übersetzer) (1878), Rathgeber für Gesundheits- und Krankenpflege, S. 197-198.

für die Übersetzung das weniger distanzierte "Du" bzw. "Ihr" gewählt. Da die Autorin aus hohen Gesellschaftskreisen stammte und daher zur Leserin in der Regel ein gesellschaftlicher Rangunterschied bestand, wurde für die fiktive Anrede einer Krankenschwester an Florence Nightingale das distanziertere "Sie" gewählt.

3.5. Zur Textgestaltung

Wo der Versuch, durch Textnähe alle Schattierungen der englischen Idiomatik zu erfassen, zu große Einbußen für die Verständlichkeit des Textes für eine allgemeine Öffentlichkeit mit sich gebracht hätte, optierten wir zugunsten der Lesbarkeit des Textes. Florence Nightingale spricht von seraphischer[60] Klarheit auf dem Totenbett, zum einen in Erzählungen, zum anderen bei Patienten, die an Schwindsucht sterben. Zugunsten der besseren Lesbarkeit wurde statt des ungebräuchlicheren "seraphisch" mit "engelgleich" übersetzt. Unsere Übertragung des Begriffs "phthisicky" in Kapitel 15 lautete "schwindsüchtig", ohne hier den Lungenbefall mit auszudrücken. Teilweise war es erforderlich, eine Satzkonstruktion in mehrere Sätze oder in Einschübe mit Gedankenstrichen aufzulösen. Lateinische Redewendungen im Original wurden im Text übersetzt und mit einer Anmerkung versehen. Die Begriffe "Hospital" und "Krankenhaus" wurden synonym verwendet.[61]

Für unsere Übersetzung beziehen wir uns auf Victor Skretkowicz' "composite edition" aus dem Jahr 1996[62], ohne die Einschübe von 1875 in den Text. Die Texte der Randspalten finden sich als Zwischenüberschriften im Text wieder, was die Gliederung erleichtert. Fußnoten im Originaltext wur-

---

[60] Seraphim sind nach Jesaja 6,1-4 himmlische Wesen, die den im Heiligtum thronenden Gott umgeben. Mit der Entwicklung einer ausdifferenzierten Engelslehre wurden Seraphim als Engel vorgestellt. Vgl. EGO (2001), Seraf(im), Sp. 444.

[61] Zur Problematik, inwieweit im 19. Jahrhundert ein Wandel vom traditionellen Hospital zum modernen Krankenhaus stattfand bzw. inwieweit es sich um Ausdifferenzierungsvorgänge handelte, vgl. DROSS (2004), Krankenhaus und lokale Politik, S. 84-112.

[62] Siehe SKRETKOWICZ (1996), S. xvi, und SKRETKOWICZ (2010), S. xv-xvi zu seinem Vorgehen.

den in den Haupttext aufgenommen und kenntlich gemacht. Anmerkungen der Edition von Victor Skretkowicz wurden, wo es angebracht war, übernommen. Die Interpunktion haben wir heutigen Gepflogenheiten angepasst. Die Kapitel sind im Original mit römischen Zahlen nummeriert. Stattdessen wurden in den Kapitelüberschriften "Kapitel" und für die Kapitelzählung arabische Zahlen gesetzt. In den letzten beiden Kapiteln des Originals ("Schlussfolgerung" und "Nachtrag") haben wir die Kapitelzählung hinzugefügt. Auf das detaillierte, mehrseitige Inhaltsverzeichnis des Originals ("Digest") haben wir dagegen verzichtet, ebenso auf die nochmalige Nennung des Titels von der Titelseite zu Beginn des 1. Kapitels, nachdem dieser vor das Vorwort gesetzt wurde. Stattdessen wurde hierfür die Überschrift "Einführung" aus dem Inhaltsverzeichnis übernommen. Dagegen haben wir das wichtige Kapitel "Minding Baby" aus der 3. Version der "Notes on Nursing" von 1861 nicht zuletzt wegen der damals hohen Säuglingssterblichkeit als letztes Kapitel in den Text aufgenommen.

4. Anhang

4.1. Tabellarischer Lebenslauf von Florence Nightingale

12.05.1820	Geburt in Florenz als Tochter von William Edward Nightingale und seiner Frau Frances, ein Jahr nach ihrer älteren Schwester Parthenope
1837	Aufzeichnungen, sie sei von Gott berufen
1844	Berufung zur Krankenpflege
Dezember 1845	Ausbruch des Konflikts mit ihren Eltern über ihre Berufung
Winter 1846	Heimliche Sammlung von Material über Krankenhäuser und Public Health
1847/1848	Verbringt den Winter in Rom, trifft den späteren Kriegsminister Sidney Herbert
Juni 1849	Weist nach neun Jahren endgültig den Heiratsantrag von Richard Monckton Milnes zurück: höhere Berufung schließt Ehe aus
31. Juli -13. August 1850	Besucht Kaiserswerth, lernt dort die Krankenpflege der Frauendiakonie von Theodor Fliedner kennen
1851	"The Institution of Kaiserswerth on the Rhine, for the Practical Training of Deaconesses, under the Direction of the Rev. Pastor Fliedner" erscheint anonym
6. Juli 1851 -7. Oktober 1851	Rückkehr nach Kaiserswerth, Teilnahme am täglichen Leben der Diakonissen
Februar 1853	Besuch von Hospitälern in Paris, Sammlung von Daten, Berichten und Statistiken über Krankenhausorganisation und Organisation der Krankenpflege
Mai/Juni 1853	Reise nach Paris, 14 Tage Training bei den Barmherzigen Schwestern, wegen Masern Rückkehr nach Hause

12. August 1853 -Oktober 1854	Leitung eines Hospitals für ehrbare Frauen in London
1854-1856	England, Frankreich, Sardinien-Piemont und die Türkei kämpfen im Krimkrieg gegen Rußland
15. Oktober 1854	Kriegsminister Sidney Herbert ersucht Florence Nightingale in einem Schreiben, eine Gruppe von Krankenschwestern auf die Krim zu führen
21. Oktober 1854	Abreise aus London mit einer Gruppe von 38 Krankenschwestern
1854-1856	Lazarettdienst in Skutari, dem heutigen Üsküdar, einem Vorort von Konstantinopel
Mai 1855	Reise von Skutari zu den Hospitälern auf der Krim, Erkrankung an Krimfieber, schwebt mehrere Wochen lang zwischen Leben und Tod
April 1856	Ende des Krimkriegs, Florence Nightingale Nationalheldin
7. August 1856	Unerkannte Rückkehr nach England
1856	"Nightingale Fund" durch Spenden der dankbaren Nation ins Leben gerufen
August 1856 -Mai 1857	Hinter den Kulissen intensive Arbeit daran, dass eine Königliche Kommission zur Reform des Sanitätswesens der Armee eingesetzt wird
5. Mai 1857	Königliche Kommission zur Reform des Sanitätswesens der Armee eingesetzt, Arbeit für diese Kommission
11. August 1857	Körperlicher Zusammenbruch, verbringt ihr weiteres Leben weitgehend auf dem Krankenlager
1858	Öffentlicher Bericht der Königlichen Kommission zur Reform des Sanitätswesens der Armee
1858	Wahl eines Komitees zur Verwaltung des "Nightingale Fund"
1859	Veröffentlichung der "Notes on Hospitals"

1859-1863	Arbeit für die Königliche Kommission über das Gesundheitswesen der Armee in Indien
Januar 1860	Erste Version der "Notes on Nursing" erscheint
24. Juni 1860	Eröffnung der Krankenpflegeschule am St. Thomas Hospital
Juli 1860	Zweite Version (Library Standard Edition) der "Notes on Nursing" erscheint
April 1861	Dritte Version der "Notes on Nursing" erscheint als "Notes on Nursing for the Labouring Classes"
1864-1868	Arbeit mit dem Kriegsministerium zusammen an Reformen des öffentlichen Gesundheitswesens in Indien
1870/1871	Beratung beider Seiten im Hinblick auf Kriegskrankenpflege im Deutsch-Französischen Krieg
1871	St. Thomas Hospital wird nach Lambeth verlegt
1870er Jahre	Bemühung um höhere Ausbildungsstandards in der Krankenpflege
1887	Abnehmende Sehfähigkeit
1895	Abnehmende Gedächtnisleistungen
um 1900	Kann nur noch mit großer Mühe lesen und schreiben
1907	Erhält als erste Frau den britischen Verdienstorden
13. August 1910	Tod; Begräbnis auf dem Familienfriedhof in East Wellow

4.2. Glossar wichtiger Krankheitsbegriffe

Medizinische Fachbegriffe sind einem Bedeutungswandel unterworfen. Sie hatten in der Mitte des 19. Jahrhunderts häufig eine andere Bedeutung als heute, insbesondere was Erklärungen von Ursache, Entstehung und Entwicklung eines krankhaften Geschehens betrifft. Mikroorganismen wie Bakterien, Viren und Protozoen waren als Krankheitsursachen noch nicht bekannt, so dass die Abgrenzung verschiedener Infektionskrankheiten voneinander sehr viel schwieriger war. Die Erkrankung, die wir heute Abdominaltyphus nennen, findet ihre Entsprechung eher in "typhoid fever", während unter den "typhus" genannten und als "Typhus" übersetzten Krankheitserscheinungen sich Charakteristika des Fleckfiebers finden. Die Abgrenzung der beiden Erkrankungen erfolgte in der Mitte des 19. Jahrhunderts durch Sir William Jenner (1815-1898). Unter Skrofeln wird heute die Hauttuberkulose verstanden, ihre Ursache wird auf den Tuberkelbazillus (Mycobacterium tuberculosis) zurückgeführt. Die Schwindsucht wurde durch ihre Symptome und ihren Verlauf charakterisiert. Vom Skorbut, heute als Vitamin C-Mangelkrankheit definiert, war bekannt, dass die Nahrung den Anforderungen des Körpers nicht genügte. Im Folgenden werden die in der Übersetzung verwendeten Begriffe dem englischen Krankheitsbegriff und der jeweiligen Bedeutung in der Mitte des 19. Jahrhunderts gegenübergestellt.[1]

[1] Die Bedeutungen der Begriffe wurden zusammengestellt nach OED und OGILVIE (1854), Imperial Dictionary.

In der vorliegenden Übersetzung verwendeter Begriff	**Bei Florence Nightingale verwendeter englischer Krankheitsbegriff**	**Bedeutung in der Mitte des 19. Jahrhunderts**
Aneurysma	aneurism	Außergewöhnliche Erweiterung oder Ruptur von Arterienwänden
Bronchitis	bronchitis	Entzündung von Bronchien bzw. Luftwegen
Bauchfellentzündung, Peritonitis	peritonitis	Bauchfellentzündung
Blutsturz	haemorrhage	Plötzlicher Blutfluss aus Nase, Lungen, Eingeweiden etc.
Cholera	cholera	Cholera: Krankheit, die mit Abgang und Erbrechen von weißer oder farbloser Flüssigkeit sowie großer Schwäche für 12 bis 36 Stunden einhergeht, nach denen der Patient in einem schweren Kollapszustand verharrt, meist gefolgt durch ein Fieberstadium, das in der Mehrzahl der Fälle tödlich endet
Delirium	delirium	Zustand, in dem die geistigen Fähigkeiten beeinträchtigt sind, charakterisiert durch abnormale, unzusammenhängende Vorstellungen und Einschränkungen der Denkfähigkeit
Delirium tremens	delirium tremens	Durch Alkoholmissbrauch entstandenes Delirium, charakterisiert durch Zittern und Sinnestäuschungen
Diphtherie	diphtheria	Erkrankung mit Rachenschleimhautentzündung, die zu einer sichtbaren Membranbildung führt

In der vorliegenden Übersetzung verwendeter Begriff	**Bei Florence Nightingale verwendeter englischer Krankheitsbegriff**	**Bedeutung in der Mitte des 19. Jahrhunderts**
Erysipel	erysipelas	Diffuse Entzündung der Haut mit Fieber, die zu einer tiefroten Farbe führt, auch als Wundrose übersetzt
Gangrän	gangrene	Sichtbares Absterben eines Körperteils am lebenden Körper
gastrisches Fieber	gastric fever	Fieber, das insbesondere mit Magen- oder Bauchsymptomatik einhergeht
Keuchhusten	[w]hooping cough	Ein Husten mit Anfällen, bei denen der Patient tief einatmet und keucht
Kretinismus	cretinism	Zustand unvollkommener geistiger und körperlicher Entwicklung, häufig in bergigen Ländern vorkommend
Kuhpocken	cow-pox	Kuhkrankheit mit an den Zitzen befindlichen bläulichen Bläschen, die mit klarer Flüssigkeit gefüllt, am Rand erhöht und in der Mitte eingedrückt sind; nach Erkrankung besteht bei Menschen Schutz vor Pocken
Malaria	malaria	Schlechte Luft, Ausdünstung von sumpfigen Landstrichen und die von dort hervorgerufenen intermittierenden Fieber, d. h. das Fieber verschwindet in den freien Intervallen völlig

In der vorliegenden Übersetzung verwendeter Begriff	**Bei Florence Nightingale verwendeter englischer Krankheitsbegriff**	**Bedeutung in der Mitte des 19. Jahrhunderts**
Masern	measles	Ansteckende fiebrige Krankheit, gekennzeichnet durch einen dunkelroten fleckigen Ausschlag zwischen dem 3. und dem 7. Tag
Phlebitis, Venenentzündung	phlebitis	Venenentzündung
Pocken	small-pox	Pocken: gefährliche ansteckende Krankheit mit Fieber und Hautausschlägen, zunächst einer Papel, deren Spitze ein Bläschen, dann ein Eiterbläschen bildet. Schließlich bildet sich eine dicke Kruste, die nach einer gewissen Zeit abfällt und häufig eine Narbe hinterlässt
Pyämie	pyaemia	Fieberhafte Erkrankung, bei der das Blut durch Eiter verunreinigt wurde
Rippenfellentzündung	pleurisy, pleuritis	Rippenfellentzündung
Rachitis	rickets	Krankheit bei Kindern, besonders im Alter zwischen 9 Monaten und 2 Jahren auftretend, die mit einem unförmigen Kopf, gekrümmtem Rückgrat, eingedrückten Rippen, vergrößerten und schwammig aufgetriebenen Gelenkepiphysen, Kleinwuchs, aufgedunsenem Bauch bei unverminderten geistigen Fähigkeiten einhergeht

In der vorliegenden Übersetzung verwendeter Begriff	Bei Florence Nightingale verwendeter englischer Krankheitsbegriff	Bedeutung in der Mitte des 19. Jahrhunderts
Ruhr	dysentery	Durchfallerkrankung, die mit Bauchkrämpfen und Stuhldrang einhergeht, bei der die Stühle vor allem aus Blut und Schleim bestehen
Scharlach	scarlet fever	Scharlach: sehr ansteckende fieberhafte Krankheit, bei der am dritten Tag purpurrote Flecken auftreten, zunächst im Schlund, dann in Gesicht, Hals und Brüsten und schließlich auf der ganzen Körperoberfläche, die bis zum siebten Tag anhalten
Schlaganfall	apoplexy	Verlust von Sinnesempfindung und Willkürbewegungen, da die Gehirnfunktionen außer Kraft sind
Schwindsucht	consumption	Dahinschwinden, Verfall der Körper- und Muskelsubstanz, insbesondere aufgrund einer Erkrankung der Lungen, die mit Fieber und Husten einhergeht
Schwindsucht, Lungenschwindsucht	phthisis, Adj. phthisic(ky)	Krankheit, die durch Tuberkel in der Lunge charakterisiert und allgemein als Schwindsucht bekannt ist

In der vorliegenden Übersetzung verwendeter Begriff	**Bei Florence Nightingale verwendeter englischer Krankheitsbegriff**	**Bedeutung in der Mitte des 19. Jahrhunderts**
Skorbut	scorbute, scurvy	Krankheit, die charakterisiert ist durch bläuliche, verschieden große Flecken, Blässe, Schwäche, Erschöpfung, Zahnfleischbluten, Schleimhautbluten, besonders bei Seefahrern auf langen Reisen auftretend, aufgrund von Kost, die nicht nahrhaft genug ist, um den körperlichen Abbau auszugleichen
Skrofeln	scrofula	Krankheit mit harten, schmerzlosen Anschwellungen der Lymphknoten an verschiedenen Körperstellen, aber insbesondere am Hals, hinter den Ohren und unter dem Kinn, die nach einer gewissen Zeit zu Geschwüren werden, aus denen anstelle von Eiter weiße Materie austritt; kann in Lungenschwindsucht übergehen
Stupor	stupor	Zustand, in dem das Empfindungsvermögen stark beeinträchtigt oder aufgehoben ist, Zustand der Teilnahmslosigkeit, Zustand der Betäubung mit verminderter oder fehlender Reaktion auf Außenreize
typhöses Fieber	typhoid fever	Fieber, das dem "Typhus" ähnlich ist, auch: eine mildere Variante des "Typhus"

In der vorliegenden Übersetzung verwendeter Begriff	Bei Florence Nightingale verwendeter englischer Krankheitsbegriff	Bedeutung in der Mitte des 19. Jahrhunderts
Typhus	typhus	Ansteckende Erkrankung mit kontinuierlich anhaltendem Fieber, schwachem Puls, Erschöpfung, manchmal mit Bewusstlosigkeit einhergehend, oft epidemisch auftretend, befällt vor allem geschwächte Personen; das Fortschreiten wird durch Mangel an Sauberkeit, guter Nahrung und frischer Luft begünstigt
Wassersucht	dropsy	Unnatürliche Wasseransammlung in einem Körperteil oder im ganzen Körper, da mehr Serum aus den Arterien austritt als wieder absorbiert wird, zum Beispiel Bauchwassersucht, Aszites

4.3. Wichtige Maße und Einheiten

4.3.1. Längenmaße

1 inch	Zoll		2,54 cm
1 foot	Fuß	12 Zoll	30,48 cm
1 yard	Yard	3 Fuß	91,44 cm
1 mile	Meile	1760 Yard	1,61 km

4.3.2. Gewichtsmaße

1 ounce	Unze	1/16 Pfund	28,35 g
1 pound	Pfund		453,60 g

4.3.3. Hohlmaße

pint	Pinte	1/2 Quart	0,57 l
quart	Quart	1/4 Gallone	1,14 l
gallon	Gallone		4,55 l

4.3.4. Münzeinheiten

penny, Pl. pence	Penny, Pence		
shilling	Schilling	12 Pence	
pound sterling	Pfund Sterling	20 Schilling, 240 pence	1971 Umstellung auf das Dezimalsystem
guinea	Guinee	noch lange nach Ende des Umlaufs zur Angabe des Betrags von 21 Schilling benutzt	1816 durch das Pfund ersetzt

5. Quellen- und Literaturverzeichnis

5.1. Englische Ausgaben der "Notes on Nursing" (Auswahl)

Nightingale, Florence: Notes on Nursing. What It Is, and What It Is Not. London: Harrison, [Januar 1860] [1. Version]. Facsimile Reprint im Internet: The Library of the University of California Los Angeles, https://ia600205.us.archive.org/3/items/notesnursingwhat00nigh/notesnursingwhat00nigh.pdf (aufgerufen: 05.09.2020).

Nightingale, Florence: Notes on Nursing. What It Is, and What It Is Not. New Edition, revised and enlarged. London: Harrison, [Juli] 1860 [2. Version] [Library Standard Edition].

Nightingale, Florence: Notes on Nursing for the Labouring Classes. London: Harrison, [April] 1861 [3. Version]. Im Internet: Internet Archive: https://archive.org/details/notesonnursingf00nighgoog/page/n16/mode/2up (aufgerufen: 05.09.2020).

Nightingale, Florence: Notes on Nursing for the Labouring Classes. New edition [3. Version, 2. Auflage]. London: Harrison, 1868.

Nightingale, Florence: Notes on Nursing for the Labouring Classes. New Edition. London: Harrison, 1876 [3. Version, Reprint der 2. Auflage von 1868].

Nightingale, Florence: Notes on Nursing. What It Is, and What It Is Not. 1898. Release Date: May 26, 2004 [EBook #12439]. Produced by Carol David and PG Distributed Proofreaders.
http://www.gutenberg.org/etext/12439 (aufgerufen: 04.05.2005, Link blockiert 11.12.2020).
http://www.gutenberg.org/files/12439/12439.txt (aufgerufen: 04.05.2005, Link blockiert 11.12.2020).

Nightingale, Florence: Notes on Nursing. What it is, and what it is not. New York: D. Appleton and Company, 1860 [First American Edition]. BUILD-A-BOOK Initiative at the Celebration of Women Writers through the combined work of: Carolyn Benck, Jane Dugan, Luevinia

Hicks, Janet Keller, Mary Nuzzo, Sally Drake, Marilyn Wharton, Liz Pysar, Lisa Bartle, and Mary Mark Ockerbloom. http://digital.library.upenn.edu/women/nightingale/nursing/nursing.html (aufgerufen: 05.09.2020).

Skretkowicz, Victor (Hrsg.): Florence Nightingale's Notes on Nursing. Edited with an Introduction, Notes and Guide to Identification by Victor Skretkowicz. Revised, with additions. London: Baillière Tindall, 1996 [1. Auflage 1992)].

Skretkowicz, Victor (Hrsg.): Florence Nightingale's Notes on Nursing: What It Is and What It Is Not and Notes on Nursing for the Labouring Classes. Commemorative Edition with Historical Commentary. New York, NY: Springer Publishing Company, 2010.

5.2. Deutsche Übersetzungen der "Notes on Nursing"

Nightingale, Florence: Florence Nightingale's Anmerkungen zur Krankenpflege: Was Krankenpflege ist, und was sie nicht ist. Uebersetzt und herausgegeben von Dr. Adolph Wiesner und Friedrich Eiche. New York: Nicolaus Müller, 1860 [Übersetzung der 1. Version].

Nightingale, Florence: Die Pflege bei Kranken und Gesunden. Kurze Winke, den Frauen aller Stände gewidmet, von Florence Nightingale. Von der Verfasserin autorisirte deutsche Ausgabe, nach der zweiten Auflage ihrer "Notes on Nursing" bearbeitet. Mit einem Vorwort des Geh. Sanitäts-Raths Dr. H. Wolff in Bonn. Leipzig: F. A. Brockhaus, 1861 [Übersetzung der 2. Version]. Exemplar der British Library, London, HMNTS 7689.a.9: handschriftlicher Zusatz: Translated by H Bunsen [Franzisca Helena Bunsen].

Nightingale, Florence: Rathgeber für Gesundheits- und Krankenpflege. Zweite Auflage, nach der letzten Ausgabe des englischen Originals neu bearbeitet und mit Anmerkungen versehen von Dr. Paul Niemeyer, Docent der Heilkunde an der Universität Leipzig. Leipzig: F. A. Brockhaus, 1878. [Übersetzung der 3. Version, des Reprints von 1876 der 2. Auflage von 1868]. Neudruck mit Vorwort von Susanne Mayr, 1980.

5.3. Die "Collected Works" von Florence Nightingale

University of Guelph: The Collected Works of Florence Nightingale. Introduction to the project, https://cwfn.uoguelph.ca/ (aufgerufen: 25.07.2020).

McDonald, Lynn (Hrsg.): Florence Nightingale: An Introduction to Her Life and Family. Collected Works of Florence Nightingale, Volume 1. Waterloo, Ont.: Wilfrid Laurier University Press, 2002.

McDonald, Lynn (Hrsg.): Florence Nightingale's Spiritual Journey: Biblical Annotations, Sermons and Journal Notes. Collected Works of Florence Nightingale, Volume 2. Waterloo, Ont.: Wilfrid Laurier University Press, 2002.

McDonald, Lynn (Hrsg.): Florence Nightingale's Theology: Essays, Letters and Journal Notes. Collected Works of Florence Nightingale, Volume 3. Waterloo, Ont.: Wilfrid Laurier University Press, 2002.

Vallée, Gérard (Hrsg.): Florence Nightingale on Mysticism and Eastern Religions. Collected Works of Florence Nightingale, Volume 4. Waterloo, Ont.: Wilfrid Laurier University Press, 2003.

McDonald, Lynn (Hrsg.): Florence Nightingale on Society and Politics, Philosophy, Science, Education and Literature. Collected Works of Florence Nightingale, Volume 5. Waterloo, Ont.: Wilfrid Laurier University Press, 2003.

McDonald, Lynn (Hrsg.): Florence Nightingale on Public Health Care. Collected Works of Florence Nightingale, Volume 6. Waterloo, Ont.: Wilfrid Laurier University Press, 2004.

McDonald, Lynn (Hrsg.): Florence Nightingale's European Travels. Collected Works of Florence Nightingale, Volume 7. Waterloo, Ont.: Wilfrid Laurier University Press, 2004.

McDonald, Lynn (Hrsg.): Florence Nightingale on Women, Medicine, Midwifery and Prostitution. Collected Works of Florence Nightingale, Volume 8. Waterloo, Ont.: Wilfrid Laurier University Press, 2005.

Vallée, Gérard (Hrsg.): Florence Nightingale on Health in India. Collected Works of Florence Nightingale, Volume 9. Waterloo, Ont.: Wilfrid Laurier University Press, 2006.

Vallée, Gérard (Hrsg.): Florence Nightingale on Social Change in India. Collected Works of Florence Nightingale, Volume 10. Waterloo, Ont.: Wilfrid Laurier University Press, 2007.

McDonald, Lynn (Hrsg.): Florence Nightingale's Suggestions for Thought. Collected Works of Florence Nightingale, Volume 11. Waterloo, Ont.: Wilfrid Laurier University Press, 2008.

McDonald, Lynn (Hrsg.): Florence Nightingale: The Nightingale School. Collected Works of Florence Nightingale, Volume 12. Waterloo, Ont.: Wilfrid Laurier University Press, 2009.

McDonald, Lynn (Hrsg.): Florence Nightingale: Extending Nursing. Collected Works of Florence Nightingale, Volume 13. Waterloo, Ont.: Wilfrid Laurier University Press, 2009.

McDonald, Lynn (Hrsg.): Florence Nightingale: The Crimean War. Collected Works of Florence Nightingale, Volume 14. Waterloo, Ont.: Wilfrid Laurier University Press, 2010.

McDonald, Lynn (Hrsg.): Florence Nightingale on Wars and the War Office. Collected Works of Florence Nightingale, Volume 15. Waterloo, Ont.: Wilfrid Laurier University Press, 2011.

McDonald, Lynn (Hrsg.): Florence Nightingale and Hospital Reform. Collected Works of Florence Nightingale, Volume 16. Waterloo, Ont.: Wilfrid Laurier University Press, 2012.

5.4. Weitere Schriften von Florence Nightingale (Auswahl)

Briefe

London, Wellcome Library for the History and Understanding of Medicine, MS.8999/3, Schreiben von Florence Nightingale an Sir Harry Verney, 18. Januar [vermutlich 1861].

Vicinus, Martha; Nergaard, Bea (Hrsg.): Ever Yours, Florence Nightingale. Selected Letters. Cambridge, Mass.: Harvard University Press, 1990.

Veröffentlichungen (Auswahl)

Nightingale, Florence: Notes on Hospitals. London: Longman, Green, Longman, Roberts, and Green, 1859. 3. Auflage. Enlarged and for the most part Re-written. London: Longman, Green, Longman, Roberts, and Green, 1863.

[Nightingale, Florence]: The Institution of Kaiserswerth on the Rhine, for the Practical Training of Deaconesses, under the Direction of the Rev. Pastor Fliedner. London: London Ragged Colonial Training School, 1851. [Faks.]: 4. Auflage. Düsseldorf-Kaiserswerth: Diakonissenanstalt, 1982 [Nachdruck, o.J., mit Anhang "Die Fliedner-Kulturstiftung Kaiserswerth"].

Zu im Internet verfügbaren Publikationen von Florence Nightingale siehe: University of Pennsylvania: The Online Books Page. Online Books by Florence Nightingale (Nightingale, Florence, 1820-1910), https://onlinebooks.library.upenn.edu/webbin/book/lookupname?key=Nightingale%2C%20Florence%2C%201820%2D1910 (aufgerufen: 05.09.2020).

5.5. Sonstige Quellen

Lehmann, Julius: Ueber den Kaffee als Getränk in chemisch-physiologischer Hinsicht. Annalen der Chemie und Pharmacie 87 (1853), S. 205-217, S. 275-290.

Mendelsohn, Martin: Der Comfort des Kranken. 2. Auflage. Berlin: August Hirschwald, 1892.

5.6. Biographische Werke zu Florence Nightingale (Auswahl)

Bishop, W.J.; Goldie, Sue: A Bio-Bibliography of Florence Nightingale. Dawson: London, 1962.

Bohn, Nicolette: Florence Nightingale. Nur Taten verändern die Welt. Ostfildern: Patmos Verlag, 2020.

Bostridge, Mark: Florence Nightingale. The woman and her legend. London: Viking 2008; als Jubiläumsausgabe: [London]: Penguin Books, 2020.

Cook, Edward: The Life of Florence Nightingale. 2 Bde. Bd. 1: 1820-1861. Bd. 2: 1862-1910. London: Macmillan, 1913.

McDonald, Lynn: Florence Nightingale: A very brief history. London: Society for Promoting Christian Knowledge, 2017.

McDonald, Lynn: Florence Nightingale at First Hand. London: Continuum, 2010.

Cook, Edward: The Life of Florence Nightingale. 2 Bde. Bd. 1: 1820-1861. Bd. 2: 1862-1910. London: Macmillan, 1913.

Herold-Schmidt, Hedwig: Florence Nightingale. Die Frau hinter der Legende. Portrait einer Vorkämpferin für Gesundheitswesen, Krankenpflege und Frauenrechte vor dem historischen Hintergrund des viktorianischen Zeitalters. Darmstadt: wbg Theiss, 2020.

O'Malley, I[da] B[eatrice]: Florence Nightingale 1820-1856. A study of her life down to the end of the Crimean War. London: Butterworth, [1931].

Small, Hugh: Florence Nightingale: Avenging Angel. London: Constable, 1998.

Smith, Francis B.: Florence Nightingale: Reputation and Power. Croom Helm, 1982.

Strachey, Lytton: Florence Nightingale. In: Strachey, Lytton: Eminent Victorians. London: Chatto & Windus, 1918, S. 117-179, https://en.wikisource.org/wiki/Eminent_Victorians/Florence_Nightingale (aufgerufen: 25.07.2020).

Webb, Val: Florence Nightingale. The Making of a Radical Theologian. St. Louis, Mo.: Chalice Press, 2002.

Woodham-Smith, Cecil: Florence Nightingale. Edinburgh: Constable, 1950. Dt. Übersetzung: Woodham-Smith, Cecil: Florence Nightingale. [Übers., bearb. u. leicht gekürzt von Irmgard Wild]. München: Kösel, 1952.

5.7. Fachliteratur, literarische Werke, Lexikonartikel, Lexika

Fachliteratur

Anderson, Michael: The Social Implications of Demographic Change. In: Thompson, Francis Michael Longstreth (Hrsg): The Cambridge Social History of Britain 1750-1950. Bd. 2: People and their Environment. Cambridge: Cambridge University Press, 1990, S. 1-70.

Baly, Monica: Florence Nightingale and the Nursing Legacy. 2. Auflage. London: Whurr, 1997 (1. Auflage: London: Croom Helm, 1986).

Baly, Monica: Florence Nightingale and the Establishment of the First School at St. Thomas's – Myth v Reality. In: Bullough, Vern; Bullough, Bonnie; Stanton, Marietta P. (Hrsg.): Florence Nightingale and Her Era. A Collection of New Scholarship. New York, London: Garland, 1990, S. 3-22.

Baly, Monica: The Nightingale Nurses: The Myth and the Reality. In: Maggs, Christopher (Hrsg.): Nursing History: The State of the Art. London: Croom Helm, 1987, S. 33-59.

Büttner, Annett: I have never known a happy time, except at Rome and that fortnight at Kaiserswerth – Florence Nightingales Beziehungen zu Kaiserswerth. Düsseldorfer Jahrbuch 90 (2020), S. 79-121.

Dross, Fritz: Krankenhaus und lokale Politik 1770-1850. Das Beispiel Düsseldorf. Essen: Klartext, 2004 (Düsseldorfer Schriften zur Neueren Landesgeschichte und zur Geschichte Nordrhein-Westfalens, Bd. 67).

Fabian, Bernhard (Hrsg.): Die englische Literatur. Band 1. München: Deutscher Taschenbuch-Verlag, 1991.

Foerster, Frank: Christian Carl Josias Bunsen: Diplomat, Mäzen und Vordenker in Wissenschaft, Kirche und Politik. Bad Arolsen: Waldeckischer Geschichtsverein, 2001 (Waldeckische Forschungen; Bd. 10). [Zugl.: Marburg, Univ. Diss., 1998/1999].

Garrison, Fielding: Notes on the History of Military Medicine. Mit einem Vorwort von Horst Zoske. Hildesheim: Georg Olms, 1970 (Nachdruck der Ausgabe Washington: Association of Military Surgeons, 1922).

Gieler, Wolfgang: Einleitung. In: Gieler, Wolfgang (Hrsg.): Handbuch der Ausländer- und Zuwanderungspolitik. Von Afghanistan bis Zypern. Münster: Lit, 2003 (Politik: Forschung und Wissenschaft, Bd. 6), S. 3-13.

Helmstadter, Carol: A Third Look at Sarah Gamp. Canadian Bulletin of Medical History 30(2) (2013), S. 141-159.

Houghton, Walter; Slingerland, Jean (Bd. 5) (Hrsg.): The Wellesley Index to Victorian Periodicals, 1824-1900, 5 Bde. Toronto: University of Toronto Press, 1966-1989.

Krämer, Sandra: Charlotte Brontë (1866-1855): Unter männlichem Pseudonym. Deutsches Ärzteblatt 113(11) (2016), S. A506-A507.

Lutzer, Kerstin: Der Badische Frauenverein 1859-1918. Rotes Kreuz, Fürsorge und Frauenfrage. Stuttgart: Kohlhammer, 2002 (Veröffentlichungen der Kommission für Geschichtliche Landeskunde in Baden-Württemberg, Reihe B, Forschungen; 146). [Zugl.: Heidelberg, Univ. Diss., 1999].

McDonald, Lynn: Florence Nightingale a Hundred Years on: Who She Was and What She Was Not. Women's History Review 19(5) (2010), S. 721-740.

McDonald, Lynn: Florence Nightingale: A Research-Based Approach to Health, Healthcare and Hospital Safety. In: Collyer F. (eds) The Palgrave Handbook of Social Theory in Health, Illness and Medicine. London: Palgrave Macmillan, 2015.

McDonald, Lynn: Florence Nightingale, nursing, and health care today. New York, NY: Springer Publishing Company 2018.

McDonald, Lynn: Florence Nightingale: The Making of a Hospital Reformer. Health Environments Research & Design Journal 13(2) (2020), S. 25-31.

McDonald, Lynn: Florence Nightingale's Influence on Hospital Design, Hospitalism, Hospital Diseases, and Hospital Architects. Health Environments Research & Design Journal 13(3) (2020), S. 30-35.

McDonald, Lynn: Florence Nightingale's public health agenda. Perspectives in Public Health 140(3) (2020), S. 137-138.

Monteiro, Lois: Florence Nightingale on Public Health Nursing. American Journal of Public Health 75(2) (1985), S. 181-186.

Montgomery, Scott L.: Science in Translation. Movements of Knowledge through Cultures and Time. Chicago: University of Chicago Press, 2000.

Nünning, Vera; Nünning, Ansgar: Die englische Literatur im 19. Jahrhundert. In: Nünning, Vera; Nünning, Ansgar (Hrsg.): Kindler Kompakt. Englische Literatur, 19. Jahrhundert. Stuttgart: J. B. Metzler, 2015, S. 9-30.

Porter, Roy: Die Kunst des Heilens. Eine medizinische Geschichte der Menschheit von der Antike bis heute. Aus dem Englischen übersetzt von Jorunn Wissmann. Mit einem Geleitwort von Dietrich von Engelhardt. Heidelberg: Spektrum Akademischer Verlag, 2003.

Porter, Roy: London. A Social History. London: Hamilton, 1994.

Schweikardt, Christoph: New aspects of the German 'scientific nursing' movement before World War I: Florence Nightingale's Notes on nursing disguised as part of a medical tradition. Nursing Inquiry 13(4) (2006), S. 259-268.

Stanley, Heather: Sairey Gamps, Feminine Nurses and Greedy Monopolists: Discourses of Gender and Professional Identity in the Lancet and the British Medical Journal, 1886-1902. Canadian Bulletin of Medical History 29(1) (2012), S. 49-68.

Summers, Anne: The Mysterious Demise of Sarah Gamp: The Domiciliary Nurse and Her Detractors, c. 1830-1860. Victorian Studies 32(3) (1989), S. 365-386.

Young, David: Florence Nightingale’s fever. British Medical Journal 311(7021) (1995), S. 1697-1700.

Literarische Werke

Brontë, Charlotte, Pseudonym: Bell, Currer: Jane Eyre: An Autobiography. 2 Bde. Leipzig: Bernhard Tauchnitz, 1850.

Dickens, Charles: The Life and Adventures of Martin Chuzzlewit. London: Chapmann und Hall, 1843 [mit späterem Vor- und Nachwort, Project Gutenberg EBook #968, https://www.gutenberg.org/dirs/9/6/968/968-h/968-h.htm#link2H_PREF (aufgerufen: 15.08.2020), Erstveröffentlichung des Werks 1842-1844].

Lexikonartikel

Baudy, Gerhard: Kronos. In: Cancik, Hubert; Schneider, Helmuth: Der Neue Pauly. Enzyklopädie der Antike. Stuttgart, Weimar: Metzler, 1999, Bd. 6, Sp. 864-870.

Ego, Beate: Seraf(im). In: Cancik, Hubert; Schneider, Helmuth (Hrsg.): Der Neue Pauly. Enzyklopädie der Antike. Altertum Bd. 11: Sam-Tal. Stuttgart: Metzler, 2001, Sp. 444.

Encyclopaedia Britannica: Lord Melbourne, prime minister of Great Britain, https://www.britannica.com/biography/Lord-Melbourne (aufgerufen: 05.09.2020).

Merck, Klemens (verantwortlich): Klemens Merck's Warenlexikon für Handel, Industrie und Gewerbe. Dritte, gänzlich umgearbeitete Auflage. Zweiter revidierter Abdruck. Leipzig: G. A. Gloeckner, 1884, Artikel Kamphin, S. 247, https://www.retrobibliothek.de/retrobib/seite.html?id=45601 (aufgerufen: 05.09.2020).

Online Etymology Dictionary: diphtheria. https://www.etymonline.com/ (aufgerufen: 05.09.2020) Suchwort: diphtheria.

Singer, Isidore; Dunbar, Newell: Wiesner, Adolf. In: JewishEncyclopedia.com. The unedited full-text of the 1906 Jewish Encyclopedia, S. 518, http://www.jewishencyclopedia.com/articles/14912-wiesner-adolf (aufgerufen: 05.09.2020).

Wittneben, Karin: Bunsen, Frances Helen von. In: Kolling, Hubert (Hrsg.): Biographisches Lexikon zur Pflegegeschichte. Who was who in Nursing history. Band 4. Hungen: hpsmedia, 2012. S. 62-66.

Lexika

Gedruckte Lexika:

Ammon, Hermann P. T. (Hrsg.): Hunnius. Pharmazeutisches Wörterbuch. 9., neu bearbeitete und erweiterte Auflage. Berlin: de Gruyter, 2004.

Ogilvie, John (Hrsg.): Imperial Dictionary. English, Technological and Scientific; Adapted to the Present State of Literature, Science, and Art; on the Basis of Webster's English Dictionary. 2 Bde. London: Blackie and Son, 1854; Supplement 1855.

Cancik, Hubert; Schneider, Helmuth (Hrsg.): Der Neue Pauly. Enzyklopädie der Antike. 16 Bde. Stuttgart: Metzler, 1996-2003.

Lexika im Internet:

[Highbeam Research (Gale)]: Encyclopedia.com, https://www.encyclopedia.com/ (aufgerufen: 05.09.2020).

[complex economy GmbH]: Philosophenlexikon.de. Personen der Philosophie, http://www.philosophenlexikon.de/ (aufgerufen: 05.09.2020).

Wikipedia [deutsch], freie Enzyklopädie, https://de.wikipedia.org/wiki/Wikipedia:Hauptseite (aufgerufen: 05.09.2020).

Wikipedia [englisch], the free-content encyclopedia, https://en.wikipedia.org/wiki/Main_Page (aufgerufen: 05.09.2020).

5.8. Wörterbücher und sonstige Internet-Ressourcen

Wörterbücher

Datasegment.com, online dictionary. http://onlinedictionary.datasegment.com/ (aufgerufen: 13.07.2005, Link nicht mehr aktiv 05.09.2020).

dict.cc. Deutsch/Englisch-Übersetzung. Enthält Übersetzungen von der TU Chemnitz sowie Mr Honey's Business Dictionary. https://www.dict.cc/ (aufgerufen: 05.09.2020).

Dictionary.net, free online English dictionary which offers a search which returns word, and phrase definitions from a variety of dictionary tables. http://www.dictionary.net (aufgerufen: 05.09.2020).

LEO [Link Everything Online, Deutsch-Englisches Wörterbuch]. Ein Online-Service der Informatik der Technischen Universität München. https://dict.leo.org/englisch-deutsch/ (aufgerufen: 05.09.2020).

OneLook Dictionary Search. https://www.onelook.com/ (aufgerufen: 05.09.2020).

Olsen, Mark; LaRowe, Gavin, University of Chicago: ARTFL Project: 1913 Webster's Revised Unabridged Dictionary. http://humanities.uchicago.edu/orgs/ARTFL/forms_unrest/webster.form.html (aufgerufen: 13.07.2005, Link nicht mehr aktiv 05.09.2020, zum Wörterbuch siehe: webster's 1913 Connoisseur's reference to American English - a dictionary for writers and wordsmiths, https://www.websters1913.com/ (aufgerufen: 05.09.2020)).

Oxford University Press: Oxford English Dictionary online, https://www.oed.com/ (aufgerufen: 05.09.2020).

Sonstige Internet-Ressourcen

Biologie Seite: Koloquinte, https://www.biologie-seite.de/Biologie/Koloquinte (aufgerufen: 31.10.2020).

Centers for Disease Control and Prevention: Etymologia. Diphtheria. Emerging Infectious Diseases 19(11) (2013), S. 1838. doi:10.3201/eid1911.et1911, https://wwwnc.cdc.gov/eid/article/19/11/et-1911_article (aufgerufen. 05.09.2020).

Famous Proverbs.com. 17th Century English Proverbs. http://www.famous-proverbs.com/17th_Century_Proverbs.htm (aufgerufen: 09.07.2005, Link nicht mehr aktiv 05.09.2020)

London Canal Museum: The Ice Trade. Norway's Ice to London, https://www.canalmuseum.org.uk/ice/iceimport.htm (aufgerufen: 04.09.2020).

6. Kontaktadresse

Susanne Schulze-Jaschok
Dr. Christoph Schweikardt
Auf dem Nocken 7
58769 Nachrodt-Wiblingwerde
E-Mail: christoph.schweikardt@rub.de